普通高等教育"十一五"国家级规划教材

新世纪全国高等中医药院校规划教材

护理学导论

（供护理专业用）

主　编（以姓氏笔画为序）

吴　瑛　（北京大学护理学院）

韩丽沙　（北京中医药大学）

副主编（以姓氏笔画为序）

孙玉梅（北京大学护理学院）

穆　欣（黑龙江中医药大学）

中国中医药出版社

·北　京·

图书在版编目(CIP)数据

护理学导论/吴瑛等主编 .—北京:中国中医药出版社,2005.6 (2012.8 重印)
普通高等教育"十一五"国家级规划教材
ISBN 7－80156－681－5

Ⅰ.护… Ⅱ.吴… Ⅲ.护理学-中医学院-教材 Ⅳ.R47

中国版本图书馆 CIP 数据核字(2005)第 034194 号

中国中医药出版社出版

发行者:中国中医药出版社
　　　　(北京市朝阳区北三环东路 28 号易亨大厦　电话:64405750　邮编:100013)
　　　　(邮购联系电话:84042153　64065413)
印刷者:北京纪元彩艺印刷有限公司
经销者:新华书店总店北京发行所
开　本:850×1168 毫米　16 开
字　数:392 千字
印　张:16.75
版　次:2005 年 6 月第 1 版
印　次:2012 年 8 月第 6 次印刷
书　号:ISBN 7－80156－681－5/R·681
定　价:20.00 元
如有质量问题,请与出版社出版部调换。
HTTP://WWW.CPTCM.COM

新世纪全国高等中医药院校规划教材

《护理学导论》编委会

（以下按姓氏笔画排序）

主　编　吴　瑛（北京大学护理学院）
　　　　韩丽沙（北京中医药大学）

副主编　孙玉梅（北京大学护理学院）
　　　　穆　欣（黑龙江中医药大学）

编　委　王晓冰（广州中医药大学）
　　　　邢彩珍（湖北中医学院）
　　　　谷娟娟（浙江中医学院）
　　　　迟晓华（长春中医学院）
　　　　林翠霞（山东中医药大学）
　　　　郝玉芳（北京中医药大学）

前　言

　　护理学是医学科学领域中重要的分支学科,在人类医疗实践中起着不可替代的重要作用。随着社会的进步,社会文明的不断提高,护理学有了更深刻的内涵、更广阔的外延,承载着更多维护人类身心健康的使命。所以,护理专业人才,尤其是高学历高素质护理人才,不管在我国还是在国外,需求量都越来越大。社会的人才需求,就是教育的人才培养目标。培养高素质、高水平护理专门人才须从教育开始,培养具有中国特色的高水平护理人才需从我国高等中医药院校护理教育开始。为此,国家中医药管理局委托全国中医药高等教育学会规划、组织编写了高等中医药院校护理专业第一套、第一版教材,即"新世纪全国高等中医药院校护理专业规划教材"。

　　为确保教材的科学性、先进性、公认性、权威性、教学适应性,确保教材质量,本套教材采用了"政府指导,学会主办,院校联办,出版社协办"的运作机制。即:教育部、国家中医药管理局宏观指导;全国中医药高等教育学会及全国高等中医药教材建设研究会负责调研、规划、组织编写,以及教材的审定和质量监控;全国开设护理专业的高等中医药院校,既是教材的使用单位,又是编写教材的主体,在研究会的组织下共同参加,联合编写;中国中医药出版社作为中医药行业的专业出版社,积极协助学会、研究会的组织编写出版工作,提供有关编辑出版方面的服务,并提供资金方面的支持。这个"运行机制"集四位于一体,有机地结合了各方面的力量,有效地调动了各方面的积极性,畅通了教材编写出版的各个环节,保证了本套教材按时、按要求、按计划出版。

　　本套教材主要为护理专业的专业课程,共 21 种。至于护理专业开设的相关医学课程,本着"一书多纲"的精神,拟采用新世纪全国高等中医药院校中医学专业相关规划教材。21 门护理专业规划教材是:《护理学导论》《护理学基础》《中医护理学基础》《健康评估》《护理科研》《护理心理学》《护理管理学》《护理伦理学》《护理教育》《护理美学》《内科护理学》《外科护理学》《妇产科护理学》《儿科护理学》《骨伤科护理学》《五官科护理学》《急救护理学》《社区护理学》《养生康复学》《营养与食疗学》《护理专业英语》。

　　鉴于历史原因,我国开展护理高等教育相对较晚,而中医药院校开展高等护理教育更晚,大多数中医药院校都是近几年才陆续开设本科护理教育。所以,中医药院校高等护理教育面临很多困难。如:缺乏适合的本科护理教材;护理师资力量不足,师资队伍参差不齐;尚无编写护理教材经验的专家。为使中医药院校高等护理教育尽快达到本科教育同等水平,同时又具有中医护理特色,本套教材采用双主编制,聘请医学院校具有多年高等护理专业教学、临床和编写高等护理教材经验的专家,以及具有护理专业高层次学历和一定教学经验的专家,与中医药院校具有一定护理教学经验的专家,共同主编第一版供中医药院校本科护理专业用的教材。两位主编排名不分先后,为并列主编。

真诚感谢北京大学、复旦大学、第二军医大学对这套教材的大力支持! 真诚感谢三所大学参加我们这套教材编写的各位专家! 正是她(他)们的参与,使这套教材体现了现代护理教育的高水平。同时也感谢高等中医药院校的护理专家,正是她(他)们的参与,使中医护理的内容在高等教育的教材中得以体现,使这套教材成为目前真正具有中国医学特色的高等护理教材。

本套教材从临床实际出发,以西医病名为主进行编写,部分西医病名难以准确涵盖的中医病证,则以中医病证进行编写。

编写具有中国特色的供中医药院校护理专业本科用的教材尚属首次,中西医护理专家共同合作编写教材也是首次,所以在组织、编写、中西医护理内容的结合等方面都缺乏经验,难免会有不少不尽如人意的地方甚至错漏之处,敬请教学人员、管理人员和学生予以指出,以便重印或再版时修改,以利不断提高教材质量,为培养高水平、高素质护理人才打好基础。谨此,我们向编写和使用本套教材的全体专家、教师和学生致以真诚的感谢!

全国中医药高等教育学会
全国高等中医药教材建设研究会
中国中医药出版社
2005 年 5 月

编 写 说 明

"新世纪全国高等中医药院校护理专业规划教材（第一版）"为国家级规划教材，全套教材包括中医护理专业本科教育设置的 21 门课程，《护理学导论》是其中之一。

《护理学导论》的编写在保持护理专业学科体系及教育模式的系统性、完整性的基础上，充分体现中医药院校护理专业的办学特色和培养目标，力求以科学的方法从整体上考察和研究护理学，揭示护理学的本质、特性、发生发展规律、学科结构体系、实践范围和社会功能。全书分为上下两篇，上篇主要从整体的角度介绍护理学的性质和实践范畴、护理学的发展和展望、相关理论基础、护理理念和护理学的基本概念，我国医药卫生体系及护理的作用与地位、护理人员的角色功能与资格要求，以及护理人际关系和人际沟通、护理职业生涯规划的基本知识和基本技能。下篇主要介绍评判性思维、护理程序、护理理论、健康教育和护理实践中的相关法律法规，均为现代护理工作者必须具备的基本知识和基本技能，既可作为中医药院校和普通大学护理学专业本专科学生系统学习护理学，从整体上认识护理学的启蒙教材，同时也可以作为护理教育人员和临床护理人员案头必备的参考资料。

本教材的编写本着"科学性、前沿性、实用性和创新性"的原则，以整体护理思想为主线，以科学的理论为指导，在论据的选择上力求以国内外的最新研究成果为依据，注意收集所涉及内容的最新资料，如 NANDA 2001～2002 年通过的护理诊断分类法 II、21 世纪护理理论的最新观点、2002 年实施的《医疗事故处理条例》，并在采纳国内护理学导论教材所长的基础上，增加了护理理念和护理职业生涯等内容；内容的阐述力求从临床护理人员的应用实际出发，深入浅出，简单实用；在体裁结构上力求创新，充分考虑读者的吸收和处理信息的特点，并增加了主题词索引，方便读者快速锁定感兴趣的内容。

本教材共 13 章，在编写过程中，得到了编者单位及专家的大力支持，其中第一章、第十一章二、三节由北京中医药大学韩丽沙负责编写，第二章、第十二章由山东中医药大学林翠霞负责编写，第三章由黑龙江中医药大学穆欣负责编写，第四章由北京大学护理学院孙玉梅负责编写，第五章、第六章由长春中医学院迟晓华负责编写，第七章由浙江中医学院谷娟娟负责编写，第八章、第十一章第一节由北京大学护理学院吴瑛负责编写，第九章由广州中医药大学王晓冰负责编写，第十章由湖北中医学院邢彩珍负责编写，第十三章由北京中医药大学郝玉芳负责编写。最后由主编、副主编对全书进行统稿。北京大学公共教学部法学硕士白家瑶教授对"护理与法律"部分进行了审核，全书的编写参考和采用了国内外专家和学者的许多研究结果，吸取某些思想观点，在此一并表示衷心的感谢。

由于护理学导论是护理学科领域的一门新兴学科，内容和结构尚无比较一致的认识，也限于编者的学术水平，错误和遗漏在所难免，恳请专家和读者批评指正。

吴　瑛

2004 年 12 月

目 录

上 篇

下　篇

上 篇

第一章

绪 论

护理学作为医学科学领域中一门系统而独立的学科体系，本身具有许多分支学科，并且随着科学和社会的发展，护理学与医学、自然科学和人文社会科学之间相互交叉融合，又不断形成新的边缘学科。为了学习好护理学，我们不仅需要学习各分支学科的知识，更需要从整体上来研究考察护理学的完整体系，认识和掌握护理学的本质和发展规律。护理学导论从整体角度研究护理学，分析护理学的性质、特性、发生发展规律、实践范围、学科体系结构；论述护理理念；研究护理学在卫生保健体系中的社会地位、社会功能、相关的政策和法规；介绍护理学的基本理论和方法以及护理人员的思维方法和基本技能。护理学导论作为系统学习护理学的启蒙课程，引导初学者从宏观的角度认识护理学，为顺利进入护理学各学科的学习奠定理论基础。

第一节 护理学的界定及特性

一、护理学的定义

我国著名护理学家、南丁格尔奖章获得者王琇瑛指出："护理学属于生命科学范畴，是医药卫生科学的重要组成部分，是在自然科学和社会科学的理论和实践指导下发展起来的一门综合性应用科学。"

《现代护理学辞典》将护理学定义为："护理学是一门在自然科学与社会科学理论指导下的综合性应用学科，是研究有关预防保健与疾病治疗康复过程中护理理论与技术的科学，属于医学科学的重要组成部分。"

目前我国的护理学教科书比较一致地表述护理学的定义是：护理学是医学科学领域中一门自然科学和社会科学相结合的独立的综合性应用科学，是研究护理现象及其发生发展规律的科学。护理的任务是促进健康，预防疾病，恢复健康，减轻痛苦。具体地说，就是帮助健康者保持和增进健康；患病者减轻痛苦，增加舒适和恢复健康；伤残者达到最大限度的功能恢复；临终者得以安宁去世。分析该定义，含有四层意思：其一，指出护理学是医学科学领域中一门独立的学科。比较我国《科学技术辞典》给医学下的定义："医学是旨在保护和加强人类健康、预防疾病和治疗疾病的科学体系和实践活动。"不难看出护理学的任务是从医学的总体任务出发，但又有自己特定的内容和范畴。因此，护理学是医学科学领域中一门独立的学科，护理学与临床医学、药学、公共卫生学等学科共同组成医学领域。其二，明确护理学具有自然科学和社会科学的双重属性。护理学的服务对象是人，人与自然科学和社会科学有着密切联系。护理学的学科体系既包含了物理学、生物化学、人体解剖学、生理学、药理学、微生物学等自然科学和医学知识，又包含了心理学、伦理学、管理学、美学、社会学等社会科学知识。其三，强调护理学是一门具有很强实践性的应用科学，护理学的主要实践内容是临床护理和社区护理，理论研究的目的是为了更好地指导实践。最后，界定了护理学的任务，以此区别医学科学领域中的其他学科。

护理学与人类健康密切相关，生老病死是生命过程中的自然现象，而人的生老病死离不开医疗和护理，自古以来"三分治七分护"的谚语，反映了人们对护理的需求和重视。现代社会中护理学作为医学的重要组成部分，其角色和地位更是举足轻重。不论是在医院抢救病人的生命、有效地执行治疗计划、进行专业的生活照顾、人文关怀和心理支持；还是在社区、家庭中对有健康需求的人群进行保健指导，预防疾病，护理学都发挥着越来越重要的作用。尤其是在 2003 年春季严重急性呼吸综合征（SARS，又称非典）疫情的重大灾难面前，护理工作者临危不惧，以舍生忘死的高尚情操和救死扶伤的职业行为，担当起阻击病魔的社会重担，给社会与病人以精神和意志的支持。"把爱心和关怀奉献给患者，把温暖和阳光展示给人民"，国务院副总理兼卫生部部长吴仪在致全国护理工作者的慰问信中的这两句话体现了党和国家对护理工作的高度肯定，充分显示了护理学在以"保障社会的安全与进步和促进人民的身心健康"为中心任务的卫生保健事业中具有不可取代的地位。随着社会经济的发展、医学技术的进步，人民群众对健康和卫生保健需求的日益增长，人们对护理学科的地位有了更新的认识。机遇和挑战给了护理学科发展的最好契机，21 世纪将是护理学大有可为的世纪。

二、护理学的特性

（一）科学性

护理活动在相当长的历史时期中只是照顾病人的一种简单劳务，从事护理活动的人也无需经过培训。因此社会带有一种偏见，认为护理缺乏理论和技术，是伺候人的工作，否认护理是科学。现代护理学经过一百多年的发展，借助医学科学进步的巨大成果为理论基础，吸收了心理学、行为科学、社会学的理论和研究成果，形成了系统的护理理论和技术规范，并不断通过护理研究充实和完善护理学科。现在的护理学已成为医学科学领域中具有独特功能的重要组成部分，在为人类健康服务中发挥着越来越重要的作用。护士执业资格规定所有护理从业人员必须接受正规医学院校的专业基础教育，近几年的发展趋势更是逐步达到大学教育水平。护士角色由单纯的技术操作者及医生的助手向医生的合作者、健康咨询者、教育者、管理者、科研工作者和临床专家等多种角色方向转化，护理的科学性已不可否认。但必须看到，与医学等成熟学科相比，护理学还需要继续完善和发展，护理工作者任重而道远。这就要求护理专业的学生更重视理论学习，打下扎实的理论基础，在学习中培养独立思考，不断探索，敢于创新的精神，在将来的护理实践中为专业的发展做出我们的贡献。

（二）实践性

护理学是人类在长期与疾病斗争的实践中发展起来的科学理论和技术体系，因而必须在护理实践中加以应用和验证；而护理的功能是从护理的角度满足人们的健康需要，解决人们生理、心理和社会方面的各种健康问题，这些也必须通过护理实践才能实现。因此，可以说，没有护理实践，护理也就不复存在。目前我国护理实践的主要场所是医院，绝大多数护士从事的是临床护理工作。随着护理范围的扩展，护理正在逐步深入到社区和家庭。护理学的实践性和应用性特点对护理人员的业务素质提出很高的要求，不仅要具备合理的知识结构，还要求掌握熟练的护理技术操作，具有解决问题和做出决策的能力；以及运用沟通技巧与病人和同事进行交往的能力。因此，护理专业的学生应特别重视实验室教学，重视临床实践教学和其他社会实践机会，加强技能训练，加强人际交往能力和解决实际问题能力的培养，为将来的护理实践做好准备。

（三）艺术性

护理的对象是人，人兼有自然和社会的双重属性，因此，护理学既要研究人的生物属性和结构，又要关注人的心理和社会属性。对于人的生理、心理和社会活动的整体本质的理解，需要从科学和艺术结合的角度去研究。正如南丁格尔指出的："人是各种各样的，由于社会地位、职业、民族、信仰、生活习惯、文化程度的不同，所得的疾病与病情也不同，要使千差万别的人都能达到治疗或康复所需要的最佳身心状态，本身就是一项最精细的艺术。"

（四）服务性

护理活动的社会价值具有照顾、帮助和人道的内涵，护理作为医疗卫生保健服务的一部分，当然更是一种社会服务。护理人员与病人或护理对象之间存在一种服务和被服务的关系，病人有权利得到最好的护理服务，护理人员有责任提供使顾客满意的专业服务。长期以来，由于受生物医学模式影响，护理采用功能制工作方式，一切护理措施围绕消除疾病的病因和症状进行，忽视了疾病载体"人"的需要，对人的尊重和关心不够。护理迫切需要改变护理理念，提高护理服务质量。对护理人员的素质要求，除了需要具备扎实的理论基础，合理的知识结构，精湛的护理技术以外，更需要具备"以人为本"的服务意识和服务态度，需要加强自身职业道德修养。

第二节   护理实践的内容和范畴

护理实践的范畴按工作性质可以分为临床护理、社区保健护理、护理管理、护理教育与护理研究五大类。

一、临床护理

临床护理是护理实践的主要部分，护理的工作场所在医院，护理的对象是病人。临床护理包括基础护理与专科护理。

基础护理是临床各专科护理的基础，是护理人员用于满足病人的基本生理、心理、社会需要和进行基本治疗康复的护理学基本理论、基本知识和基本技能，主要内容有清洁卫生护理、体位护理、饮食护理、排泄护理、病情观察、各种给药技术、消毒隔离技术、心理护理、临终关怀等。

专科护理以护理学及医学等相关学科理论为基础，结合各专科病人的特点及诊疗要求进行护理。专科护理又分为内科护理、外科护理、妇产科护理、儿科护理、五官科护理、急诊科护理、重症监护等内容。

二、社区保健护理

社区保健护理的对象是社区居民、家庭以及老人院、学校、厂矿等社会团体，将公共卫生学和护理学的知识、技能相结合，开展疾病预防、妇幼保健、家庭康复护理、健康教育、健康咨询、预防接种、防疫隔离等工作。社区保健护理的目的是提高社区整个人群的健康水平。

三、护理管理

运用管理学的理论和方法，对临床护理和社区保健护理等护理实践中的诸要素——人、物、财、时间和信息进行科学的计划、组织和控制，以提高护理的效率和质量。

四、护理教育

护理教育以护理学和教育学理论为基础，有目的地培养护理人才，以适应医疗卫生服务和医学科学技术发展的需要。护理教育分为基础护理教育、毕业后护理教育和继续护理教育三大类。基础护理教育也称护理职业前教育，面向准备成为护理专业人员高中或初中毕业生，包括中专教育、专科或高职教育、本科教育三个层次；毕业后护理教育包括研究生教育、岗前培训和新护士规范化培训，面向已经完成基础护理教育的毕业生；继续护理教育是为从事护理工作的在职人员提供以学习新理论、新知识、新技术、新方法为目的的终身教育。护理教育的目的是培养合格的护理人才。

五、护理研究

护理研究是用科学的方法探索未知，回答和解决护理领域里的问题，直接或间接指导护理实践。护理研究是促进护理学科发展的重要途径。通过开展护理理论的研究、护理技术的提高和改进、护理设备的革新等，推动护理理念、理论、知识和技术的进步。

第三节 护理学的研究对象和方法

一、护理学的研究对象

一般来说，护理学的研究对象是护理实践中的现象及其规律，包括护理理论的研究和护理实践中各种要素及相互关系的研究。

现代护理学的研究对象受医学模式的影响经历了三个主要发展阶段。

（一）以疾病为中心的阶段

受生物医学模式影响，认为健康就是没有疾病，疾病是由于细菌感染等纯生物因素或外伤引起的机体结构的改变或功能的障碍，忽视心理社会因素对人类健康的影响。因此，一切医疗行为围绕疾病进行，以消除病灶为基本目标。护理工作局限于被动执行医嘱，协助医生的诊断和治疗，忽视对人的护理。工作中主要考虑如何能多、快、省地完成护理工作，因而，实行的是功能制护理工作方法。护理的研究对象围绕疾病护理进行，研究的是疾病护理常规，护理技术操作等内容，护理业务水平的高低主要表现在护理技术操作熟练程度的差异上。以疾病为中心的阶段虽然推动了护理技术的发展，提高了工作效率，但"见病不见人"的护理观却带来护患关系冷漠，对病人缺乏人文关怀的弊端，也使护理缺乏主动创新精神，不重视护理理论的研究，阻碍了护理学科的深入发展。

（二）以病人为中心的阶段

1947年世界卫生组织（World Health Organization，简称WHO）提出新的健康观，认为"健康不仅仅是没有疾病和身体缺陷，还要有完整的生理、心理状态和良好的社会适应能力"，对健康的新认识标志着生物、心理、社会医学模式的产生。护理从简单的执行医嘱转变为主动应用护理程序，对病人实施身心整体护理。护理研究的对象不再局限于疾病护理，更重视对患病的人的研究，关心人的心理、社会、行为、伦理等方面的内容，研究护患关系和病人的需要。在理论研究中，一方面通过吸收与护理相关的其他学科的理论，来扩展护理学的理论体系，另一方面，护理学界的专家们通过对护理实践的总结、归纳和提炼，已经形成了护理学独立的理论和模式，涌现了一批护理理论家。

（三）以人类健康为中心的阶段

随着社会的进步、科学技术的发展和人民物质生活水平的提高，人们对健康提出了更高的要求。工业化、城市化、人口老龄化进程加快，使疾病谱发生了很大变化，传统的急性传染病得到了很好的控制，而与人类生活方式和行为有关的慢性病如心、脑血管病、恶性肿瘤、意外伤害以及艾滋病、严重急性呼吸综合征（SARS）等新的病毒性传染病威胁着人类的健康。医疗护理服务局限在医院的现状已不能适应人民的健康需求，人民希望得到更积极更主动的卫生保健服务。

1977 年世界卫生组织（WHO）提出"2000 年人人享有卫生保健"（health for all by the year 2000）的战略目标，具体含义是：①健康是每个人的基本权利，预防医疗保健服务应针对全体人群。②家庭、工厂、学校、社区等各个层次都可以方便地得到完善的卫生服务。③人们用比现在更好的方式去预防疾病，减轻伤病的痛苦，健康地步入成年、老年，以至安然告别人世。④不同国家、地区或人群居民均衡合理地分配卫生资源，通过充分参与，享受到最基本的医疗卫生保障。⑤使人们懂得疾病是可以预防的，他们有能力摆脱疾病的困扰，创造自己和家庭的健康生活。

以人的健康为中心成为护理学发展的指导思想。护理的实践范围从医院扩展到家庭、社区、老人院、学校、工厂；护理的实践内容从临床护理扩展到妇幼保健、老人和慢性病的家庭护理、健康咨询、环境卫生指导；护理研究的对象不再局限于疾病和病人，开始关注个人从出生、成长到衰老、死亡整个生命过程的健康追踪护理，关注健康人群的预防保健，关注提高整个人群的健康水平和生活质量。

二、护理学的研究方法

护理活动是一项涉及到数理化、生物学、医学、工程技术学等自然科学，同时又涉及心理学、伦理学、社会学等人文社会科学的多学科的综合性实践活动，因此，这就既决定了护理研究范围和研究对象的广泛性，也决定了护理研究方法的多样性。护理学研究的类型可以分成两大类。

（一）实验性研究

实验性研究是按护理研究目的，合理地控制或创造一定条件，并采用人为干预措施，观察研究对象的变化和结果，从而验证假设，探讨护理现象因果关系的一种研究方法。实验性研究以病人为研究对象时，"知情同意"和保证不损害病人的权益是必须注意的原则。

实验性研究的结果科学客观，有说服力。但由于护理研究的问题较难控制各种混杂因素，受到护理实际工作中的许多限制。同时，由于护理科研的起步较晚，护理现象的要素及要素间的联系规律尚未完全清楚，因此，实验研究在护理研究中的应用受到很大的限制。

（二）非实验性研究

非实验性研究是不施加任何影响和处理因素的研究。是实验性研究的重要基础，在护理研究中发挥重要作用。常用的非实验性研究有：

1. 描述性研究 是通过有目的的调查、观察等方法描述护理现象的状态，从中发现规律或找出影响因素。

2. 相关性研究 相关性研究是在描述性研究的基础上，探索各个变量之间的关系的研究。

3. 比较性研究 是针对已经存在差异的两组人群或现象进行比较研究，从而发现引起差异的原因。根据研究目的又可以将比较性研究分为回顾性研究和前瞻性研究两种，前者是探究造成目前差异原因的研究；后者是观察不同研究对象持续若干时间以后的情况变化。

4. 个案研究 个案研究是在护理实践中，通过对特殊的病例进行深入的观察和研究，从而总结经验的研究方法。

第四节 护理学的知识体系及学习方法

一、护理学的知识体系

护理学作为医学科学领域中的一门独立学科，具有自然科学和人文社会科学的双重属性。在长期的护理实践过程中，护理学已形成自己独特的知识框架，实际上护理学不是单一的学科，而是一个学科群。而且，随着医学模式和护理理念的变化、科学技术的进步、护理实践范畴和护理对象的扩展，护理学的知识体系还在不断进行相应的补充和扩展。

护理学的知识体系简单概括如下：

（一）基础知识

1. 自然科学基础 包括数学、统计学、物理学、化学、生物学、信息科学等。

2. 人文社会科学基础 包括社会学、政治和经济学、心理学、伦理学、管理学、法律基础、文学、美学、外语、科学方法论、文化修养知识等。

3. 医学基础 包括人体解剖学、组织与胚胎学、医学遗传学、生物化学、人体生理学、微生物学、寄生虫学、免疫学、药理学、病理学、中医学基础、中药学与方剂学。

（二）护理专业知识

1. 专业基础 包括护理学导论、护理学基础、中医护理学基础、营养学基础、人际沟通、健康评估等。

2. 专科护理 包括内科护理学、外科护理学、妇产科护理学、儿科护理学、精神科护理学、五官科护理学、眼科护理学、急救护理学等。

3. 社区护理 包括环境卫生学、社会医学、预防医学、流行病学、传染病护理学、康复护理学、老年护理学等护理理论和护理技术。

4. 护理学与其他科学相融合的边缘学科 包括护理心理学、护理管理学、护理教育学、护理伦理学、护理科研等。

以上介绍的知识结构是以传统的学科课程分类的方法。目前，一些护理院校为了体现以人的健康为中心的护理理念，与国际先进护理教育接轨，采用综合课程模式，试行以人的生命过程设置护理专业课程。设置的课程有：成人护理学、妇女和儿童护理学、老年护理学、临终关怀等。

二、护理学的学习方法

护理学具有的自然科学和人文社会科学的双重属性，以及其科学性、实践性、艺术性和服务性，决定了护理专业的学习具有自身的特点。

（一）树立以人为本观念，注重护理职业道德的培养

救死扶伤，实行人道主义是护理的神圣职责。护理学的服务对象是人，这就要求护理工作者必须具备高尚的职业道德。护理专业的学生要有意识的培养以人为本，爱护病人，珍惜生命，富有同情心的基本职业态度，培养对工作负责，严谨求实的科学态度和慎独修养。把对护理学生职业道德素质的培养贯穿于整个教学过程中，尤其是在临床实习阶段，护理学生直接面对病人，一定要树立以人为本的护理理念，设身处地为病人着想，尊重病人，关心病人，满足病人的身心需要；学会与病人沟通，积极建立良好的护患关系；学习护理操作时不能为了自己的需要而不顾病人的感觉，更不能损害病人的利益；虚心向临床老师学习，加强工作责任心，杜绝护理差错和事故。

（二）学习内容多，难度大，注重对知识的理解记忆

我国高等教育的教学目标要求培养知识、能力、素质、个性全面协调发展的社会主义建设者和接班人。因此，大学的学习内容是多方面的。而医学院校的学生所要求具备的知识面较其他专业的大学生更为宽广，表现为课程数目多，教材信息量大，总学时多，学习负担重。护理专业的学生不仅要学习自然科学基础知识、人文社会科学基础知识和医学基础知识，更要学习护理专业的知识和技能。存在学习内容多，难度大的特点。学生应保持较高的学习积极性，遵循循序渐进的原则，重视基础知识的学习，制定切合自己实际的学习计划。学习是没有捷径可走的，相信只要坚持不懈，勤奋努力，有一分付出，就会有一分收获，一定能完成学习任务。

护理学科的特点使记忆在学习的方法中显得更为突出，护理学的知识体系中许多基本的内容，诸如人体解剖的结构和形态，生理功能的正常值，药物的剂量、给药途径、作用和副作用，"三查七对"等护理技术操作的常规和原则等都需要护理学生牢记在心。增强记忆的方法有：

1. 理解记忆 课堂上要认真听讲，积极思考，课后归纳概括，把握各部分内容的特点和内在逻辑联系。所谓磨刀不误砍柴工，理解越深刻，记忆就越牢固。

2. 强化记忆 课后应及时复习，增强记忆。心理学研究表明学习停止后立刻发生遗忘，减少遗忘的有效办法是及时复习。那种课后从不复习，考试前突击记忆的方法是不科学的。

3. 多器官联合记忆　指眼、耳、手、口、脑多种器官并用帮助记忆的方法。就是边用眼和耳接受信息，边动脑思考，再经手做笔记并整理笔记，最后用口复述或默诵，以加深记忆的方法。

4. 自测和作业记忆　知识的测试和作业过程实际上是思考、判断和表达的过程，通过做试题、作业、实验报告、讨论汇报等，可以检验和巩固记忆。

（三）实践性强，注重实践技能的训练和护理经验的积累

护理学是一门应用学科，不论是哪一个层次的护理教育，都特别注重护理实践技能的训练，重视理论与实践的联系。课堂教学中安排了大量的实验课、练习课和临床见习，而后期的毕业实习更是直接到临床各科轮转。实践环节的学习除了验证和加深对护理理论知识的理解外，更重要的是训练学生的观察能力、动手能力、分析问题和解决问题能力、应变能力、人际交往能力等。尤其需要训练临床观察的全面性和细致性；护理技术操作的规范性和准确性；思维的逻辑性、批判性和创造性；适应环境变化的灵活性；人际交流的技巧性和艺术性。

学习护理要重视在实践中积累经验，实践的机会越多，积累的经验就越丰富。因此，护理学生应珍惜每一次实践教学的机会。临床不确定因素多，实习前应做好知识和物品的充分准备；实习时虚心向带教老师学习，做到眼勤、口勤、手勤和腿勤，即多观察，多提问，主动抓住各种操作练习的机会并及时记录，不怕吃苦，主动帮助老师和病人干一些非技术性的工作；认真参与护理查房和病历讨论，提高分析问题和解决问题的能力；实习结束后及时总结，理论联系实际，将实习中遇到的问题对照书本解决，全面复习相关的理论知识，不断积累护理经验。

（四）注重创造性思维能力和护理科研能力的训练

医学和护理学知识更新快，教学相对滞后，护理教师不可能在较短的时间内传授所有的知识。学生应学会主动学习和独立学习，学会利用图书馆、计算机网络等资源，拓宽知识面，提高自学能力。临床实践中可能会遇到的一些在课堂教学中没有提到，或者与书本不一致的问题，这就更需要积极思考，虚心求教，同时，也应敢于提出质疑，寻找不同的答案。

目前，护理学科发展尚不够成熟，护理理论和技术的研究都很薄弱，护理学科的科研水平有待提高，迫切需要培养具备科研能力的高层次护理人才。培养护理本科学生的科研能力是护理高等教育的一项重要任务。本科护理专业不仅开设了护理科研的课程，还安排了护理科研论文的训练。通过学习和实践护理科研的选题、查阅文献、科研设计的实施、结果的评价等过程了解科学研究的基本程序和方法。学生还应积极参加大学组织的各种科研活动，培养科研意识和兴趣，训练科研能力。

【思考题】

1. 比较医学和护理学的定义，为什么说护理学是医学的重要组成部分？
2. 如何从科学和艺术两个角度认识护理学和护理的服务对象——人。

第二章

护理学发展史

第一节 护理发展史

一、护理活动的起源与发展历程

（一）远古时期

求生存是人类的本能，自从地球上有了人类就开始了原始的医疗和护理活动。远古人类为了保护自己，谋求生存，繁衍后代而寻求各种方法来应对自然界生老病死的客观现象。低能动物有自我医疗及照顾受伤同伴的本能。人类将观察到的鸟类及其他动物的母爱与互相照料现象加以效仿，比如：用舌头舔伤口，用清水冲洗血污，按压出血处等以达到预防伤口感染、防止伤口恶化及止血的目的。所以有人提出第一个医疗护理活动起源于观察动物的结果。也有学者认为"同情"或"需要"是古代医疗与护理的起源及发展的最初动机。

在原始社会里，人类以家族化的部落形式生活和劳动，由于慈爱的本性，母亲承担起哺育幼儿、照顾伤残病者及老人等具有护理性质的任务，并在生活实践中，逐步学会了伤口的包扎、止血、热敷和按摩等手段，形成了早期的医疗护理活动。对于一些轻微的受伤，人类能够理解并找出原因，但对于突发疾病以及天灾人祸或一些自然现象却无法解释，就将之归因于"超自然"的力量，认为是神灵主宰或恶魔、鬼魂作祟所致，于是产生了迷信与宗教，巫师也应运而生。人们用祷告、念咒、缉私、画符等方法祈求神灵的帮助，或用鸣锣击鼓、追打病人、冷热水浇浸、开颅等驱魔方法治疗病人，同时也有人应用草药或针灸等治疗方法治病。所以，此时的迷信、宗教与医药混在一起，医巫不分。

（二）公元前

古希腊 阿波罗之子埃斯克雷庇（Asklepios）以其优良的医术而被称为医神，他6个女儿中有2个女儿被认为是最早参加护理病人的妇女，一个名叫海吉娅（Hygeia）被称为"健康之神"；另一个名叫波乃西亚（Panacea）被称为"恢复健康之神"。医学之父希波克拉底（Hippocrates，约公元前460～公元前377）以朴素的唯物主义观点破除了鬼神恶魔致病学说，创立了"四体液病理学说"，从此将医学引入科学的领域。他提出了病人中心论，主张用评估的技巧去收集病人资料，对症下药，并从人体解剖中寻找病因。他还强调了护理的重要性，要求给病人清洁的衣服，教导病人洗漱口腔，调节饮食，实行按摩，并用音乐治疗精神病人。《希波克拉底誓言》至今仍在西方国家被尊为医学道德的规范，是医生们踏进医学领域的誓言。

古印度 公元前 1600 年左右，古印度婆罗门教的宗教经典《吠陀经》是当时人们生活戒律、道德规范和医学行为的准则。其中，在护理方面很重视个人卫生，要求人们有良好的卫生习惯，如每日刷牙、按时排便、保持室内空气清新等；要求助产士必须剪短头发，修剪指甲，每日沐浴。统一印度的国王阿索卡（Asoka，公元前 337～公元前 269）在北印度建立了最早的医院兼医学院，并培养从事医护工作的人员。由于当时妇女不能外出，医院的护士由男士担任，被视为"最早的护士"，他们必须具备如下条件：身体健康，情绪乐观，动作敏捷，谦虚谨慎，专心工作。技术方面需具备药物和营养的常识，能够配药、配餐，并会按摩肢体、搬运病人以及管理病人的清洁卫生。

古罗马 罗马帝国医学不发达，当时的医学理论及医生大多来自希腊。但是罗马人认为清洁可以延长人的寿命，非常重视个人卫生及环境卫生。他们建立公共浴室，修建上下水道，供应清洁饮水。恺撒（Augustas Caesar）在位时曾在军中创立军医院，当时的护理工作则在教会指导下由修道院的修女担任。

（三）公元后

公元初期，欧洲大陆设立的医院只是基督教和天主教工作的组成部分。一些献身于宗教事业的妇女被尊为女执事，多系出名门、品德高尚且有学识。她们除参与教会工作外，还本着服务人群就是服务上帝的信念在教会医院进行老弱病残的护理工作，并且访问家庭中的贫苦病人。女执事们未受过护理训练，但是她们仁慈博爱，服务热忱，工作认真，爱护病人，在当时深受欢迎。她们从事的工作已经具备护理的雏形。

中世纪初期，欧洲各国建立了数以百计的大小医院，这些医院多由宗教控制，条件极差，各种病人混杂在一起，交叉感染的情况可想而知。在医院里担任护理工作的修女得不到任何训练。公元 1091～1291 年，西欧基督教与穆斯林教为争夺圣地耶路撒冷而发动了长达200 年的十字军东征，战争导致大批伤员无人照顾，军中瘟疫、热病、麻风病等大肆横行，为此，基督教徒们组织了十字军救护团，男性也开始加入护理工作，被称为军队护理的开始。这对护理工作的发展起到了一定的促进作用。

文艺复兴时期，大约从公元 1400 年开始，意大利兴起了文艺复兴运动，并且风行欧洲。文艺复兴时期建立了许多大学院校、图书馆、医学院等，也出现了一批医学开拓者：瑞士的医生和化学家帕拉塞尔萨斯（Paracelsus，1400～1541 年）在药理学方面做出了贡献；比利时医生维萨里（Vesalius，1514～1561 年）写出了第一部《人体解剖学》；英国医生维廉哈维（Willian Harvey，1578～1675 年）发现了血液循环；法国人阿巴斯帕里（Ambroise Pare，1570～1590 年）由一名理发师成为一名外科医生。此期间医学有了长足的发展，而护理却相对滞后，主要原因是当时重男轻女的封建思想没有改变，大学教育只收男生，贵族妇女多在家中聘请家庭教师授课，一般妇女很少有受教育的机会。到了 1517 年，宗教革命后，教会医院大量减少，私立医院迅速增加。由于新教会主张女性应该服从男性，在家相夫教子，在医院里担任护理工作的具有仁慈博爱精神的教会妇女停止了工作，取而代之的护理人员缺乏同情心，不学无术，言行粗鲁。她们多为谋生而来，或者是在代替服刑。护理质量大大降低，护理事业不但无法发展而且受到人们的鄙视，护理从此进入了长达近200年的黑暗时期。

文艺复兴后，由于慈善事业的发展，护理逐渐脱离了教会的控制，成为一种独立的事业，罗马天主教徒圣文森·保罗于1663年在巴黎创办了慈善姊妹会。他主张选择接受过教育的信徒为犯人、受迫害的奴隶和贫苦的病人服务，以减轻他们的痛苦。加入慈善会的妇女必须是教徒，但不是修女，不受修道院的约束。她们专职护理病人，为贫苦、病弱者服务。此后，不少类似的组织相继成立，从此护理开始走上独立职业的道路，但仍具有浓厚的宗教色彩。

（四）中国古代医药与护理

我国传统医学中，医、药、护三者不分，都由行医人一人承担，早在250万年前的原始社会里，我们的祖先在与大自然的搏斗和疾病的斗争中，不仅创造了灿烂的古文化，同时也创造了一些原始的治疗疾病方法，逐渐形成了我国古代的护理思想和实践。

扁鹊是春秋战国时期的杰出名医，《史记·扁鹊仓公列传》中记载了他如何指导学生对病人进行针刺、热敷等护理实践活动的资料。

大约成书于公元前1～2世纪的《黄帝内经》是我国古典医学名著，其中详细论述了疾病护理、饮食护理、服药护理、情志护理等方面的基本知识和辨证施护原则以及推拿、针灸、导引、热熨、洗药等技术操作。如：在情志护理方面，《内经》分析了喜怒哀乐等精神因素在病因病理中的作用，并提出了以情胜情的护理方法，即"悲胜怒，怒胜思，思胜恐，恐胜喜，喜胜忧"。为中医精神护理奠定了基础。

东汉末年，著名医学家张仲景所著《伤寒杂病论》是一部集汉以前医学精华大成的临床医学百科全书。该书囊括了中医理、法、方、药的精髓。他创立的辨证论治法则是中医学宝库中的灿烂明珠，也为临床辨证施护开创了先河。该书对服药的护理论述得非常详细，对煎药的方法、注意事项、服药反应的观察等都作了明确的注解。如服用桂枝汤方注明要"啜稀粥一升余，以助药力"，同时加盖被子，使病人微有汗出，"不可令如水流漓，病必不除"。《伤寒杂病论》还记述了各种与护理有关的操作技术，如熏洗法、含咽法、灌耳法等。张仲景还首创了药物灌肠法、舌下给药法及胸外心脏按压术和人工呼吸法。

后汉名医华佗以发明"麻沸散"而闻名于世。他在手术中和手术后指导弟子和家属做了大量的护理工作，开始了我国最早的外科护理。同时，他倡导"五禽戏"保健法，即模仿虎、鹿、猿、熊、鸟5种动物的姿势进行体育锻炼，以助消化，疏通气血，增强体质，可以说是中国最早的保健护理方法。

到了隋唐五代时期，古代医学家人才辈出，举不胜举，中医学的发展取得了辉煌的成果，中医护理学也得到了进一步的充实与提高。隋朝巢元方的《诸病源候论》阐述了病源学的同时也充分论述了各种疾病的专科护理。唐代著名医学家孙思邈首创了用细葱管导尿术、蜡疗和热熨法；王焘在《外台秘要》中较为详细地论述了伤寒、肺痨、天花、霍乱等传染病的观察要点和护理措施以及消渴病人的饮食疗法与禁忌、儿科食入异物的治疗与护理方法等。

　　宋代之后，随着造纸业和印刷术的发展，大量医学书籍得以整理和研究、推广，医学界百家争鸣，百花齐放，各抒医理，出现了著名的金元四大家及许多著名的医学著作。这一时期，妊娠前后护理、口腔护理、小儿喂养及护理等专科护理知识日益丰富，为中医护理学充实了许多新的内容。

　　明清医学进一步总结和发展了前人关于护理方面的知识。吴有性的《瘟疫论》在"论饮"、"论食"、"调理法"三篇文章里，详细地论述了护理疫病的原则和方法。叶天士在《临证指南医案》著作中对老年人的护理进行了深入的研究，在老年人预防保健方面做出了具体的指导。《侍疾要语》是一部护理学的专著，记载了民间广为流传的"十叟长寿歌"，介绍十位百岁老人延年益寿、防病抗老的经验。

二、南丁格尔与现代护理学

　　现代护理学的创始人弗洛伦斯·南丁格尔（Florence Nightingale，1820～1910 年）是英国人，1820 年 5 月 12 日生于意大利弗洛伦斯城，她父母以此城名为她取名。她自幼受到良好的教育，精通英语、德语、意大利语、希腊文和拉丁文等多种语言，在数学、哲学、统计学、社会经济学等方面也有很深的造诣。她在家庭主妇、文学家、护士三者之中选择了护士。

　　南丁格尔从小就立志从事救死扶伤的护理工作，经常照看附近村庄的病残者，并护理他们的亲属，以解除病者的痛苦。随家人周游世界时，她特别留意考察各地的孤儿院、医院和慈善机构，乐于帮助别人，接济贫困者，关心伤病员。父母反对她从事护士工作，认为有损家庭荣誉，但她最终冲破了封建意识和家庭的阻挠，于 1851 年参加了一个为期 4 个月的护理短训班，从此开始了她的护理生涯。1853 年，她担任了伦敦妇女医院院长，并在伦敦成立了第一个看护所（或称护士院），表现出非常优秀的管理才能。同年 10 月，克里米亚战争爆发，英军伤亡惨重，她闻讯申请到战地去进行救护工作，于 1854 年 10 月 21 日带领 38 名优秀护士，离开伦敦，启程前往克里米亚战场。

　　在克里米亚，南丁格尔努力改善医院的治疗环境、卫生条件和士兵的营养状况，提高医院的管理水平。同时，南丁格尔非常重视伤员的心理支持，她亲切地安慰重伤者，督促士兵给家里写信并把剩余的钱寄给家里，以补助家庭生活。她还自己写了几百封信寄给死亡士兵的家属。夜深时，她经常手持油灯巡视病房，士兵们亲切地称她为"持灯女神"。她的精心护理挽救了许多士兵的生命，深受医务人员和士兵的爱戴。在短短半年的时间里，英军伤员的死亡率由原来的 50% 下降到 2.2%。南丁格尔成为全国的传奇式人物。战争结束后，南丁格尔完成的《影响英军健康、效率与医院管理诸因素摘要》被认为是当时医院管理最有价值的文章。1858 年和 1859 年，她又完成了《医院札记》和被认为是护士必读的《护理札记》，书中精辟地分析了护理工作的生物性、社会性和精神对身体的影响。她的护理观点被后人称为"环境理论"。1860 年，南丁格尔在伦敦圣多马医院创办了第一所护士学校，将护理学提升到科学的高度，采用新的教育体制和方法培养护士，从此护理完全脱离了宗教的色彩，成为一门独立的科学。

　　南丁格尔女士以最崇高的奉献精神把一生献给了护理事业，她是当之无愧的护理学家和预防医学家。英国人把她看作是国家的骄傲，把她的大半身像印在英国 10 英镑纸币的背面（正面是英国女王伊丽莎白二世的半身像），并在伦敦树立了她的铜像。美国大诗人 Longfellow（1807~1882 年）为她作诗，赞美她是女界高贵的英雄。南丁格尔被列为世界伟人之一，为纪念她，国际护士会将她的生日 5 月 12 日定为国际护士节，并成立了南丁格尔国际基金会，用来奖励全世界各国的优秀护理人员。

三、西方现代护理学的发展与现状

自南丁格尔在英国圣多马医院创办第一所护士学校以来，世界各地培养护士的学校纷纷成立，护理教育不断提高，护理事业得到迅速发展，护理学逐渐形成为一门独立的学科。

（一）临床护理的发展

第二次世界大战结束后，科学技术的迅猛发展使护理实践发生了巨大变革，为了提高护理质量，护理人员开始对不同专科深入学习，积累经验，如肿瘤、烧伤、心脏直视手术、器官移植等各方面的护理。同时，护士开始参与医院的现代化管理，并应用先进仪器设备进行急、危、重症患者的监护工作。另外，护士还走出医院，进入社区，为妇女、儿童、老年人等特殊人群提供护理及预防保健服务。一些具有硕士及以上学位和较高专科护理水平、能够解决专科护理疑难问题的护理人员成为相应领域的护理专家。有些国家逐渐出现了独立进行护理工作的开业者。目前，护理专业分科越来越细，护理服务场所和范围不断扩宽，护士的专业角色不断扩展，护士不再只是床边护理服务的提供者，而且成为教育者、咨询者、管理者、研究者及合作者等。

（二）护理学术团体的发展

1896 年，美国与加拿大联合校友会成立，1911 年改名为美国护士会（American Nurses Association，简称 ANA）。1899 年，国际护士会（International Council Of Nurses，简称 ICN）在英国伦敦成立。1966 年该会迁至日内瓦。国际护士会对于世界各国护士进行国际间的学术交流和分享护理学术成果有着积极的促进作用。其他国家也纷纷建立了自己的护理专业学术团体及专科学术组织。至 1992 年，美国已有 50 多个护理学术团体。

（三）护士注册制度的建立

1903 年，美国四个州开始了护士注册考试，后推广至全国。1944 年大多数州联合起来制定考试标准并相互承认考试成绩。以后世界各国相继建立护士执业注册制度。这标志着护理专业走向自我管理的道路，同时也保证了护理实践的质量。

（四）护理理论的发展

南丁格尔被认为是最早的护理理论家，她虽然没有使用"理论"、"概念"、"模式"等词，但是她在论著中，对人、环境、健康与护理等护理学的基本概念及其相互间的关系进行了阐述。20 世纪 60 年代后，美国的一些护理理论家开始检验与确立护理学的相关概念，并对护理专业的实质进行深入的探讨，逐步形成了独立的护理理论与模式。如：罗伊（Roy）的适应模型；奥瑞姆（Orem）的自理缺陷护理理论；纽曼（Neuman）的系统模型；罗杰斯（Rogers）的整体人科学；培伯乐（Peplau）的人际间关系理论等等。从此，护理由单纯的操作型、经验型转变为以科学理论为指导的综合型学科。护理知识体系得到进一步的发展与完善，护理学成为现代科学体系中的一门独立为人类健康服务的科学。

（五）护理研究的发展

至 20 世纪 50 年代，由于护理教育的发展，具有科研能力的护理工作者越来越多，人们逐步认识到科研的重要性。1955 年美国护士基金会成立，主要目的是支持护理科研项目的开发。60 年代，随着护理理论的形成，一些护理人员开始围绕临床问题，独立进行科学研究。80 年代，大学护理学院的教师和医院护理人员联合开展科研工作，使护理科研的范围更加广泛，科研方法由单纯的质性研究转变为量性与质性相结合的方法。科研质量大大提高。1985 年美国全国护理研究中心成立，以指导、支持和传播护理科研项目。1990 年后，护理科研展示出越来越高的学术水平，有些项目开始得到各种科研资金的支持，多数护理学院增设了科研中心。

四、中国现代护理学的发展与现状

（一）西方护理的引入

1803 年英国借天花流行派医生来华。1840 年鸦片战争前后，中国沦为充满屈辱和辛酸的半殖民地半封建社会，外国的传教士为使基督教能在中国传开，在全国各地兴建医院与学校，将西方的医疗和护理工作传入我国。1888 年，美国约翰逊女士在福州医院创办了我国第一所护士学校，使护理在中国成为了一种职业。此后，北京、南京、广州、苏州等地也陆续开办了护校。并于 1900 年在江西牯岭成立了中国护士会。1912 年确立了护士学校的注册和护士的会考制度，1915 年，由中华护士会举办全国第一届护士会考，标志着护士的培养和从业走上正规职业管理道路。

（二）抗日战争及解放战争时期

1937 年 7 月 7 日，随着卢沟桥事变的发生，全民族的抗日战争爆发。在长达八年抗战的岁月里，我国的护理前辈们和全国人民一道积极参加抗战，并克服种种困难，继续进行全国护士学校注册和护士会考工作，使我国的护理事业得以持续不断的发展。战争期间，护理工作受到了党中央和毛主席的高度重视，在 1941 和 1942 年的"5·12 护士节"上，毛主席曾连续两次为护士做出"护士工作有很大的政治重要性"和"尊重护士，爱护护士"的题词。党中央的重视与关怀，推动了护理事业的发展，护士队伍逐渐扩大，护理质量不断提高。我国护理工作者在保卫根据地人民健康和救治前方战士中立下了卓越的功勋，为我国近代护理的发展写下了光辉的篇章。

（三）新中国成立后

新中国成立后，我国现代护理学的发展大致可以分为三个阶段：

1.1949～1966 年 新中国成立后，对护理工作进行了系统的规划、整顿和发展。护理事业一片欣欣向荣。1950 年 8 月，卫生部在北京召开第一届全国卫生工作会议，确定了"面向工农兵"、"预防为主"、"团结中西医"三大卫生工作方针，明确了护理事业的发展方向。此次会议对护理工作的发展做出了统一的规划，将护理教育纳入正轨的教育体系。1954 年 5 月创办了《护理杂志》，1958 年护士协会成为中国科学技术协会成员，从此学会的工作进入了新阶段。50 年代，"三级护理"和"查对制度"的建立，标志着护理工作逐步走向规范化。同时，各专科护理也得到了深入的发展，我国第一例大面积烧伤病人邱财康的救治成活和王存柏断肢再植成功代表了这一时期护理专业发展的水平。

2.1966～1976 年 十年"文化大革命"中，医院规章制度被废除，护士学校停办，学会被迫停止工作，护理事业遭受了极大的灾难。造成了护理人员的缺编和护理质量的严重下降。

3.1976 年 党的第十一届三中全会以后，迎来了护理事业的春天。护理工作进入了全面恢复、整顿、再发展的新阶段。1979 年卫生部颁发了"关于加强护理操作的意见"和"关于加强护理教育工作的意见"两个通知，从宏观上加强了对护理专业的管理，促使护理工作在新形势下迅速发展，使护理教育、管理和科研等各个方面取得了显著的成绩。

（1）确立了护理学是一门独立的学科。1981 年 5 月 6 日，卫生部、中国科学技术协会、中华护理学会在北京联合召开首都护理界座谈会，许多国家领导人出席并发表了重要讲话。确立了护理学在自然科学中的地位。

（2）多层次的护理教育迅速发展，教育体制逐步完善。

（3）护理研究初步得到发展。随着高等护理教育的开展，一批高级护理人才走上了护理教育、管理和临床岗位，在各个领域里进行研究和创新，提高了护理的整体水平。目前，护理研究正处于快速发展阶段，研究范围越来越广泛，涉及到临床护理、心理护理、护理教育和管理等诸多方面。科研成果极大地推动了护理学的发展。从各种杂志和学术交流会上发表的论文来看，护理研究水平在逐年提高，许多论文被美国的 IM 医学索引及 CD－ROM 光盘数据库收录。

（4）建立了技术职称序列和晋升考核制度。1979 年国务院批准卫生部颁发了《卫生技术人员职称及晋升条例（试行）》，其中明确规定护士的技术职称为"主任护师、副主任护师、主管护师、护师和护士（正规护校毕业生）"，全国各地根据这一条例制定了护师晋升考核制度的具体方法和内容。

（5）建立执业考试和注册制度。1995 年 6 月 25 日，首次举行了全国性的护士执业考试，这标志着我国护士执业管理走上了法制化的轨道。凡是在我国从事护理工作的人员必须经过严格考核，才能申请护士执业注册，取得护士资格。

（6）护理专著、期刊、科普读物大量出版。各位护理学者、专家纷纷著书立说，各级护理教材比比皆是，临床护理指导用书内容充实、各具特色。各种护理专业期刊、杂志不断创刊，如《护师进修杂志》、《当代护士》、《山西护理杂志》、《实用护理杂志》、《护理学杂志》、《国外医学护理学分册》、《中华医学文摘护理学分册》等，打破了《中华护理杂志》自 1954 年创刊至 80 年代一统天下的局面。《中华护理杂志》分别于 2001 年和 2002 年连续两年荣获"中国百种杰出学术期刊"，在 2002 年度收录于中国科技论文与引文数据库的 1534 种中国科技论文统计源期刊中，《中华护理杂志》影响因子总排序位于第 25 位，被引频次总排序位于第 21 位。

　　(7) 建立了良好的对外交流。国际间的护理学术交流日益扩大，护理人员不断出国参观、考察、进修。目前，美国、韩国、日本、加拿大、澳大利亚、泰国、新加坡等许多国家都与我国各省市的护理分会及单位建立了友好合作关系，互派进修，互赠期刊与书籍等，加速了我国护理与国际的接轨。

(四) 现代中医护理学的发展

　　新中国成立后，在党的中医政策和"中国医药是一个伟大的宝库，应当努力发掘，加以提高"的精神指引下，全国大力开展对中医药的继承发扬和研究工作，各地相继建立了中医教学与科研的专门机构、中医医院及中医病房。医护有了明确的分工，中医专业护士有了专门的编制，她们独立履行中医护理职责，按中医学的特点进行整体护理和辨证施护，使中医护理学逐步形成自己独特的学科体系。

　　在长期实践的基础上，中医临床护理已经初步总结出一套从理论到实践的辨证施护原则和具有中医特色的操作技术。中医护士注重运用四诊八纲观察法，对不同的证型采用不同的护理方法。并注重运用针灸、推拿、外敷、按摩、熏洗、刮痧等中医传统方法，提高了护理质量，显示出中医护理学的特点和优势。

　　近年来各地中医院不再照搬西医病房护理管理要求，广泛开展中医整体护理，书写中医护理病历，开展中医护理查房和中医健康教育。中医护理病房管理已逐渐走向规范化、科学化和现代化。

　　为了培养发展中医事业专门护理人才，50 年代以来，全国各地相继开办中医护士学校及中医护理班，培养了大批的中医护理专业人才。目前，中医护理教育正迅速发展，多形式、多渠道的专业教育和在职教育已经形成规模。

　　1959 年，南京中医学院出版了《中医护病学》，填补了现代中医护理学专著的空白，标志着中医护理走向了新的时代。从此，中医护理学的各种专著相继问世，如《中医辨证护理学》、《中医护理学》、《中医基础护理学》、《中医护理手册》等等，展示了中医护理理论与实践的水平正在逐步提高。

　　1986 年，在中华护理学会指导下，成立了"中医、中西医结合护理学术委员会"，目的在于组织指导中医护理的学术研究。1989 年，四川省的中医护理科研项目在国家中医药管理局科研招标中首次中标。目前，中医护理科学研究正在全国蓬勃发展，学术气氛日益浓厚，科研水平不断提高。

第二节　护理教育发展史

一、西方护理教育发展史

在西方国家，护理专业的起源虽然可以追溯到希腊和古罗马时代，但在当时及以后的很长时期内，护理工作一直属于慈善事业，妇女在医院里以修女、女佣或侍女的身份负责护理工作，护理不是一个独立的专业，没有相应的培训制度。直到1576年，法国天主教神父圣·文森保罗（St Vincent De Paul）在巴黎成立慈善姊妹会，开始对为病弱者提供护理服务的教徒进行一定的培训。1836年，德国牧师西奥多·佛里德尔（Theodor Fliedner）夫妇为教会的女执事在凯塞威尔斯城创办了一个护士短期培训班。到了19世纪中叶，随着社会的进步和医学的发展，为给病人更好的医疗照顾，西方各国教会医院开始以师傅带徒弟的形式培训护士，学生以学徒的身份在医院里进行护理工作，她们几乎不接受任何理论教育，重点是进行止血、敷药、包扎等技能训练。

人类历史上正规的护理教育是从南丁格尔时代开始的，南丁格尔被称为近代护理教育的先驱者和奠基人。在南丁格尔的努力下，1860年英国第一所护士学校在伦敦圣多马医院建立，圣多马护校的建立开创了护理教育的新纪元，成为当时西方国家护理教育的样板。南丁格尔又于1862年在利物浦建立了第一所乡村护校，1881年建立了军队护校。南丁格尔总结了她自己接受护理教育以及在战场上的工作经验，提出护理教育必须有自主权，不能完全凭靠医院和医生的设想行事；护理应该是一个专业；护理教育必须理论联系实际，包括课堂讲授和实践训练。她主张护士学校不应由医生来主管，应由能独立行使职权的护士来担任护士学校的校长。南丁格尔把护理从女佣提升到女绅士的地位，从此开始有了专门的护士培训计划，使护士教育成为英才教育。南丁格尔的护理教育制度成为西方国家护理教育的标准模式。

进入20世纪以后，世界各国的护理教育都得到了迅速的发展，并逐步由仆役式、学徒式护理教育转向科学化、专业化的护理教育。

1901年，美国约翰霍普金斯大学开设了专门的护理课程，创立了护生预备班，加强学生普通教育和基础医学教育的水平，同时也形成了专职的护理教师队伍，不再由护士长充当教师。护理教师也逐渐成为一个职业。

1909年，明尼苏达大学开始了以大学为基础的护理课程。

1913年，20个州联合通过了护理教育立法，1923年48个州制定了此项法律，依法对护士学校进行评估，保证护理教育的质量。

1924年，耶鲁大学首先成立护理学院，从此护理教育成为高等教育的一部分。

1932年美国的天主教大学开设护理硕士研究生教育。

1964年，加州大学旧金山分校首先开设了护理博士学位。从此以后，美国的高等护理教育形成了由大学教育和毕业后教育组成的完整体系。据报告，美国护士中约有50%的护士受过硕士教育，5%的护士具有护理博士或哲学博士学位。1965年，美国护士协会提出凡是专业护士都应有学士学位的目标。目前，美国已经形成了多层次多渠道的护理教育体系。

二、中国护理教育发展史

中国近代护理教育的发展是从鸦片战争以后开始的。各国的传教士涌入中国兴办教堂，同时也建立了医院和学校。1835年，在广东建立了第一所西医院，两年后该医院以短期培训的形式培养护士。1884年，美国护士麦克奇尼在上海妇孺医院开办护士培训班，被认为中国护理教育的开始。1888年，美国人约翰逊在福州成立了我国第一所护士学校。1900年，汉口普爱医院正式成立护士学校。1905年，北京成立护士职业学校。1920年，北京协和医学院与其他五所大学联合，开办了高等护士学校，学生毕业后被授予学士学位，为国家培养了大批高水平的护理骨干。1932年，我国第一所公立的护士学校在南京成立，学制3~4年，招收高中毕业生。1934年，教育部成立了护理教育专门委员会，将护理教育纳入国家正式的教育体系。

新中国成立后，护理教育事业受到党和政府的高度重视，1950年，第一届全国卫生工作会议上，确定了中等专业教育作为培养护士的唯一途径，高等护理教育于1952年取消。为了保证护理教育的质量，卫生部制定了护士学校的招生条件，并负责制定了统一的护理教学计划，编写了统一的护理教材。此后，我国培养了大批的中等专业护士。由于取消了高等护理教育，导致了护理教学与科研人才青黄不接，影响了我国护理事业的发展。

1966~1976年，十年动乱，全国几乎所有的护士学校都被停办、解散或迁往边远地区。护理教育受到严重打击，形成断层。

1976年，为迅速恢复和改善护理教育状况，卫生部颁发了"关于加强护理教育工作的意见"。1978年各医学院纷纷创办大专护理教育，1983年卫生部和教育部联合召开会议，决定恢复高等护理教育。同年，天津医学院招收了首届本科护理系学生。此后全国其他院校也相继成立了护理系或护理学院。我国的高等护理教育迅速发展起来。

1993年，北京医科大学开始招收护理硕士研究生。为弥补我国高等教育恢复较晚而造成高等护理教育师资的不足，国内8所部属院校在美国中华医学基金会的帮助下，与泰国清迈大学护理学院联合举办了护理研究生班，学制两年，每年培养护理师资16名。

从80年代至今，我国开展了多种形式的护理成人教育，如业余大学、函授、自学高考等，为广大的护士提供了继续教育的机会。目前，我国已形成了多层次、多轨道、较为完善的护理教育体制。

中医护理教育的发展基本上与西医护理教育的发展同步，在经历近30年的中专教育后，北京中医学院（现北京中医药大学）于1985年为中医护理专业高等教育首开历史先河，在全国率先成立了中医护理系，开始招收中医护理大专学生。以后全国有10所中医学院相继开办了中医护理专科教育，培养了一批具有大专水平，既掌握中医学理论和中医护理学理论与中医护理技术，又掌握现代医学基础知识和现代护理学理论与技术的高级护理人才，充实了中医护理队伍，提高了中医护理人员的素质和专业技术水平。1999年，广州中医药大学、黑龙江中医药大学和贵州中医学院开始设置护理本科专业。随后，中医护理本科教育发展迅速，目前，我国已有 24 所中医药大学（学院）设有护理本科教育。2004 年，北京中医药大学率先招收中医护理硕士研究生，填补了中医护理专业研究生教育的空白。

第三节 护理学发展的展望

21 世纪是高科技快速发展、知识半衰期不断缩短的世纪，是社会多元化、经济自由化的世纪，也将是护理学全面发展的世纪。

目前我国已经形成了多层次多渠道的护理教育规模，但仍然存在着护士、尤其是高层次护理人员严重缺编的现象。21 世纪，中国的护理一方面应进一步加强中等护理教育的改革，加快高等护理教育的发展步伐，在更快更好地培养临床第一线实用型护士的同时，培养出高层次的护理科研和管理人才；另一方面需加快高等护理师资的培养，改良护理课程结构，增加人文社会科学方面的知识，全面提升护理人员的素质。

随着医学模式的转变，护理人员的临床服务观念也在逐渐改变，以"人"为中心的护理理念将被广泛采纳，护理服务活动将更加体现人文、科学与技术的结合，护理质量将进一步提高。护理人员也将获得更多的工作自主权，形成与医生和其他医务工作者平等互补的合作关系，并受到法律的保障。

护理人员的工作范围正逐步由医院扩展到家庭、工厂、学校、社区，实施慢性病人的管理、老年病人的居家护理、开展妇幼保健和健康教育工作，达到改良人们的生活方式，恢复、维护和促进人们身心健康的目的。

我国长期存在的经验式护理模式很大程度上阻碍了护理专业的发展，21 世纪，循证护理实践将得到大力发展，以有价值、可信的科学研究结果为依据，提出问题、寻找实证、用实证对病人实施最佳护理的循证护理将作为一种全新的观念渗透到护理的各个领域。循证护理以护理研究为依据，为护理临床实践提供最佳证据，并将研究与实践有机地结合起来，使护理真正地成为一门以研究为基础的专业。

目前，我国的中医护理学术团体仍然较少，也无独立的中医护理杂志。但是，随着现代护理事业的飞速发展，中医护理学正在不断吸取现代护理学理论，结合中医护理学整体观念和辨证施护的特色，丰富和完善中医护理学理论体系。中医护理学术活动必将越来越活跃，中医护理期刊与杂志也将日益丰富。

附一 中国护理学界的重要人物

钟茂芳 中国护理事业的奠基人之一。1884 年生于南洋群岛一个华侨家庭，1909 年毕业于英国伦敦盖氏医院护校，是中国第一位出国留学的护士。回国后工作于天津北洋女医院，从事护士训练和管理工作。曾翻译出版《牛津护理手册》（Oxford Handbook of Nursing）一书，该书成为当时护士学校的专用教材。她是担任中华护士会第一届副会长的中国护士，在此之前，负责学会工作的都是外籍护士。钟茂芳首先将 Nurse 翻译为"护士"（以前翻译为"看护"），她认为从事护理工作的人员都是有知识的人，应被称为"士"，并在 1912 年第二次成立中华护士会的筹备会上，确定"护士"为从事护理职业者的名称。钟茂芳于 1915 年成为国际护士会的会员，并被选为荣誉副会长，为中国护士在国际上赢得了一定的地位与荣誉，为中国护理学的发展进步做出了历史性的贡献。

王琇瑛　第 29 届南丁格尔奖章获得者，中国护理教育及公共卫生护理专家。1908 年 5 月 8 日出生于河北正定。1931 年毕业于北平协和医学院高等护士学校，并获燕京大学理学士学位。1935 年赴哥伦比亚大学师范学院护理系进修，获硕士学位。1938 年任协和医学院高等护士学校公共卫生讲师，兼任北平第一卫生事务所主任等职，1950 年当选为中华护士会副理事长，1952 年抗美援朝时期率领护士长教学队赴沈阳，1954 年创办北京第三护校并任校长，1961 年任北京第二医学院护理系主任，1980～1987 年兼任中华护理学会科普委员会主任委员，后任中华护理学会荣誉理事长。曾主编了《护理发展简史》、《公共卫生护士学概要》、《护理荟萃》、《家庭护理》等多部书籍，并担任《医院护理管理》、《护理手册》等书的编委。1983 年当选为第五届全国妇联副主任，并被英国皇家护理学院授予荣誉校友称号。

林菊英　第 32 届南丁格尔奖获得者，是一位在护理行政、护理教育、干部医疗、社区护理等各方面都做出突出贡献的护理专家。她与许多护理前辈一起，为恢复我国高等护理教育做出了艰苦的努力。1980 年在国家为高级技术人员评定技术职称组织的研讨会上，经过林菊英的一再努力，终于为护士赢得了与医药、科技人员同样的高级技术职称评定权利。1983 年，当选为中华护理学会理事长。1985 年，出任卫生部直接领导下的全国护理中心主任。她调整增设了各专业学术委员会，积极举办各种护理专业学术会议和在职护士学习班，制定各项护理工作质量标准及全国护士注册手续，为我国护理科学的发展做出了卓越的贡献。林菊英先生于 1990 年获美国密苏里州堪萨斯大学人文科学荣誉博士，2000 年 12 月 17 日获美国密西根大学荣誉博士。同时，林菊英还是一位出色的护理理论家，她学识渊博，思维敏捷，先后主编和编写了《医院护理管理》、《护理管理学》等多部专著及护理教材。

附二　护理专业团体

1. 国际护理会（International Council of Nurses，ICN）　成立于 1899 年，现会址在瑞士日内瓦，是由各国护理学会所组成的独立的、非官方联合会。已经拥有 122 个会员国，出版《国际护理评论杂志》。

2. 国际荣誉护理学会（Sigma Theta Tau，International Honor Society of Nursing）　成立于 1922 年，会址在美国伊利诺州的印第安纳波里。会员为在护理界有特殊成就和显著贡献或者是具有领导能力的护理人员。出版《Image：The Journal of Nursing & Scholarship》杂志。

3. 美国护士协会（American Nurses'Association，ANA）　1911 年正式成立，是由美国 50 个州护理专业团体共同组成的联盟机构。其代表性出版刊物有《美国护理杂志》、《美国护理学专业杂志》、《护理展望》、《护理研究》、《国际护理索引》等。

4. 中华护理学会（Chinese Nursing Association）　1909 年 8 月在江西牯岭成立，曾先后更名为中华护士会、中华护士学会、中国护士学会，1964 年更名为中华护理学会。会址曾经在上海、汉口、北京、南京、重庆等多处变迁，1952年定址于北京。1922年加入国际护士会，成为第11名会员国，1924年由中国护士伍哲英任理事长，从此学会开始由中国人担任主要领导。现设有7个工作委员会，13个专业委员会，3个专业学术团体，其中13个专业委员会中包括中医、中西医结合护理专业委员会。1920年创办了《护士季报（中英文版）》，1954年开始出版学术期刊《护理杂志》，1981年改名为《中华护理杂志》。学会宗旨是团结广大护理工作者，繁荣和发展中国护理科学事业，促进护理科学技术的普及、推广和进步，为保护人民的健康提供服务。学会主要任务是：组织开展学术交流和科技项目论证及鉴定；推广护理科技知识与先进技术；出版专业书籍和刊物；协助搞好中高级护理教育；发挥卫生行政部门的咨询和助手作用；争取和维护护理人员的合法权益。

【思考题】

1. 护理学发展不同时期的特点有哪些？
2. 联系中国具体情况讨论护理专业的发展趋势。
3. 讨论如何促进我国中医护理学的发展？

第三章
护 理 学 相 关 理 论

第一节　系　统　论

　　系统论有狭义和广义两方面的含义。狭义的系统论是指贝塔朗菲的一般系统论，是研究系统的一般模式、结构、性质和规律的理论。我国著名科学家、工程控制论奠基人钱学森院士把系统论界定为系统科学和哲学之间的中介理论，又称为系统观。这里所说的系统论已不是贝塔朗菲的"一般系统论"，它比一般系统论要深刻得多。广义的系统论是指一切以系统为研究和实践对象的理论和方法，除一般系统论外，还包括控制论、自动化理论、信息论、集合论、网络理论、对策论、决策论等理论和方法。系统论的基本思想就是把一切事物作为一个整体即系统进行研究，注重整体与局部、局部与局部、系统本身与外部环境之间的相互联系，并用数学模型描述和确定系统的结构和行为。目前，系统观点已经渗透于科学和技术的各个领域，如生物学、心理学、护理学、社会学、经济学、教育学和管理学等学科，促进了现代科学的整体化趋势。

　　系统作为一种思想，在古代已有萌芽。中医学的许多理论就包含了系统的观点，如在《灵枢·邪客》中指出："人与地相应"，即指人体作为一个系统，要保证其完整性，就必须与外界的四时变化相对应。又如经络通过运行气血、沟通联络的功能，使人体内外、上下、脏腑、肢窍各部相互联系沟通，成为一个完整的有机体等。但系统作为研究和实践的对象，却源于美籍奥地利理论生物学家路·贝塔朗菲（Ludwig von Bertalanffy），他针对当时流行的将自然现象（包括生命现象）分解成部分和过程进行研究的机械论观点，提出这种把生命现象分解得越小（分子水平，如分子生物学），了解得越细、越多，却反而使人们对自然现象的整体失去了认识，结果对生命的理解仍旧渺茫，好像知道得越少了。于是，贝塔朗菲提出了应将生物作为一个整体或系统来考虑的观点，并于20世纪40年代创立了"一般系统论"，从而带来了系统科学的建立和发展。

一、系统论的基本概念

　　系统是由相互联系、相互依赖、相互制约、相互作用的要素和过程组成的、具有整体功能和综合行为的统一体。系统广泛存在于自然界、人类社会和人类思维中，是物质世界存在的基本方式和根本属性。每个系统都具有边界，如细胞有细胞膜，国家有国界等，以便与其他系统和周围环境分开。由于构成系统的要素以及要素之间结合方式的不同，系统也就有了结构和功能的差异。根据系统的不同特征，可以将系统分为自然系统和人工系统、次系统和超系统以及开放系统和闭合系统。

（一）自然系统和人工系统

按人类对系统是否施加影响可以将系统分为自然系统和人工系统。自然系统是由自然物组成的、没有人介入的系统。如太阳系统、宇宙系统、动植物系统、人体中的呼吸系统、消化系统等等。人工系统是由人介入所建立的系统。如护理程序系统、护理质量控制系统、学校系统等。通常把人工系统和自然系统的结合称为复合系统。

（二）次系统和超系统

层次性是系统的基本特征之一，按照系统的层次性可以将系统分为次系统和超系统。次系统是指结构比较简单、层次较低的系统；而超系统是指结构比较复杂、处于较高层次的系统。如前所述，系统是由要素组成的，而组成这一系统的各要素又可以称为该系统的次系统。因此，一个超系统可分为许多较简单的，相互关联、相互作用的次系统，如银河系作为一个超系统时，地球、木星、水星、土星等为银河系的次系统。社会系统作为超系统时，组成社会系统的各政府机关及家庭等就是它的次系统。但一个系统是次系统还是超系统是相对而言的，取决于选择哪一级的系统作为对象系统（或称目标系统），如家庭可以是一个超系统，也可以是次系统。若将人看作是对象系统，则家庭是人的超系统，而消化系统、循环系统、呼吸系统等均为一个人的次系统；若以社会系统作为对象系统，则家庭就是社会系统的次系统（图 3-1）。

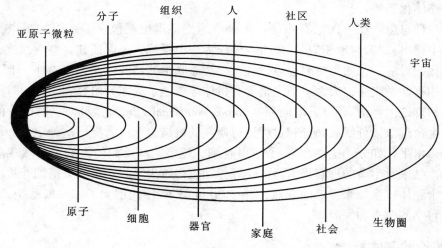

图 3-1　一般系统理论示意图

（三）开放系统和闭合系统

按系统与环境的关系可以分为开放系统（open system）和闭合系统（close system）。开放系统是指不断地与其周围环境发生相互作用、进行物质、能量、信息交换的系统。闭合系统是指与环境间不发生相互作用的系统，即与环境没有物质、信息或能量的交换。但事实上绝对的闭合系统是不存在的，事物之间总是存在着千丝万缕的联系。

二、系统论的基本观点

系统尽管形式多样、类型各异，但基本属性是相同的，包括整体性、相关性、目的性、动态性、开放性和层次性，系统的这些基本属性构成了系统论的基本观点。

（一）整体性

系统的整体性是指系统是由若干要素组成的具有一定新功能的有机整体。由于构成系统的各要素必须在局部服从整体、部分服从全局原则的支配下，相互作用、有机融合，才能构成系统整体，从而使系统具备独立要素所不具有的新功能，因此，系统的功能绝不是各要素功能的简单相加，系统的整体功能一定大于系统各要素功能之和。如组成人体的各组织器官，每一个单独的部分均不能代表和体现整体人的特性，只有当各部分相互作用，协调一致时，才能形成一个完整的、独特的人。因此，整体性是系统最鲜明、最基本的属性之一，一个系统之所以成为系统，首先必须具备整体性。贝塔朗菲认为，所谓"系统"就是指"整体"或"统一体"。

（二）相关性

系统的相关性体现在两个方面，其一，组成整体的各要素是互相作用、互相影响的。任何一个要素的变化，都将引起其他要素乃至整体的相应变化。换言之，系统中任何一个次系统的变化都会影响到其他次系统及整个系统。如家庭系统中，老人生病后，由于儿女需要承担主要照顾者的角色而使其体力和精力受到影响，从而影响他们的工作和收入，导致家庭经济困难等；另外也可能会影响其儿女对下一代的照顾；最终可能会导致整个家庭的稳定性受到损害。因此，在这个家庭系统中，一个要素发生了改变（老人患病），其他要素（即老人的儿女及其下一代）和整个家庭均受到了影响。第二，系统对其内部各次系统（要素）也会产生影响。如一个国家的国民经济、科学技术等综合实力的强弱，决定了人民生活水平的高低，决定了能否满足人们的需要。

（三）开放性和目的性

系统的开放性是指系统具有不断地与外界环境进行物质、能量、信息交换的性质和功能，表现为输入和输出，物质组分的组建与破坏。系统的开放是系统得以稳定存在的条件。

系统的目的性又称为系统的异因同果性或等终极性，是指系统在与环境的相互作用中，在一定的范围内其发展变化不受或很少受条件变化或途径的影响，始终表现出一种趋向预先确定的状态运行的特性。虽然各个系统的组成千差万别，但每个系统的目标都是相同的，即维持系统内部的稳定，或走向最稳定的系统结构。系统的这种目的性是通过系统的活动来实现的，系统为了达到预期的目标，需要通过各次系统之间的相互作用和协调，发挥整体效能以适应环境，或发挥主观能动性来改善外界环境，便于系统更好的适应环境。

由于系统的目的性是在与环境的相互作用过程中表现出来的一个特性，因此，系统的目的性是以系统的开放为前提的。系统只有开放，才能通过系统与环境的物质、能量和信息的交换，使系统受到环境的影响，并得以影响环境，从而在一定的意义上能够识别环境，针对环境的实际情况做出反应、调整和选择，使系统的发展潜能得以表现出来，而系统的这种潜在的发展能力是系统内部复杂的反馈机制作用的结果（图 3 - 2）。

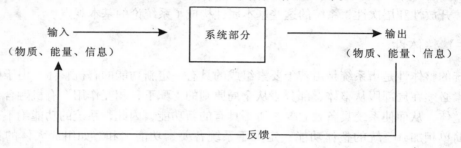

图 3 - 2　开放系统示意图

图 3 - 2 形象地说明了开放系统的运行模式和活动规律。图中输入是指进入系统的物质、信息或能量等，例如，人吸进的氧气、吃进的食物、学习到的新知识、得到的新信息等。输入可以是有意义、有帮助的，但也可能是无意义、无帮助的。

作用过程是系统将输入的物质、信息或能量进行加工和处理，以生成对系统有用的产品的过程。如人吸入氧气后，通过弥漫作用、与血红蛋白的结合，使细胞利用氧气进行物质代谢；吃的食物经过消化、吸收和新陈代谢产生能量的过程；学生进入学校后经过学习、训练和实习后成长为合格毕业生的过程等。

输出是指系统所产生的产品，即从系统释放出的改变后的物质、信息或能量。例如人吸入的氧气，被组织利用，获得个体的生存，并呼出二氧化碳；吃进的食物经消化吸收产生的效应（使人体维持相应的正常功能），学生学习成为合格的毕业生，为社会服务。

由于系统具有非常明确的目的性，因此，系统的活动是一种有目的、需要反馈的行为。所谓反馈就是系统将自己的反应输出给环境，并与预期的目标进行比较，必要时再作为输入事物进入系统以引起下一步的作用。也就是说系统的输出部分与预期目标做比较后，能够反馈给输入，从而影响和修正以后的输出结果，对系统进行调节。如人体有维持体温恒定和水电解质平衡等内环境稳定的调节机制。

输入、输出和反馈的质量和数量影响着开放系统的功能。例如，学生作为开放系统接受来自老师给予的信息，学生对这些信息进行加工处理后导致了思想的改变和知识、能力的增长，并将自己在课堂上的表现（如回答问题）和考试结果输出给环境（教师），通过与预期目标的比较进行反馈，影响教师以后的教学行为和学生本人以后的学习行为，如改变学习方法等。如此周而复始地通过输入、作用过程、输出和反馈，最终达到目标。

（四）动态性

动态性是指系统随时间的变化而变化的一种特性。贝塔朗菲认为一切生命现象本身都处于积极的活动状态，总在不断地调整自己的各要素，并不断与周围环境进行物质、能量和信息的交换，以保证系统的生存与发展。系统的运动、发展与变化过程都是其动态性的具体反映。

（五）层次性

系统的层次性是指系统在地位与作用、结构与功能上表现出来的等级秩序性。我们的世界是一个多层次的世界，如宇宙系统是一个从总星系、星系、恒星、地球、地面物体、分子、原子、质子和中子到电子的多层次系统。社会系统也是一个多层次的系统，从个体、群体、单位、社区，直到省市、国家等构成了社会系统的层次序列。同样，生物系统也是一个具有等级差异的多层次系统，从分子到细胞，再到组织、器官、系统、个体，最后到超个体的聚合体，可谓层次分明，等级森严。由于高层次系统（超系统）是由低层次系统（次系统）组成的，因此，高层次与低层次之间的关系是一种整体与部分、系统与要素的关系，高层次（整体）内部的各要素（低层次）除了具有自身的作用和功能外，要素与要素之间还要发生相互作用，并受高层次（整体）的制约，如细胞中每一种酶都有自己一定的独立功能，但酶与酶之间又有相互作用，并受制于细胞。因此，由要素组成的高一层次（如细胞）的功能应该包含要素的独立作用和要素间相互作用的综合作用。因此，如果只研究各个要素，而不研究这种相互作用，就不能完整地描述系统的整体现象。

三、系统理论在护理学中的应用

（一）促进整体护理的发展

系统论对整体护理的思想具有深远的影响。系统论的核心是系统的整体性和开放性，因此，要求护士将服务对象看作是一个统一的整体，是一个开放系统。人由躯体、生理、心理、精神和社会五个方面组成，这五个方面不能相互割裂地独立存在，而是相互联系、相互依赖、相互作用，形成一个完整和独特的有机整体，任何一个组成部分的障碍或失调都会影响其他部分的结构和功能，导致整体功能的不良或失调。例如，躯体的疾病除了引起身体的不适和生理功能的障碍外，还会影响人的情绪和社会活动。同样心理问题如心理应激和精神抑郁也能造成身体的不适和功能失调。因此，从系统论的观点出发，护理的对象应该是整体的人，而不是"疾病"。由于系统论的引入和在护理实践中应用，促进了整体护理的发展。

整体护理的思想也与我国传统医学的观点——整体观和辨证论治相吻合。中医学认为，人体是一个以脏腑经络为核心的有机整体，其各部分是有机联系的。人和自然界的一切事物和现象都是阴阳对立统一的两个方面，人与自然界息息相关。人生活于自然界之中，所以自然界的运动和变化也必然直接或间接地影响人体，而人体对这些影响也一定会产生相应的生理或病理反应。如局部肢体骨折的病人，可因疼痛和肢体功能的障碍而产生忧虑情绪，从而影响心、脾的正常功能，出现夜卧不安、饮食无味、腹胀便秘等症。而脏腑的疾病亦可通过经络、气血的联系，反映到体表，如脾胃功能失调，可见舌苔厚或腻，口唇无华等。因此，护士在护理病人时，不但要注意病人局部的病变，同时也要注意相关脏腑的变化，重视良好的生活环境和稳定舒畅的情绪在疾病康复过程中的重要作用，以达到扶助正气，祛除病邪的目的。也就是说，在护理病人时，应从服务对象的某一次系统问题想到可能产生的其他次系统问题；从生理疾患想到可能导致的心理问题。同时，人还与周围的物理、化学和社会环境相互作用，受家庭、所在群体、社区、社会等超系统的影响和控制，因而要维持人的健康，不能只局限于调节机体内各系统或各器官功能的协调平衡，还要关注外在环境对机体的影响，这样才能使系统的整体功能得到很好的运转。

（二）指导健康教育工作

护士对病人进行健康教育的过程也是一个开放系统。在健康教育前病人的健康知识和行为作为输入进入健康教育系统，护士与病人一起共同制定预期目标，即病人通过学习应获得的知识以及应发生的行为改变，并根据病人不同的情况采取不同的教学方式，如讲解、演示、视听资料、自学健康宣教材料等进行加工、处理，促使病人对所学知识的理解、记忆、认可、接纳和采取有效的维护健康行动。然后，护士和病人可将健康教育后病人对健康知识的记忆和理解以及行为的改变（输出）与目标进行比较，来判断健康教育目标是否达到，若未达到或部分达到，则需修改或补充教学计划，以最终实现目标（反馈）。

（三）作为护理程序发展的理论依据

从宏观的角度，护理过程本身就是一个开放系统。病人因出现健康问题、需要获得护理帮助而进入护理系统（输入），护士为了解决病人的健康问题，需要收集详细的健康资料，判断病人的问题所在和原因，并采取相应的护理措施（护理的加工和处理），病人经过护理后得到健康状态的改变（输出），最后，还需了解病人对改变后的健康状况是否认可和满意（反馈）。因此，在系统理论指导下，一种为护理对象系统地解决健康问题的工作方法——护理程序应运而生，当护理对象由于存在健康问题进入护理系统后，护士就可以应用护理程序对护理对象进行评估，确定护理诊断，制定护理计划，实施护理措施，输出护理后护理对象的健康状况，通过与预期目标比较做出评价，并将评价结果作为输入反馈给护理系统，以决定护理活动终止或修订后继续执行（图3-3）。在这一过程中，护理活动是有计划、有顺序、有目的地进行的，直至病人达到预定健康目标。

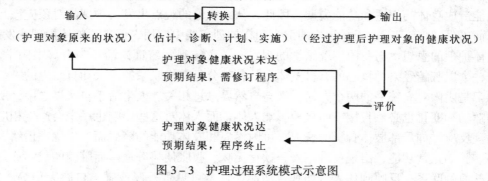

图3-3 护理过程系统模式示意图

（四）作为护理理论或护理模式发展的框架

许多护理理论家以系统论为理论依据或基本框架创建了自己的护理理论或护理模型，如罗伊的适应模型、纽曼的健康照顾系统模型等。

（五）对护理管理的指导作用

系统论在管理学中的应用非常广泛，现代管理科学的各学派都或多或少地运用着系统理论。护理管理作为管理学的一个分支，可以应用系统论的理论和方法，分析和研究护理管理系统中的诸要素及相互作用、护理组织的管理活动和管理过程，以便护理管理者在护理管理实践中，着眼于整体内部的协调，保持护理组织同外部环境的平衡，以促进整体目标的实现。

第二节　需　要　理　论

需要是指当必要的或想要的事物缺乏时所产生的一种内在紧张力。人皆有需要，不管处于什么时代，什么地区，也不管每个人的生活方式有多大差别，当人有需要存在时，都会设法去满足，如人在饥饿时都要立即采取行动，获得食物；寒冷时都需要寻找避寒取暖的地方；人还需要在一个安全、团结的群体中生活等等。许多哲学家和心理学家试图更好地解释和说明这些现象，明确人的行为与人的需求之间的关系，使人们能够更好地采取行动满足自己和他人的需要，提高生活质量。在护理中常用的需要理论有马斯洛（Abraham Maslow）的人类需要层次理论、心理学家凯利希（Richad Kalish）的人类基本需要理论和韩德森（Vivginia Henderson）的病人需要模式。

一、需要理论的基本概念及基本观点

需要是有机体为了维持生命、延续种族、提高物质生活和精神生活水平而表现出来的对一定客观事物的愿望、意向和兴趣，并成为一切行为的动因。不论一个人所处的时代、社会文化背景以及生活方式等有多大的差异，在生理、心理和社会上都有着相同或相似的需要，当人的需要得到满足时，机体就能够处于平衡状态，有助于个体维持健康，保持良好的自我感觉；一旦得不到满足，机体就会产生紧张、焦虑，甚至疾病。由此可见，需要的满足是个体维持身心平衡并求得生存、成长与发展的必要条件。

（一）马斯洛的人类需要层次理论

美国著名心理学家马斯洛（Abraham h. maslow，1908～1970 年）在进行人类动机和人格研究时，对人类需要的结构和规律进行了系统和独到的研究。他在 1943 年发表的《人类动机理论》（A Theory of Human Motivation Psychological Review）一书中提出了人类需要的层次理论，带来了心理学研究的第三次思潮。马斯洛的人类需要层次理论以他的高度实用性而广泛

应用于心理学、管理学、社会学和护理学等许多科学领域。

1.人类需要层次理论的主要内容 马斯洛认为,需要是人类内在的、天生的和下意识存在的本能,并且按优势或力量的强弱排列成等级,优势的需要一旦得到满足,原来相对弱势的需要就变成优势需要而主宰机体。人类有许多需要,但归纳起来有两大类(即基本需要和发展需要)及五个层次,并用"金字塔"形状来加以描述(见图3-4)。基本需要具有"缺乏它引起疾病;有了它免于疾病;恢复它治愈疾病;在一个健康人身上,它处于静止的、低潮的或不起作用的状态中"等特征,马斯洛的需要层次"金字塔"中处于下面4个层次的需要属于基本需要,包括生理需要、安全需要、爱与归属的需要和尊重的需要。马斯洛认为,基本需要的层次性非常明确,只有当低层次的需要满足后,才会追求高层次的需要,而且在一般情况下,只有当基本需要满足后,个体才会追求发展需要的满足。在马斯洛的早期论著中,发展需要只有一个层次的需要,即自我实现的需要。后来,马斯洛把自我实现这一发展需要进一步分解为认识的需要(cognitive needs)、美的需要(Aesthetic needs)、自我实现的需要和自我超越的需要(needs for self-transcendence),马斯洛认为目前还不能证明这些是人类的基本需要。而且,当病人患病时,未满足的低层次需要通常占据主导地位,护理的主要目的在于协助病人满足其基本需要,使病人能够最大限度地发挥自己的潜能。因此,本节重点介绍5个层次的需要。

(1)生理需要(physiological needs):是指人类生存必需的一切物质方面的需要,包括对空气、水、食物、排泄、休息、睡眠以及性的需要。它是人类最原始的也是最基本的需要,是推动人们行为的最强大的动力。如果生理需要得不到满足,人便无法生存,因此,只有在生理需要基本满足之后,个体才会采取行动来满足更高层次的需要。如一个极度饥饿的人,除了食物外,不会对其他任何东西感兴趣,这时,获得食物便成为其行动的唯一动力。当他获得了足够的食物后,才可能考虑其他需要的满足。

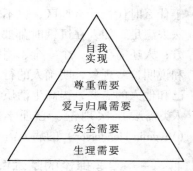

图3-4 人类需要系统图

(2)安全需要(safety needs):生理需要一旦得到满足,安全的需要便突出出来。安全含有生理上的安全感与心理上的安全感两层意思。前者指个体需要减轻或消除生理和生活的威胁,如希望避免冷、热、灾难等物理条件下的伤害,避免工作、学习失败的威胁,行动不便者以拐杖扶行,视力欠佳者配戴眼睛以矫正视力等。后者指避免发生恐惧、焦虑及忧虑等心理上的不安全感,如需要稳定的职业,一定的积蓄、社会的安全和生活中有良好的人际关系等都是为了满足心理上安全的需要。

(3)爱与归属的需要(love and belonging needs):是指个人需要去爱和接纳别人,同时也需要被别人爱,被集体接纳,建立良好的人际关系。马斯洛认为,当人的生理和安全的需要基本得到满足时,便开始追求与他人建立友谊,寻求在团体中的一席之地。一个没有知心朋友的人,会有强烈的孤独感、空虚感甚至恐惧感。

(4)尊重的需要(esteem needs):尊重有双重含义,其一是拥有自尊,视自己为一个有价值的人;其二是被他人尊重,得到他人的认同与重视。这一需要的满足,会使个体产生自信、有价值、有控制能力及独立自主的感受。反之，会产生自卑及无助感。

（5）自我实现的需要（needs for self - actualization）：是指个体具有最大限度地发挥自己的天资、能力和潜力，完成与自己的能力和天赋相称的一切事情的需求。满足自我实现的需要可使人感到最大的快乐。马斯洛认为：为满足自我实现的需要所采取的途径是因人而异的，有人希望成为一位理想的母亲，有人可以表现在体育上，有人表现在文学创作上，还有人表现在绘画或发明创造上……简而言之，自我实现的需要是指最大限度地发挥一个人的潜能的需要，它是人类最高层次的需要，只有当较低层次的需要均基本满足后，才出现此需要并逐渐变得强烈起来。

2. 需要层次理论的基本观点

（1）一般情况下，人的需要依次要求、依次满足，逐级递升。当生理需要满足后，第二层次的安全需要才会出现并要求满足。但是，这种次序不是固定不变的，在某些特殊情况下，不同层次的需要会出现重叠，甚至颠倒。例如：有些运动员为夺冠军，为祖国争光（自我实现），不考虑自己可能会受伤，甚至致残（生理和安全的需要），勇往直前。

（2）当较低层次的需要被最低限度地满足后，高一层次的需要便会出现，并逐渐变得明显而强烈。因此，低层次需要的满足是高层次需要产生的前提，但是，不能认为只有当人们完全满足了生理的需要，安全的需要才会出现；或完全满足了安全的需要后，才会滋生出对爱的需要。事实上，人在一个层次的需要得到最低限度满足，但仍有一些需要没有满足时，便已产生了满足高一层次需要的动机和行为。

（3）由于受社会条件的限制，5 个层次需要全部得到满足的可能性极小，往往是层次越高的需要越不容易满足。

（4）维持生存所必需的低层次需要是要求立即和持续予以满足的，如需要氧气；高层次的需要则可以延后满足，如归属的需要和自我实现的需要等。但是，这些可被暂时延缓或在不同时期有所变化的需要是始终存在的，也同样需要得到满足，不能忽视。

（5）人们满足较低层次需要的活动基本相同，如对氧气的需要，都是通过呼吸运动来满足的。而较高层次需要的满足方式则具有很大的个体特异性，如满足自我实现的需要时，作家通过写作，科学家通过研究，运动员通过参加比赛等。同时，低层次的需要比高层次的需要更易确认、观测，而且是有限度的，如人只吃有限的食物，而友爱、尊重和自我实现的需要则是无限的。

（6）越是高层次的需要，由于受个人的愿望、社会文化背景和身心发展水平的影响很大，其满足的意义也就越具个体差异性。如有的人对有一个稳定的职业、受他人尊敬的职务就很满意了；而有的人还要继续学习，获得更高的学位，不断改革和创新。

（7）各需要层次之间可互相影响。如有些较高层次需要并非生存所必需，但获得满足后却能促进生理机能，增进健康，提高生活质量。相反，如果高层次的需要不被满足，就会引起焦虑、恐惧、抑郁等情绪，导致疾病的发生，甚至危及生命。

（8）人类需要被满足的程度与健康状况成正相关，当所有的需要被满足后，个体就可达到最佳的健康状态。反之，基本需要不能很好地获得满足时，就会破坏机体的健康，导致疾病。

（二）凯利希的人类基本需要理论

在马斯洛提出了人类需要层次理论后，美国心理学家凯利希（Richard Kalish）发现人类还具有一种寻求刺激的需求，这种需要既不同于生理需要，也不同于爱与归属或其他层次的需要，凯利希将其命名为"刺激的需要"，处于生理需要和安全需要之间，并将马斯洛的理论修改为6个层次（图3-5）。刺激的需要包括对性、活动、操纵、好奇和探索的需要。如人在儿童时期就会存在对某些事物的好奇心，人为了满足好奇心往往会忽略自身的安全等。

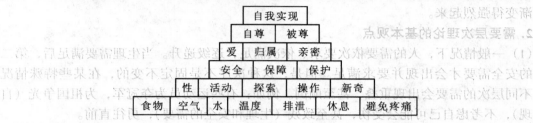

图3-5 Kalish修改后的基本需要层次论

（三）韩德森的病人需要模式

美国护理学家韩德森认为，护理人员的基本任务是协助病人满足其基本需要。因此，病人的"需要"是护理的"基本要素"，提出了护理人员应关心的14项病人需要，也就是14项基本的护理要素。这14项需要为：①正常呼吸。②适当地饮食。③维持各种正常的排泄途径。④变换及维持所需要的各种姿势。⑤充足的休息与睡眠。⑥恰当的穿着打扮。⑦调整衣服及调节环境，使体温维持在正常范围内。⑧保持身体的整洁及皮肤的完整。⑨避免环境中的各种危险，避免伤害他人。⑩与别人沟通，表达感情、需要及各种情绪。⑪按照自己的信仰进行适当的宗教活动。⑫从事使自己有成就感的工作。⑬参加各种不同形式的娱乐活动。⑭学习、发展并满足有利于正常身心发展的好奇心。此外，韩德森还特别指出："重要的是要认识病人的这些需要可通过不同的方式来满足"，因此个体化护理至关重要。

二、需要理论在护理实践中的应用

马斯洛认为，人的需要是否得到满足及其满足的程度与个体的健康水平密切相关。当一个人的需要大部分被满足时，机体就能处于一种平衡状态，使个体的健康得以维持。反之，当人不能最低限度满足自己的需要时，机体就会出现失衡状态而导致疾病。护理的目的就是要帮助人们满足其未满足的需要，使失衡的机体重新处于平衡状态，从而恢复健康。由此可见，需要理论对护理实践有着重要的指导作用。

（一）护理对象未满足的需要

帮助护士识别护理对象未满足的需要，发现护理问题。

人患病时会有许多需要不能自行满足。护士的职责就是评估病人未满足的需要及其对病人造成的影响，及时确立护理问题，以制定和实施相应的护理措施帮助病人满足其需要，使机体恢复平衡和稳定。现将患病时可能出现的未满足的需要列举如下：

1. 生理需要

（1）氧气：缺氧、呼吸道阻塞。

（2）水：脱水、水肿、电解质紊乱、酸碱平衡紊乱。

（3）营养：肥胖、消瘦、各种营养缺乏、不同疾病（如糖尿病，肾脏疾病）的特殊饮食需要。

（4）体温：过高、过低、失调。

（5）排泄：便秘、腹泻、大小便失禁、胃肠手术后的调整。

（6）休息和睡眠：疲劳、睡眠型态紊乱。

（7）避免疼痛：各种急慢性疼痛。

2. 刺激的需要 急性期的病人对刺激的需要往往不很明显，到了恢复期，对刺激需要就日渐突出。如需要下地活动、了解周围环境等。故应注意环境的舒适与优美，为病人提供良好的修养环境，合理安排探视时间和适当的娱乐活动等。

3. 安全的需要 病人患病时安全感会降低，包括担心自己以后的健康状态、患病和住院造成的寂寞和无助感、害怕被人遗忘和得不到良好的治疗与护理、对各种检查和治疗的恐惧与疑虑、对医护人员的技术不信任以及担心增加经济负担等问题。具体护理内容包括：

（1）避免身体伤害：应注意消除环境中的不安全因素，防止发生意外。如地板过滑、床位过高或没有护栏，病室内噪音，院内交叉感染等均会对病人造成伤害。

（2）避免心理威胁：应做好入院指导和健康教育，讲解疾病的发生发展、治疗、护理、预后、康复和预防的知识，以减少因环境的陌生、对疾病和治疗的不了解和疑虑所造成的恐惧、焦虑和无助感等情绪反应，同时也能增加病人对医护人员的信任感，促进康复。

4. 爱与归属的需要 人在患病时，由于躯体不适和功能障碍，病人的情绪常常变得非常脆弱，因此，对爱与归属的需要显得比较明显，希望得到家属、朋友和周围人的亲切关怀、理解和支持。建立良好的护患关系、鼓励家属参与护理病人的活动和帮助病人建立与病友之间的友谊等措施有助于满足病人对爱与归属的需要。

5. 尊重的需要 如前所述，尊重的需要包括自尊和受尊重两个层面，病人患病住院后，可因不能在家庭和工作中发挥原有的作用或成为他人的负担而感到失去自身价值，造成自尊的需要不能满足。此时，病人对获得他人尊重的需要会变得非常强烈。因此，护士一方面应注意帮助病人重新建立对自身的价值感，让病人做力所能及的事；另一方面应重视和听取病人的意见，处处让病人感受到自己是受尊重和被他人所接纳的，并礼貌地称呼病人的名字，避免用床号来替代病人的姓名。

6. 自我实现的需要 由于疾病造成的生理功能障碍和心理上的反应，病人常常会存在许多未满足的低层次需要，如生理需要和安全需要等。虽然不能否认病人在患病和住院期间也会有一定自我实现的需要，但是，根据马斯洛的需要层次理论，自我实现的需要属于发展的需要，当低层次的基本需要没有满足时，低层次的需要永远处于支配地位而主宰人的行为和思想。因此，护理的功能是切实保证低层次需要的满足，使病人意识到自己还有能力和潜力，为自我实现创造条件。

（二）领悟护理对象的言行

帮助护士更好的领悟和理解护理对象的言行。

（三）预测护理对象尚未表达的需要

有利于护士预测护理对象尚未表达的需要，或可能出现的问题，以便及时采取措施加以预防。

（四）制定和实施护理计划

根据人的需要具有层次性的特点，有利于护士确定护理问题的轻、重、缓、急，以能够按其优先次序制定及实施护理计划。如生理需要不能获得满足时，可能在短时间内威胁到病人的生命，因此，越是排在"金字塔"底部的需要越重要，越需及早给予满足。同时，在护理实践中，护士必须把服务对象看作整体的人，在满足低层次需要的同时应考虑更高层次的需要，而不要把各层次需要机械地割裂开，要因人施护。

（五）用于确定满足病人需要的途径

护士可以根据病人能够自行满足其需要的程度选择采取以下三种方式来帮助人们满足需要和解决护理问题。

1. 对于完全无法自行满足基本需要的病人，护士应帮助他们满足生理和心理的需要，如帮助不能自理的病人翻身、清洁身体、喂食和排泄；通过呼吸机维持氧气的供给；不能进水者通过静脉输液维持体液平衡等。

2. 对于只能部分自行满足基本需要的病人，护士应鼓励病人自己完成力所能及的活动，帮助他们发挥最大潜能以满足需要，最终达到最佳的独立状态，如协助病人翻身等。

3. 通过宣传教育、咨询、指导等方法，减少和消除可能影响基本需要满足的障碍因素，预防潜在健康问题的发生。

第三节 成长与发展理论

成长（growth）是指身体或器官体积的增大或细胞体积的增大，而发展则是指个体通过成长、成熟和学习过程出现的功能和复杂性的增加，即能力的增长。成长发展过程是按阶段进行的，具有相对固定的顺序，是可以预测的。因此，护理人员可以根据成长发展的规律对个体进行评估，制定出各个年龄段的健康教育和预防保健指南。但是每个人的成长发展又受到个体的遗传特征、身心状况、经济状态、生活经历和社会文化等因素的影响，因而会表现出一定的变异。成长发展理论从生理、心理、智力、道德和社会等方面剖析人的成长发展规律，可以指导护士更好地确定个体在成长发展过程中出现的问题，提供与服务对象所处成长发展阶段相适应的护理和预防保健措施，促进其健康行为的形成及正常的成长与发展。护理中常用的成长发展理论包括弗洛伊德的性心理学说、艾瑞克森的心理社会发展学说和皮亚杰的认知发展理论。

一、弗洛伊德的性心理学说

（一）理论概述

弗洛伊德（Sigmaud Frend）被称为"现代心理学之父"，他通过大量的临床观察创建了性心理学说（theory of psychosexual development）和精神分析技术。弗洛伊德最杰出的贡献是他创立了"潜意识"的概念，他认为儿童早期的经历形成了日后生活中各种行为的潜意识动机。他指出，人类具有追求个体生存和种族延续的本能，称为生的本能，包括饥、渴和性的本能，这里所说的"性"不是我们平时理解的狭义的性，弗洛伊德把性界定为任何可以令人感觉愉快的身体刺激。在现代文明社会中，饥和渴的本能很容易得到满足，而性的本能由于受到社会伦理道德的影响而常常不能得到满足，不得不压抑到潜意识中，因此性本能成为影响人格的主要原因。

1. 人格结构　弗洛伊德认为，个体在经历发展的每一个阶段中，都会面临相同的基本冲突，即如何以个人及社会能接受的方式来表达个人"性"与"攻击"的本能需要，这种冲突体现了人格结构中三个组成部分之间的冲突，即本我（Id）、自我（Ego）及超我（Superego）。

（1）本我：即人格中最原始的部分，是动机和欲望的潜意识来源，也是个体追求立即满足的本能，遵循"享乐原则（pleasure principle）"。目的在于争取最大的快乐和最小的痛苦。

（2）自我：是意识部分，是人格中较具理性及策略的部分，介于本我与超我之间，是个体为了切合实际、适应社会所形成的人格部分，受"现实原则（reality principle）"所支配。在本我的冲动得到控制后，自我在应付世事时也就得到了保护，即按社会所能接受的方式，指导自己的行为。

（3）超我：是人格结构中组成良知、道德观与价值观的部分，是最高的监督和惩罚系统，依据"理想原则（ideal principle）"行事，即按照尽善尽美的原则指导自我、限制本我，以达到自我完美的高度。

人格动力（personal dynamics）是人类活动的内在动力，是本我、自我及超我相互作用的结果。弗洛伊德认为，这三者之间的互动形成个体独特的人格特质。三者如果能彼此相互调节和协调动作，就能形成健康的人格，反之，就会导致各种人格障碍。

2. 人格的发展阶段　弗洛伊德认为人格发展的阶段受性本能影响。根据弗洛伊德的理论，躯体的某些部位作为性能量的焦点而呈现出心理学上的重要性，这种性能量称为"原欲（Libido）"，又称本能冲动，它驱使人们去寻求快感。在儿童成长过程中，原欲会集中投射到身体的不同部位，刺激该部位时，儿童就会出现愉悦感而获得满足。根据原欲投射的部位，弗洛伊德将性人格发展分为五个阶段。

（1）口欲期（oral stage 0～1岁）：此期的原欲焦点是口腔与嘴唇。婴儿在吸吮、吞咽、咀嚼等过程中获得快感而得到满足。婴儿在口欲期获得的口部经验成为以后人格发展的基础。如果此期的口腔活动受到限制或未得到满足或过于满足，则会造成人格的固结现象（fixation），从而出现日后的自恋、过于乐观或悲观、吮手指、咬指甲、吸烟、酗酒，甚至吸毒等与口腔有关的不良行为等。

（2）肛欲期（anal stage 1～3岁）：此期的原欲焦点由口腔转移至肛门，此时支配儿童肛门括约肌的神经系统已经成熟到一定程度，儿童的性满足主要来自于排泄所带来的快感及自己对排泄和身体功能的自主控制。这段时期也正是父母对儿童进行大小便训练的时期，恰当的训练可使儿童养成讲卫生、遵守秩序的习惯和能够控制自己；固结则会形成自我意识缺乏、自以为是、冷酷无情，甚至顽固、吝啬、暴躁等所谓的肛门人格。

（3）性蕾期（phallic stage 3～6岁）：原欲的焦点转移到性器官，儿童开始对男女生殖器的不同感到好奇，并藉探索和玩弄的行为中得到快感。在这一时期，男孩和女孩开始经历不同的问题，男孩通过恋母情结（oedipus xcomplex）而偏爱母亲，而女孩则通过恋父情结（electra complex）而偏爱父亲。如果儿童在此期能够与同性别的父母建立性别认同感，就会发展健康的人格。固结则会造成性别认同困难或难以建立正确的道德观念。

（4）潜伏期（latent stage 6～12岁）：这一时期的儿童将对异性父母的性冲动转移到环境中的其他事物上，对其他异性和玩弄性器官也失去了兴趣，注意力主要集中于智力及身体活动上。愉快感主要来自于对外界环境的体验，是一个平静的时期，喜欢与同性别的伙伴游戏或一起活动。此期发展不顺利则会造成压迫和强迫性人格。

（5）生殖期（genital stage 12岁以上）：这个阶段开始于青春期（puberty），由于激素水平的改变和第二性征的出现，青春期少年开始对异性产生真正的兴趣，原欲又重新回到生殖器，注意力开始转向自己所喜爱的性伴侣。此时，青少年的性心理发展已趋于成熟，希望拥有成人的待遇。但是由于青春期少年的认知能力尚未发育完全，因此常常会出现判断失误，并对自己的行为和情感产生疑虑或感到担心。这一时期如果不能很好地解决冲突，就会导致严重的功能不全或病态人格。

（二）弗洛伊德的理论在护理中的应用

由于受到社会道德观念的影响，儿童本人及父母都会对儿童正常的性发展过程和性教育感到困扰和担忧，弗洛伊德的性心理发展理论可以帮助护士了解正常性心理发展的规律，以及性在形成和发展健康人格过程中的重要性，以帮助儿童及父母形成健康的性观念，确保儿童在成长发展过程中能够很好地解决冲突，形成健康的人格。

二、艾瑞克森的心理社会发展学说

（一）理论概述

艾瑞克森（Erikson）是弗洛伊德的学生，他在弗洛伊德的性心理理论的基础上创建了心理社会发展学说（theory of psythosocial development），两者的最大区别在于：① 影响人格发展的主要因素：艾瑞克森认为影响个体发展的主要因素来自于社会文化因素，而不是性心理因素。因此，个体为了适应社会的要求，必然会面临一系列的危机，艾瑞克森称之为"心理社会危机（psychosocial crisis）"。②人格形成和发展的年龄：弗洛伊德认为人格的发展到青少年期结束时已基本完成，青少年期以后不会再有重大的突破或改变。而艾瑞克森则认为人格的发展贯穿了整个生命过程，他把人类由摇篮到坟墓整个历程的心理社会发展分成八个期，即口感期、肛肌期、生殖运动期、潜伏期、青春期、成年早期、中老年期和老年期，每个时期都有特定的冲突或中心任务需要解决或完成，能否圆满的处理和解决各阶段的冲突、完成成长和发展的中心任务决定了个体能否形成健康的人格。艾瑞克森的心理社会发展过程见表3-1。

表 3 - 1			艾瑞克森的心理社会发展过程	
阶段	年龄	冲突	正性解决指标	负性解决指标
婴儿期（口感期）	出生至18个月	信任对不信任	学会相信别人	不信任、退缩或疏远别人
幼儿期（肛-肌期）	18个月至3岁	自主对羞愧	学会自控而不失自尊能与人共处	时常出现过度自我约束或依从别人的行为
学龄前期（生殖运动期）	3~5岁	自动对内疚	敢于有目的地去影响改变环境，并能评价自己的行为	缺乏自信、态度消极、怕出错，过于限制自己的活动
学龄期（潜伏期）	6~12岁	勤奋对自卑	求得创造与自我发展，并能控制自己的世界	对自己失望，并从学校的学习及同学的交往中退缩下来
青春期	12~18岁	自我认同对角色紊乱	有自我认同感及发展自身潜能的计划	角色模糊不清，难以进入角色要求
青年期（成年早期）	18~25岁	亲密对孤独	与异性建立亲密关系，对工作与家庭尽职尽则	缺乏人际交往，逃避工作或家庭中的责任
成年期（中年期）	25~65岁	繁殖对停滞	富有创造性、生活充实，关心他人	纵容自己、自私、缺乏责任心与兴趣
老年期	65岁以上	完善对失望	感到一生值得，能乐观对待死亡	失望感，鄙视他人

（二）艾瑞克森的理论在护理中的应用

艾瑞克森的心理社会发展学说有助于我们了解整个生命全过程的心理社会的发展规律，从而更好地理解不同年龄阶段服务对象的心理和行为特点。运用此理论，护士可根据冲突的积极和消极解决指标，评估病人的表现，分析在病人在相应的发展阶段中心理社会危机的解决情况，然后给予正确指导，从而更好地促进儿童的健康成长，帮助成人和老年人顺利地解决各发展阶段的矛盾冲突，以形成良好的人格和心态，同时可以指导护士针对不同服务对象制定和实施护理计划。

三、皮亚杰的认知发展理论

（一）理论概述

皮亚杰（Jean piaget）是瑞士杰出的心理学家，发生认识论的创始人。他通过对儿童长期的观察和研究，最先系统地提出了从婴儿期到青春期的认知发展规律，创立了著名的认知发展理论（theory of cognitive development）。他认为儿童的智力起源于他们的动作或行为，儿童通过与经常变化着的、要求其不断做出新反应的外部环境相互作用，不断重新构建他们的知识，提高解决问题和评判思维的能力，发展其智力。因此，他认为儿童智力的发展不是由教师和父母传授的，而是一个靠自身的活动主动发现的过程，这种主动发现的过程是通过适应（adaptation）来完成的。适应是个体应付环境的能力，包括同化（assimilation）和顺应（acclimation）两个基本类型，前者是指将事物的改变合并到个人已知的认知体系内，而后者是指改变个体目前已知的认知功能去适应新的情况。

皮亚杰认为儿童的认知发展具有严格的阶段性，因此认知发展理论又被称为阶段理论。他把智力的发展分为相互关联、相互影响的四个阶段，且每个阶段都是对前一阶段的完善，并为后一阶段打下基础。各个阶段的发育与年龄有一定的关系，但由于受到其他因素的影响，每个人的发展又有一定的变异。现将四个阶段简述如下：

1. 感觉运动期（sensorimotor period 0～2 岁） 此期思维的特点是婴幼儿通过身体的动作来感觉和认识周围世界，这是认知发展的第一阶段。其思考方式为手触为真（Hands – on），即婴儿的观点是，只有他能直接用手接触到及眼睛能够看得见的物体才是存在的，这是因为当物体不在视线范围内时，婴儿无法用符号或影像来取代此物体，因此婴儿只能局限在其所能接触感应到的经验范围之内。此期发展的最后阶段是儿童能区分自我及周围的环境，并以正错尝试方法来解决问题。能将事物具体化，对空间有一定的概念。具有简单的思考能力，知道动作与效果之间的关系，并开始协调躯体动作。皮亚杰又将此期分为六个小段，即运动反射期、初级循环反应期、二级循环反应期、二级图式协调期、三级循环反应期以及思维开始期。

2. 前运思期（preoperational period 3～7 岁） 此期儿童开始运用语言、文字、图像等符号从事思考活动，其思维方式的特点是：① 以自我为中心，即儿童在考虑问题时只是从自己的角度出发，也就是说他们不会从别人的角度去考虑问题，并且相信别人感知到的情景与自己所感知到的完全相同。② 魔力思维，即儿童相信事件之所以发生是因为愿望的关系。③泛灵论式思维，即儿童认为所有的物体都是有生命和有感觉的。④缺乏逻辑推理能力和守恒性、可逆性的概念。处于这一期的儿童通过直觉感知对事物做出判断，如有两个高度相同而直径不同的玻璃杯子，先在直径大的杯子里倒上水，然后再将这个杯子中的水倒到直径小的杯子里，这时，儿童就认为水增加了。同时儿童认为，所有的物体，一旦改变了形状就不会复原，如将球形的橡皮泥变成是正方形，儿童就认为不能再恢复成球形了。⑤不具备成人式的时间概念，他们只能以每天固定时间表中一些可预测的具体活动来了解时间。另外，处于这一时期的儿童已经开始有幻想能力，玩一些角色扮演（Let's pretend）的游戏，即所谓的象征性游戏（Symbolic play）。且观察事物时只能集中于问题的一个方面，不能对事物进行分类。此期又可分为概念前期和直觉思维期。

3. 具体运思期（concrete operational period 8～11 岁） 此期的儿童摆脱了以自我为中心的思维方式，能从他人的角度来看周围的事物；能同时考虑问题的两个方面或更多的方面，如能接受物体数目、长度、面积、体积和重量的改变；想法较具体，不再只凭直觉，看世界也较客观和实际；开始具备逻辑思维能力和事物转换能力，但还没有处理抽象事物的能力，其逻辑思维只限于具体的事物。

4. 形式运思期（formal operational period **12 岁以上**）　此期，青少年的思维迅速发展，并能运用概念的、抽象的、纯属形式逻辑的方式去推理。此阶段的青少年不仅能对具体的事物有推理及思考能力，对于一些非具体存在的事物，也有能力去思索，这就使青春期儿童能够在解决问题之前，预先制定计划，运用不同的论据来思考不同的解决方法，并推断预期的结果。在此阶段，青少年还能以社会可接受的方式与他人建立相互关系，并能理解各种抽象的原理和理想，如自由、正义、平等和博爱等。

（二）皮亚杰的理论在护理中的应用

皮亚杰的认知理论在许多方面得到证实、发展和补充，它在护理实践中的应用比较广泛。护理人员在皮亚杰理论的指导下，可以正确了解儿童的认知、思维和沟通等方式，有助于针对不同年龄阶段的儿童采用不同的语言和方法进行沟通和护理，如通过治疗性游戏、玩具、图书、画片等方法进行沟通，可以让儿童正确地表达出他们的情感和愿望，有效地向他们解释治疗和护理过程。同时，可以根据儿童在不同时期的认知和思维特点，设计出刺激和促进儿童发展的各种活动和适当、有意义的教育计划，使儿童的智力得到充分的发展。

第四节　应 激 学 说

应激是一种比较普遍的生理现象和生活事实，我们每个人都有过遇到生活压力时，如学生遇到功课和升学方面的压力，成年人遇到就业、结婚、生育子女、搬家、升职、离职、退休、更年期等方面的压力，所出现的情绪改变和身体不适等体验。长期的情绪或心理上的应激可以导致身体疾病。据估计，西方国家常见的疾病中，约 75% ~ 90% 的疾病与应激机制的激活有关。这一数据引起了人们对应激本质的普遍关注，尤其是生理学家们，开创了生理学的一个新的研究领域——应激机制的研究。

一、应激学说的有关概念

（一）应激

应激（stress）一词在生物科学、健康科学和社会科学中的应用比较广泛，但不同的学科有不同的定义。应激学说的创始人塞里（Hans Selye）把应激定义为"一种以一组特殊症候群为表现的一种机体状态，包括生物系统内产生的所有的非特异性改变"。近年来大家已普遍接纳"应激"是一种相互作用的概念，认为应激是当一个人以某种方式与内外环境中的各种有害刺激发生联系（如与之发生相互作用）时所产生的一种机体状态，即应激是机体对各种内外环境的刺激所做出的非特异性反应。从这个定义中可以看出，应激是一种反应状态而非刺激本身，刺激本身不会对人产生干扰，对人具有干扰作用的是人们对刺激所做出的评判和反应。

（二）应激源

应激源（stressors）是指任何能够使机体陷于应激状态的刺激。事实上，任何与机体原有的生理及心理状态相异的因素都可能构成应激源，例如疾病的过程是应激源，令人不愉快的人是应激源，悲伤的情绪亦是一种应激源。根据应激源的性质可分为六类：

1. 物理性因素 极端的温度变化、强力的光线、噪音、电、暴力等。

2. 化学性因素 药物、烟酒、咖啡、酸、碱等。

3. 生物性因素 细菌、病毒、寄生虫等。

4. 生理（病理）性因素 生理性因素如月经期、妊娠期、更年期、饥饿、活动等；病理性因素如发热、疼痛、缺氧、外伤和出血等。

5. 心理性因素 高兴、焦虑、恐惧、烦躁等。

6. 社会性因素 生活艰辛、搬迁、升职、丧偶等。

如前所述，应激是一种反应状态而非刺激本身，刺激本身不会对人产生干扰，对人具有干扰作用的是人们对刺激所做出的评判和反应。由于个体的差异，应激源在造成躯体、心理和社会的应激上也会因人而异。一种刺激对某人是应激性的，而对另一个人也可能不是。另外，同一个人在不同时期对同一种刺激（应激源）的评判和反应也会有差异，也就是说，一种刺激对某人在某一特定时间内是应激性的，而在以后的时间也可能不是应激性的。因此还必须考虑时间上的变异性。同时，在评估一种刺激（应激源）是否引起机体的应激和产生的应激强度时，还要考虑应激源的强度、范围、持续时间和数量。

（1）应激源的强度 例如调换科室要比下岗的刺激小得多。

（2）应激源的范围 例如身体局部不适和全身不适都是应激源，但后者的影响面较大。

（3）应激源的持续时间 应激源作用的时间越长，对人体的影响越大。

（4）应激源的数量 多个应激源的联合作用往往强于单个应激源的作用，因而对机体的影响较大。

（三）应激反应

应激反应（stress response）是指机体在应激源的作用下引起的心理 – 神经 – 内分泌调节机制和心理 – 神经 – 免疫调节机制的激活和作用过程。当物理的、化学的、生物的、生理的和心理社会的应激源作用于机体时，就能激发机体的应激反应。机体的应激反应可以导致生理和心理两方面的改变。

1. 生理改变 机体在应激时可出现心率加快、血压升高、需氧量增加、免疫力降低、体重下降、疲乏、倦怠、疼痛、失眠、胃肠功能紊乱等。

2. 心理改变 个体可以表现为焦虑、抑郁、否认、怀疑、退缩或进攻等。

（四）一般适应综合征

塞里在进行应激研究时发现机体在应激源的作用下发生一系列的生理反应，包括：①肾上腺皮质的增大。②胸腺和其他淋巴样结构的萎缩。③胃和十二指肠黏膜出血性溃疡的形成。他还发现这些表现与应激源的种类无关，是机体对有害性刺激的一种非特异性的反应。因此，塞里把它命名为一般适应综合征（general adaptation syndrome，GAS），由于这种反应是一种全身性反应，有时又翻译成全身适应综合征。

（五）内环境稳定

内环境稳定（homeostasis）的概念首先是由美国著名生理学家坎农（Walter B. Cannon）提出的，他将内环境稳定定义为机体为使自身维持相对恒定的构成成分而采取的所有过程的总和。然而，进一步的研究发现内环境稳定并不是一种"恒定的构成成分（constant composition）"，而是一种动态平衡状态，因此目前认为内环境稳定是指机体为了适应内外环境的改变而进行的自我调整以维持动态平衡。内环境的稳定包括生理稳定和心理稳定两个方面，两者相互作用，互相影响。机体通过神经内分泌系统的调节来保持生理的稳定状态，而心理的稳定状态则通过各种心理应对过程和心理防卫机制来维持。

（六）应对

应对（coping）是个体处理心理性应激损耗的过程，是对心理社会性应激源（即精神的和情绪的）的一种适应性反应。所谓心理性应激是指真实的或想像的威胁、思想或情感在体内引起的应激反应状态。应用适应性应对策略在个体经历心理性应激时具有重要的意义，积极有效的应对策略可以减轻应激反应对机体造成的生理心理损害，减轻心理上的焦虑及紧张不安等感觉。反之，消极无效的应对方式可能会加重应激反应对健康的影响，使患病的危险性增加。

二、应激学说的基本内容

（一）坎农的"战斗或逃跑反应"学说

应激研究是在生理的整体性研究基础上发展起来的。美国杰出生理学家坎农（Walter B. Cannon）首先对机体的紧急反应（emergency reaction）进行了研究，提出了当人遇到威胁时，不管是躯体的或精神的，为了保护机体和保证生存，必须做出"战斗或逃跑（fight or flight）反应"的观点。"战斗或逃跑反应"主要是神经和内分泌系统激活的结果，导致呼吸和心率的加快、血压增高和肌肉活动性的增高，这些都有利于机体在察觉到威胁或危险（有应激源的存在）时，或拼命抗争或逃之夭夭。

（二）塞里的应激学说

塞里（Hans Selye）被誉为应激之父，他继承和发展了坎农的研究，于1946年创立了著名的一般适应综合征学说，从生理的角度来描述应激，注重应激造成的生理紊乱和疾病方面，为应激领域的研究奠定了基础。在塞里后期的研究中，也开始从身心两个方面对整体生理学进行了探讨，提出了心理因素（即精神和情绪因素）在调节垂体－肾上腺皮质轴上起着重要的作用，同时也会影响到内分泌系统和免疫系统的功能。但塞里对应激研究的重大贡献还是他的一般适应综合征，他把一般适应综合征的发展分成三期：警戒期、抵抗期和衰竭期。

1. 警戒期（alarm state）　在警戒期，机体在应激源的刺激下，出现一系列以交感神经兴奋为主的改变，表现为血糖和血压升高、心跳加快、肌肉紧张度增加。这时，机体做好"战斗或逃跑"的准备。这种复杂的生理反应的目的就是动用机体足够的能量来抵抗应激源。

2. 抵抗期（stage of resistance）　又称为适应期（stage of adaptation），若应激源持续存在，机体进入抵抗期。在此期，机体的警戒反应已明显减少，肾上腺皮质激素、去甲肾上腺素和肾上腺素的大量释放，使机体的抵抗力处于高于正常水平的状态，与应激源形成对峙。对峙的结果有两种：一是机体成功抵御了应激，内环境重建稳定；二是应激继续存在，进入衰竭期。

3. 衰竭期（stage of exhaustion）　在衰竭期，由于应激源过强或侵袭身体的时间过长，使机体的适应性资源全部耗尽，导致适应失败。机体适应不良可以引起免疫反应的损害、机体抵抗力下降、心肾功能衰竭甚至死亡。

（三）霍尔摩斯和拉赫的生活变化模型

霍尔摩斯（Holmes）和拉赫（Rahe）着重对生活变化与疾病的关系进行了研究，他们发现机体在适应生活中的各种变化时需要生理和心理双方的共同参与，并且需要消耗大量的能量以维持稳定状态。若个体在短期内经受较多的生活变化或剧烈的生活变化，就会因过度消耗而增加疾病的易患性。

1967 年，霍尔摩斯和拉赫根据对 5000 多人的调查结果，将人类的主要生活改变归纳为 43 项生活事件，并用生活变化单位的大小来表示每一生活事件对人们影响的严重程度。经过反复提炼、总结和验证，建立了社会再适应评分量表，后改为生活变化量表（见表 3 - 2），用以评估近期经历的生活变化引起的应激水平。生活改变的积分与患病机会之间成正比关系，生活改变积分越高，应激越大，越容易在近期内患病。一般总分在 1~149 分的个体基本没有较大的生活改变；150~199 分为轻度生活改变，处于低度应激状态，有 33% 的患病机会；200~299 分为中度的生活改变，处于中度应激状态，有 50% 的患病机会；300 分以上为有重大生活变化，机体处于高度应激状态，此时患病的机会达 80%。

表 3 - 2　　　　　　　　　　　　　　　　　**社会再适应评分表**

序号	生活事件	生活改变单位
1	丧偶	100
2	离婚	73
3	夫妻分居	65
4	入狱	63
5	丧失亲人	63
6	受伤或疾病	53
7	结婚	50

序号	生活事件	生活改变单位
8	被解雇	47
9	复婚	45
10	退休	45
11	家人健康状况改变	44
12	怀孕	40
13	性生活问题	39
14	增加家庭新成员	39
15	调换工作岗位	39
16	经济情况的改变	38
17	好友死去	37
18	工作性质改变	38
19	夫妻争吵次数改变	35
20	借贷一万元以上	31
21	丧失抵押品的赎取权	30
22	职务的改变	29
23	成年子女离家	29
24	姻亲间不愉快	29
25	个人有特殊成就	28
26	妻子开始工作或离职	26
27	开始或终止学业	26
28	生活条件的变化	25
29	个人习惯改变	24
30	与上司矛盾	23
31	工作时间及条件改变	20
32	搬家	20
33	转学	20
34	改变娱乐方式	19
35	宗教活动改变	19
36	社交活动改变	18
37	借贷一万元以下	17
38	睡眠习惯改变	16
39	家人团聚次数改变	15
40	饮食次数改变	15
41	休假	13
42	庆祝节日	12
43	轻度的违法事件	11

三、应激、应对和疾病的关系

(一) 应激反应

如前所述，当应激源刺激机体时，就会激活机体的生理、心理应激机制来对抗和控制应激源的刺激，减轻应激反应对机体造成的生理心理损害。人们对重大的生理性应激源（如大面积烧伤）的刺激所引起的应激反应常常是可以预测的，但是人们对一个严重的心理性应激源所引起的应激反应却存在着很大的个体差异性，有的人可以成功地应对心理性应激源的刺激，使应激反应造成的生理损害限制在很小的范围内，从而使机体免于发生疾病。但有的人却不能有效地应对心理性应激源的刺激而导致严重的应激反应，出现应激的适应不良，引起应激性疾病。

对应激的适应不良，不管是急性的还是慢性的，对很多疾病产生都具有决定性作用。许多疾病的发病，如高血压病、动脉粥样硬化性心脏病和心肌梗死、某些神经精神疾病、胃肠疾病和内分泌疾病都与应激适应不良有关。因此，人们对应激与疾病之间的联系机制——应对与适应反应进行了深入的研究。

(二) 应对与适应反应

当个体经历心理性应激时，就会调动内源性和外源性资源来对抗和控制应激源的影响。应对（coping）是指个体在感受到应激源对自己的心理平衡产生威胁时有意识地的采取恢复这种平衡状态的所有想法和行为，是个体对心理社会性应激源（即精神的和情绪的）的一种有意识的适应性反应。又称为自主性适应行为。

1. 应对方式　一个人在不同情况下反复运用相似的应对手段，则构成了其个人特有的应对方式，或称应对风格。常用的应对方式包括针对问题的应对（problem – focused coping）和针对情绪的应对（emotional – focused coping）。针对问题的应对行为是针对所面临的问题、挑战或困境所采取的行为，包括收集更多的信息、确定各种解决问题的方法、让别人来解决这一问题、与有同样问题的人一起来讨论这个问题或有意识地决定不做任何事情等。针对情绪的应对行为是以缓解情绪为目标的，如采用放松技术、改变对问题的思考方式、忽视目前的境遇、使用精神活性物质或食物，如使劲抽烟、大量饮酒、吸毒或大吃一顿。因此，应对行为对个体而言，有时是建设性的，有时是毁坏性的。

2. 影响有效应对的因素　许多因素会影响应对的效果，除了个体的年龄、性别、遗传因素、经济状况和目前的健康状况外，还包括以下因素：

(1) 应激性生活事件数量、影响强度和持续时间。

(2) 个体对应激事件的感受：有的人对应激源引起的烦恼、痛苦体验感受不强，能够淡然处之，而有的人感受要强烈一些。

(3) 个人的适应能力：如果一个人具有丰富的知识和技能，他就会有很强的适应能力，面对困难时容易找到解决的方法。

(4) 个性特征：外向、开朗、坚强的人能很快适应各种应激源，反之亦然。

（5）应对应激的经验：如果以前经历过类似的应激源，有了应对经验，再次遇到时，就相对容易应付。

（6）个人的支持系统：社会及家庭的支持系统可以为病人提供物质和精神上的帮助，以减少病人对应激的感知，提高病人的应对能力。如果失去支持系统的帮助，人会受到更大的应激冲击。

（三）防卫机制

防卫机制是指一个人在无意识状态下采用非直接针对问题的方式来抵抗和适应应激源、保持并促进人们的自尊和自我概念的一些心理过程和行为，因此，防卫机制是针对情绪的。一个人在一生中不断地建立各种自我防卫机制，常用的自我防卫机制包括：

1. 合理化（rationalization）　强调合乎自己需要的理由来维持自尊和避免内疚。如常说的"吃不到葡萄说葡萄酸"；又如护士没取得病人的合作，往往把原因归结为病人太麻烦。

2. 否认（denial）　指拒绝承认会对自身造成伤害的事实，如突然获知亲人出了车祸，人们的第一个反应通常都是"这不可能，肯定是弄错了"。人们借助否认这一防卫机制来缓解突如其来的应激对自身的打击。

3. 转移（displacement）　将情感或行为由一个对象转移到另一个可以接受的替代对象身上。如下属不敢对上司发火，而把不良情绪发泄到爱人身上。"指桑骂槐"即有此意。

4. 退化（regression）　指一个人的行为回到以前的发展阶段，以回避目前的状况。如儿童在生病住院后往往会出现退化现象，已经学会的自理活动（如穿衣服）在住院后往往需要他人帮忙，或已经能够控制大小便的儿童在住院后会出现尿床等。

5. 反向行为　对一些不敢正视的动机或行为加以否认，并从相反的方向去表现。如病人害怕静脉穿刺，护士安慰他时，他却说"我这人天生不怕疼!"

6. 补偿（compensation）　个体用成功或出众的方面来弥补有缺陷的方面。如护士用高超的技术弥补相貌的平淡。

四、应激学说在护理实践中的应用

（一）帮助护士明确应激、健康及疾病的关系

应激对健康的影响是双向的，适当的应激有助于健康，过大过久的应激有害于健康，是疾病的诱因或原因之一，可以引起生理、心理疾患。

（二）帮助护士识别病人的应激，进而消除或减弱应激的作用

1. 病人的应激反应　病人面临应激（生理的和心理社会的）时，除了疾病本身的临床表现外，在生理方面还会出现呼吸困难，心率加快，手心冰凉，胃部有紧张不适感，紧张性头痛，失眠等一系列的生理变化；心理方面会表现为情绪不稳定，焦虑，健忘，不关心周围的事物等。

2. 病人常面临的应激源　包括不熟悉的医院环境、医源性限制、与家人分离、经济问

题、社交受限、缺乏相关的信息、疾病的严重程度及对个人的影响、诊断治疗及护理所造成的相关问题等。

3．消除或减弱应激的方法　为病人创造良好的治疗环境；满足病人的各种需要；提供相关的医疗知识和技能；争取支持系统的合作；教授病人应对应激的方法。

（三）帮助护士认识自身的应激，并减轻工作中的压力

护理是卫生行业中压力最大的职业之一。不良的工作环境、紧张的工作性质、超负荷的工作量、复杂的人际关系等因素均会给护士带来巨大的压力。为了减轻应激反应，护理人员需要努力获得各支持系统的支持，树立正确的价值观和职业观，掌握丰富的知识和技能。同时还要学会各种调节方法，以缓解或消除自身应激反应，全身心地投入护理工作，提高护理质量。

【思考题】

1．举例说明系统的开放性和目的性。

2．用系统论的观点解释整体护理思想，你如何为病人实施整体护理？

3．根据需要理论，你应该从哪几个方面评估病人的健康问题？

4．如何根据需要理论排列护理问题的优先顺序？

5．护士采取何种方式满足护理对象的需要？

6．如何应用认知发展学说与儿童进行沟通？

7．结合自己发展阶段特点，谈谈如何解决心理社会危机？

8．影响应激与适应的因素有哪些？

9．在评估病人的应激反应时应从哪几个方面去评估？

第四章

护 理 理 念

第一节　概　述

一、理念的概念及意义

Philosophy 一词起源于希腊文的"philia（爱）"和"sophia（智慧）"，意即"爱智慧"之意，从字面上可解释为寻找真理，原译为哲学。在汉语中，"哲"是智慧、知识和贤明的意思，故哲学乃智慧之学。但在教育学等应用领域，则被译作理念或哲理，如教育理念、管理理念、服务理念等。所谓理念或哲理，是指人们对外部世界所持有的一种价值观与信念。所谓价值观是指人们对事物的好与坏、对与错、行与不行的观点、态度和准则。而信念则是人们对某种事物或思想的极度尊崇和信服，并将其作为自己的精神寄托和行为准则。简而言之，理念就是人们对人、对事、对物的本质和价值的观点、态度和准则。理念为人们进行判断和决策提供了准则，决定着一个人对现实的取向和选择，常常是一个人行动的原始动力。如相信"命运安排"与"命运要靠自己把握"的人在处事方面就会有截然不同的表现。

每个人都有一套自己的价值观和信念系统，并将其融入于日常生活中。一个人的价值观和信念不是与生俱来的，而是在长期的社会生活中，通过与他人的交往，与周围环境的相互作用，不断地习得、又不断地受到影响而逐渐形成。理念以观念的形式存在于我们的头脑里，指引着我们的思想和行为，并表现于我们的一言一行中。对理念的研究与追求，不论是对个人，还是对社会都具有非常重要的意义。

二、护理理念及其意义

任何行业和专业都有其特有的理念，以指引和规范从业人员的思想和行为，成为其不断发展和完善的原动力，护理专业也不例外。护理理念是有关护理工作的价值观和专业信念。对护理理念的探讨与专业知识的发展同样重要，它可以使我们更清楚地认识护理专业特有的本质和目的，进而思考自己的护理理念，为今后选择最适宜的护理行为和态度提供依据。对有关护理本质、护理专业的科学基础及护理的价值体系等问题的思考将有助于护理理念的形成。而每个护理人员的护理理念又深受其个人经历和所受的专业教育等因素的影响。

护理理念作为护理人员的一个信念系统（belief system），强烈地决定着护理人员在护理情境下的思考方式，进而成为影响其行为抉择的重要因素。换言之，护理理念反映了护理人员对护理专业的认识和态度，并影响其护理行为、对护理对象的态度以及与护理对象的互动关系，进而影响护理服务的质量。例如，若护士认为生理上的疾病会影响到心理健康，就会在护理过程中注意观察病人的心理情绪反应，并给予相应的护理。若护士相信每个人都应参与到与自己的诊疗及护理活动中，对自己的健康负责，就向病人传授必要的知识和提供相应的机会。

三、护理理念的演进

护理理念的形成和发展与护理的发展有着密切的关系，亦深受时代变迁以及政治、社会文化的影响。事实上，护理理念发展的每个阶段，也反映了当时社会的价值观及信念。护理学者贝维斯（Bevis，1982）认为护理理念的发展可分为逐渐演进的 4 个阶段，即苦行僧主义阶段、浪漫主义阶段、实用主义阶段及具人文色彩的存在主义阶段。它们各自在不同的时代产生过显著的影响，直至今天仍影响着人们对护理专业的看法。

（一）苦行僧主义阶段

苦行僧主义（Asceticism）是 1850～1920 年左右的护理专业的理念主流，由理想主义和柏拉图式的信念所衍生，并深受基督教的影响。它认为每个物体包括人都有一个更高更美的存在境界，精神上的升华才是人一生中最重要的也是最有意义的、最崇高的目标。它否定金钱报酬和物质享受，视苦难为上帝赋予的任务，过着"自我否定"的生活，就像基督教徒为了拯救世人，愿意牺牲自我生命、安全与舒适的享受，只求达到宗教上的理想境界，获得内心的和谐，并相信后世也将得到崇高的报偿。

当时的护理人员受到这种思想的影响，认为照顾病人的工作是需要自我否定的，不该为自己谋福利、争权益的，而是应该自我牺牲，全心全意投入工作，很多人远离了家庭和幸福，为了提升其个人在这个世界上生活的意义而抱着独身主义，每周只有半天的休息时间，甚至工作起来不休不眠，对病人是完全的奉献和自我牺牲。南丁格尔女士正是生长在这个时代，在她的传记中可以看到，她"听到了上帝的召唤，要做有益于人类的事"，为了投身护理事业，她最终放弃了婚姻。在南丁格尔誓言中亦可见这种理念的写照，"余谨以至诚，在上帝和公众面前宣誓：终身纯洁，忠贞职守……"护理人员将"燃烧自己，照亮别人"视为天职。

这种受宗教影响的护理理念所造成的结果是，医生和卫生机构，甚至病人，都认为护理人员不该为自己争取足够的薪水、福利及要求改善工作环境，因为这些都不在苦行僧主义的价值体系内。因此，护理人员做了很多非专业性，甚至是打杂的工作，工作繁琐却未能获得合理的待遇。

（二）浪漫主义阶段

浪漫主义（Romanticism）是由现实主义发展而来的，大约始于 18 世纪末（1890 年）。苦行僧主义自我否定的理念，违反了人性追求幸福、快乐的本质。随着文艺复兴对社会的影响和冲击，兴起了崇尚自由、追求美好人生的风气。浪漫主义色彩通过艺术、文学、音乐、建筑等渗透到人们的生活之中。护理人员受浪漫主义思潮的影响，开始追求一种新的，但能符合社会期望的护理理念。

在浪漫主义理念影响下，护理人员的形象被美化了，护理人员从事护理工作的动机和意义，由原来的苦行僧主义的追求个人生活意义的升华转变为效忠医生，效忠培养她们的母校。护理是一种需要依赖，听命权威、具有女性特质的行业，护理人员是医生的助手，她不应该有独立性、自主性、果断性，更不可能有创造性。

这种理念在护理课程设置上的表现，即为完全采用医学模式，如内科学、外科学以及按照住院病人的类别来教学。20世纪仍然有些课程受到浪漫主义的影响，就像是在培养小医生一样，而没有意识到其中的一些工作是否适合护理功能。所有这些因素都使得护理人员对自己的专业丧失了认同感，也阻碍了护理专业化的发展进程。

（三）实用主义阶段

所谓实用主义（Pragmatism），是关心行动、观念和理论是否能经过实际应用而获得效果，其价值判断是以实际应用及应用后的结果为指标。

由于实用主义的影响以及第二次世界大战所造成的护士严重短缺，大批伤员需要救治等，使护理人员在处理问题时变得非常实际。她们开始意识到，不能再完全依赖医生，必须自己承担起责任来，因此，实用主义成为护理理念的主流。为了应付大量增加的伤员和护理人员的短缺，护理人员从实用主义的理念出发，创立了"功能制护理"和"小组护理"的工作模式，强调的是工作的分派和效率，着眼点在疾病，而不是病人这个"人"，更不是他的家庭，病人变成了一个个病床号。人员方面，因为缺乏足够的受过正规专业教育的护士，只好利用短期课程或非正式的在职训练把非护理人员培训成辅助护士，在正式护理人员的指导下作一些简单的照顾病人的工作。

为了更有效地开展工作，医院开始根据疾病诊断来分科收治病人。护理人员也被组织成不同的团体，以专门配合各科医生的需要。护理强调的是疾病的护理，而不是病人及家属的整体需要。

随着社会的进步、科学的发展，人们逐渐认识到人不仅具有生物学属性，同时还具有心理学及社会学属性。医学模式也逐渐由生物医学模式向生物－心理－社会模式转变。护理界也逐渐开始考虑到整体的理念，护理模式由"以疾病为中心的护理"逐渐转向"以病人为中心的护理"以及"以健康为中心的护理"；护理对象由病人扩展为健康人，由个体扩展为群体，乃至整个社会；护理场所由医院扩展到社区。实用主义的护理价值观开始转向具有人文主义的整体护理价值观。

（四）具人文色彩的存在主义阶段

存在主义（existentialism）的思潮由丹麦哲学家齐克果（Soren Kierkegaard）提出，第二次世界大战后在美国开始风行。

存在主义是一种整体性的哲学，强调人是一个完整的个体，不能由他的各个部分来代表，即人是一个身体的、心理的、社会的综合体，不能仅仅以他的生理层面或其他单一层面来看待，而是要综合所有的层面来考虑；并且每个人都有其独特性，有思想，有自由选择的能力，如果他做了选择，他必须对自己负责，对其行为结果负责。

人文主义起源于中世纪的希腊及拉丁文化，特别强调人的重要性，并关心人的理想、人的生存和人的生活品质，其价值体系的特征表现为将对人的照顾列为最优先及最重要的考虑。

具有人文色彩的存在主义（humanistic existentialism）成为护理界的理念后，"人"成为所有护理活动的中心。护理开始强调人的完整性和自主性以及对病人权益的尊重，护理人员认为每个病人都应该有适合个人的护理方案、治疗方法和保健的指导；此外，护理人员也是一个独立的个体，也应该有其自主性，除了执行医嘱外，应有能力自行思考、判断，然后选择最有利于病人的护理措施，从而积极发展护理本身的专业知识，发挥护理的独特功能。这期间，60年代出现护理理论并不断发展，70年代提出护理诊断，并逐渐地成熟和完善。护理人员也为改善自身的工作环境和工作待遇以及社会地位，做出了不懈的努力。

四、我国的护理理念

我国有悠久的历史文化，也有许多各具特色的哲学思想，尤其儒家和道家的思想，长期以来对中国人的思想、价值观和生活方式都有着深远的影响，医学也不例外。我国传统医学在几千年的发展进程中，一直保持着医、药、护不分的状态，没有形成独立的护理专业体系。在医药史书上，很少有关于护理的记载，但从中医所强调的"三分治、七分养"等理念中足见对护理的重视。

中医以朴素的唯物主义观点看待人体和疾病，把人的健康与内在的心理状态和外在的生活环境紧密结合起来，在阴阳、五行、四诊、八纲、辨证施治等理论的指导下实施诊疗措施。中医理论认为人是由脏腑、经络等组织器官组成的有机整体，人体与外界环境之间以及人体的脏腑之间都存在着阴阳两个方面，彼此既对立又统一，而且是处于相互制约，相互作用，相互转化的不断运动变化之中。健康就是人体内部以及人体与宇宙大气间的阴阳平衡和调和状态。若这种平衡受到破坏，阴阳失调，人体就会发生疾病。在临床实践中，则强调辨证施治（护），运用"望、闻、问、切"等方法获取信息，通过辨证，确立所存在的问题，然后因地、因时、因人地给予个性化的调护。此外，中医也非常强调"预防"的重要，提倡"不治已病治未病"，亦有"上功救其萌芽"之说等。中医的这些理论和观点与西医学观点是一致的。因此，深入研究和探讨中医理论对指导我国护理实践具有非常重要的意义。

由于受到儒、道、佛家思想的影响，中医理论中的一些概念比较抽象和不易理解。随着国际间交流的频繁和深入，吸引了更多的学者对中医理论产生浓厚兴趣，相关的研究也在不断地深入和扩展。如何将传统的中医理论与现代医学紧密结合，运用科学的方法加以研究论证和发展完善，正成为当今的研究热点。

19世纪中叶，随着西方医学的传入，我国进入了近代护理学的形成和发展阶段。因此，当时我国的护理理念中不免承袭了西方的护理理念。抗日战争和解放战争时期，受战争的影响，更多的人们怀着对民族解放事业的热忱，以大无畏的献身精神参与到战争前线以及后方的医疗、预防和护理工作之中，救死扶伤是他们唯一的追求和目标。解放后，随着新中国的成立，护理成为我国卫生保健体系的重要组成部分。"不计辛劳得失、救死扶伤、为他人的健康不惜牺牲一切"正是当时白衣天使的真实写照。护理的服务对象主要限于病人，护理人员作为医生的助手，所关注的是疾病的护理，工作分配方式采用的是功能制。自改革开放以来，随着国际间交流的频繁，医学科技的迅速发展，人们对护理有了更深的认识和更高的要求，停办多年的高等护理教育得以恢复，促进了我国护理学者对护理的本质、目标、社会地位和社会价值等问题进行理论上的探讨，特别是在研究和借鉴西方护理理念等方面取得了很大的进步。护理的服务对象、工作范围等不断扩大，护理模式逐渐由过去的"以疾病为中心"转向"以病人为中心"、"以健康为中心"。我国的护理逐渐由一种职业发展成为一门具有独立的学科体系的专业，在我国的卫生体系中正扮演着越来越重要的角色。尽管如此，我国的护理与发达国家相比还存在许多差距。对有关护理的本质、价值等问题的研究和探讨，对形成和发展符合我国社会发展需要和文化背景的护理理念是非常必要的。而如何将我国的哲学思想和中医理论发扬光大，使之溶入到我们的护理理念，指导我们的护理实践，促进我国护理事业的发展，更是我国护理人士需要不断探索的课题。

五、护理理念的要素

护理理念是有关护理工作的价值观和信念，它回答的是护理的本质和价值以及实现护理目标的途径和方式（包括护理对象、护理的工作范围和工作模式）等问题。尽管不同的人对护理的理解各不相同，但对于"预防疾病，恢复和增进人类健康"这一护理的最终目标是普遍认同的。而任何一个个体都不是孤立存在的，一个人的健康也必然与其所生存的环境发生着密切的联系。换言之，护理的对象是人，护理的目标是保持和增进人的健康，而环境则是与人的健康密切相关的因素。因此，人、环境、健康及护理构成了护理理念的 4 个基本要素，并因而成为护理学的 4 个基本概念。对这 4 个概念的不同理解和解释则形成了不同的护理理念。每位护理人员都要通过对这 4 种概念的认识和理解来形成和发展自己的护理理念。

理念是指导人的行为的内在因素，每个人、每个团体或机构都有自己独特的理念来指导和规范各自的行为和决策。而理念的形成与发展不是与生俱来的，而是后天习得的。因此，学习和了解不同护理理论家和学者的不同观点和经验对形成和发展我们自己的护理理念具有非常重要的意义。

第二节　护理学的基本概念

人、健康、环境和护理是护理理念的主要要素，也是公认的影响和决定护理实践的 4 个最基本概念，对这 4 个概念的研究和描述，构成了护理学的基本要素和总体理论框架，每位护理理论家在阐述其理论时，都要首先对这些概念进行描述，以使他人了解其基本理论思想。护士如何认识和理解这些概念，直接影响了其护理理念的形成，并在其护理实践中得以直接的体现。

一、人

人，作为护理服务的对象，自然成为护理专业中最为关注的因素。对人的认识和理解无疑将决定护理工作的任务和性质。古今中外的学者对人各有不同的认识和看法，随着人们的不断整理和研究，对人的认识也逐渐深入。目前已被护理界普遍认同和接受的是人具有以下特征：

（一）人是统一的整体

人不仅仅是生物意义上的人，而且是一个具有心理和社会属性的人，是有情绪和情感，有独特的家庭和社会背景，有不同的习惯、信仰和价值观。人是由生理、心理和社会等多种要素组成的有机整体，各要素间既有自己独特的结构与功能，又相互联系、相互依赖、相互作用而形成完整和独特的人。其中任何一个组成部分不适或失调都会影响到其他部分以至整体的功能状态。而各部分功能的正常运转又会极大地促进其整体功能的最大发挥，从而使人获得最佳的健康状态。

护理人员必须具有这种人的整体观，在护理实践中做到：①不能仅注重疾病的护理，还要注意疾病对其心理、社会功能的影响；②不仅要关注人的生理状况的变化，还要关注其心理和社会状况对生理功能及健康状况的影响。

（二）人是开放的系统

人不是孤立存在的，而是生态系统中的一个次系统，与周围环境不断进行着物质、能量和信息的交换。其基本目标是维持机体内环境的稳定和平衡，以适应外环境的不断变化。人既受环境的影响又可以影响环境。护理实践中应重视环境对病人的影响，努力改善环境条件，提高个体对环境的适应性。

（三）人具有不同层次的需要

为了成长与发展，维持生命和健康，任何人都有一些基本的需要必须得以满足，如生理上对食物、水、空气、排泄、避免有害刺激等需要，心理上对友谊、自尊、自我实现和求知等需要。其中生理上的需要是维持生命最基本的需要，而对友谊、自尊、自我实现等心理需要则属于较高层次的需要。当生理需要得以满足后，就会产生更高层次的需要。若一个人的需要不能得到满足，就会产生焦虑和痛苦，影响其生理和心理的健康，甚至威胁生命。

（四）人的生命是一个逐渐演进的过程

人从胚胎、生长、成熟、衰老直至死亡，是一个连续不断、逐渐演进的生命运动过程，如组织、器官功能的成熟、精神运动技能的增强、行为的改变等。在整个生命过程的每个发展阶段，都有不同的发展特点和任务，并且有不同的需要。如果不能适时给予则会阻碍其正常的成长发展过程，进而影响其今后的健康状况。一个人的成长发展过程实际上可以说是一个不断需要、不断得到满足的过程。因此，在提供护理服务时，应该根据人的不同年龄和发展特点，运用不同的方法，满足其不同的需要。

（五）人具有主观能动性，对自己的健康负有责任

每个人都具有追求和保持健康的主观能动性，并具有不同程度的自我护理能力。因此，人不是被动地等待治疗和护理，而是主动寻找有关健康的信息，积极参与到维护健康的过程中。护理人员应充分调动人的主观能动性，加强健康教育，鼓励患者参与自身护理活动，增强其自我护理的能力。

随着护理学科的发展，护理的服务范围和服务内容也在不断扩大。护理的服务对象不仅是病人，还包括健康的人；不仅是个人，还包括家庭、社区，乃至整个社会。每个个体都来自一定的社会群体，必然受到所属群体的影响；而每个社会群体又是由相互关联、相互影响的不同个体组成的。护理人员应将对个体人的认识扩展为对群体人的认识，以实现护理的最终目标——维持和促进人类的健康。

二、健康

国际护士协会（International Council of Nurses，ICN）的护理规范中指出，护理人员的基本职责是：促进健康、预防疾病、恢复健康和减轻痛苦。可见维护人群的健康是护理人员的首要职责。而对健康和疾病的认识将直接影响护理人员的护理决策和行为。

（一）健康的概念

虽然我们对健康（health）一词都很熟悉，但要给它一个明确的定义并非易事。不同的时代、不同的社会文化背景以及不同的个体对健康的理解和界定都会不尽相同。换言之，健康是一个复杂的、不断变化和发展的概念，人们对健康的理解受个人的年龄、教育程度、生理状况、自我照顾能力、社会阶层、风俗文化、价值观和科技发展等多种因素的影响。

中世纪时代，医学与宗教不分，认为健康是一种与鬼神和平共处的状态。我国春秋战国时期开始以阴阳五行学说来解释健康，认为健康就是人与自然间及人体内阴阳五行调和的结果。如果阴阳不调和或五行失序，人便会生病。该理论一直体现在中医的诊疗体系中，影响许多中国人的健康观念。早期西方的体液说，认为世界由火、空气、水和土四种元素组成，而人的体内则由黄胆汁、血液、痰和黑胆汁四种体液组成。如果这四种体液处于平衡状态即为健康，反之则有疾病或苦痛。西方早期这种平衡观念与我国的阴阳调和理论有着相似之处。文艺复兴后又兴起了机械论，认为人体就像一部按数学定律运作的机械，健康就是机械功能状态良好。

早期对健康的定义只着重在身体层面，如1910年大英百科全书对健康的定义是："生理健全、美好的状态，在这种状态下，各器官有效地执行它的功能。"

随着医学的发展，特别是医学模式的转变，人们对健康有了更进一步的认识，虽然对健康仍有多种不同的看法和解释，但关于健康应该是生理、心理和社会多层面的良好状态的理念则得到当今学术界的普遍认同。目前向公众所极力倡导的"三维健康"就是这种理念的具体体现。目前有关健康的定义中，最具权威也最常被引用的是世界卫生组织（WHO）于

1946 年提出的"健康不仅仅是没有疾病和身体缺陷，还要有完整的生理、心理状态和良好的社会适应能力"。此定义将健康的领域扩展到生理、心理及社会三个层面，并标示出理想的健康状况不仅仅是免于疾病的困扰，更要能充满活力，与他人维持良好的社会互动，使个体能处于完全健全及美好的状态。这是一个极为崇高的目标，虽然有些抽象及不易达到，但是它所显示的理念却是非常具有意义与价值的。此外，1973 年勒纳（Lerner）提出健康至少必须考虑四个部分："生物、社会、道德与情感。"他强调指出："健康的意义已经超出了单纯的生物医学的现象，它涉及到一个生活在社会环境里，必须履行其社会角色的社会人。此外，还要考虑到这个社会人同时也是一个道德人。"

护理学家也提出了种种有关健康的定义，例如：

南丁格尔（Nightingale）提出：健康是生命毫无阻碍地运用其所拥有的每一种能力的状况，而且没有任何疾病。

罗杰斯（Rogers）提出：健康是一种人与环境的能量互换的动态过程，这种能量能相互提升，并表现出生命的所有潜力。该观点强调人要不断地与环境保持互动，人与环境保持协调即表现为健康。

罗伊（Roy）提出：健康被形容为适应，强调健康是自己的责任，健康就是一个人能够达到完整和全面的状态和过程，而人的完整性则表现为有能力达到生存、成长、繁衍和主宰的目的。

金（King）提出：健康是人类动态的生活经历，包括充分利用各种资源持续地与内外环境中的应激原进行调整，以最好地发挥潜能。

奥瑞姆（Orem）提出：健康是一个完整的状态或一个人的整合。强调身体、生理、人与人之间及社会各层面的健康，一个人没有能力照顾自己或依赖他人，就是自我照顾缺失。

以上观点，从不同角度、不同层次大大丰富了健康的概念，表达了人类对健康更高水平的追求，体现了现代健康观的崭新特征：①对健康的解释从过去局限于生物学范围，扩大到生物、心理、社会诸多方面，将人作为整体看待，改变了医学和护理学的着眼点，给护理学理论和实践的发展带来了深远的影响。②把健康看作是动态的变化过程，健康可以有不同的水平。③从关注个人健康扩大到重视群体健康。④把健康放在人类社会生存的广阔背景中，健康不仅是医务工作者的目标，而且也是国家和社会的目标。

（二）疾病的概念

疾病（disease）与健康是一组对应的概念。人们对于疾病的认识如同对健康的认识一样，也经历了一个漫长和不断发展的过程，而且这种认识也会因社会文化的变迁、个人所处的时空及身心状况等因素的影响而不同。

此外，不同的领域如生理学、流行病学、生态学和社会学等都从不同的侧面提出了疾病的概念。生理学及生物学认为疾病是一个医学名词，它表明身体的某一部分、系统在功能和结构上的反常；流行病学认为疾病是宿主对环境中致病因素易感而形成的状态；生态学认为疾病是人和生态系统关系不适应和不协调的结果；社会学认为疾病是人的社会行为，尤其是劳动能力的丧失和改变；而一般人则认为疾病是不适与疼痛。

这些认识均有其局限性，未能揭示疾病的本质和基本特征。因为人的疾病，不仅与躯体体质、遗传、免疫等物质因素有关，而且与本身特有的心理和社会因素有关。因此，对疾病的认识不能局限于身体器官机能和组织结构的损害，而应扩大到人体各器官系统之间、心理因素与社会因素之间以及个体与社会环境之间的联系。

西医学认为，疾病是机体（包括躯体和心理）在一定的内外因素作用下而引起一定部位机能、代谢、形态结构的变化，表现为损伤与抗损伤的整体病理过程，是机体内外环境平衡的破坏和正常状况的偏离。医疗护理的目标是消除或减轻疾病发展的过程。

由毛思勒（Mausner）等人提出的轮状致病模式较全面地显示了各种复杂多变的致病因素与疾病的关系（图4-1）。该模式又称生态模式，强调个体与环境的彼此互动，注重生态体系的平衡与协调，具有一定的灵活性。因而受到较为普遍的接受和采纳。

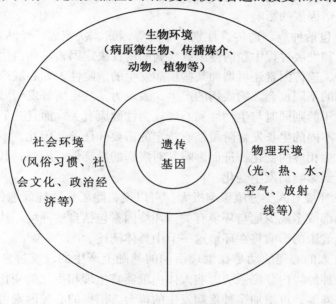

图4-1　疾病的轮状模式图

（三）健康与疾病的关系

关于疾病和健康的关系，以往较强调健康和疾病是各自独立而对立的，即一个健康的人不可能是一个有疾病的人，后来逐渐认识到健康和疾病是一种连续的过程，其范围可从濒临死亡到最佳健康状态（图4-2），每个人均处于这条直线上的某一点，而且这一点的位置是不断改变的，任何时期都包含着健康与疾病的成分，哪一方面占主导，就表现出哪一方面的现象与特征。所以健康与疾病是相对的，是动态变化的，在一定条件下可以相互转化。最近较多学者更主张健康与疾病可以在一个人身上同时并存，亦即一个人可能有躯体、生理、心理、心灵和社会五个元素中的某一或数项元素是属于"低层次的健康"，甚至是处于疾病状态，而其他元素都是健康的。

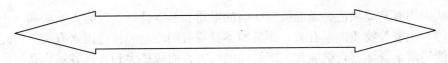

最佳健康状态◄►健康良好◄►正常◄►不适◄►疾病◄►病危◄►濒死◄►死亡

图4-2 健康与疾病的连续性模式图

（四）影响健康的因素

人们对健康和疾病的认识，经历了感性到理性的认识过程，至今仍在继续研究发展中。目前，国内外关于疾病的研究，除了在人体器官、细胞或生物分子上找到或测量到形态或化学的变化，确定出生物或理化的特定病因外，还认识到健康维持和疾病的发生、发展受到生理、社会及环境等诸因素的影响。

1. 生物因素 包括种族、遗传、性别、年龄等因素，决定着一个人的生理结构和功能状态，是个体生长和发展过程中趋向健康或疾病的内在决定因素。如白化病、血友病等与遗传基因有关。此外，遗传因素还可增加某些疾病发生的危险性，如心脏病、高血压、糖尿病和精神病等。性别的不同也会影响疾病的产生，表现为某些疾病好发于男性，而另一些疾病则好发于女性。而年龄则同时与生物性和心理社会性健康有关，而且是最具有动力性的内在性因素。一个人在不同的生长发育阶段都有特定的需要和任务，因此，不仅其生理功能会随着年龄的增长而发生相应的变化，进而影响其对疾病的易感性。同时，其心理状态和社会适应能力也会随之受到影响而发生变化。

2. 环境因素 环境对人类健康影响极大。可以说，除了少数纯属遗传因素的疾病之外，所有人类健康问题都或多或少地与环境有关。环境因素包括自然环境、社会文化环境、政治环境等。环境对于健康的影响将在环境这一节中具体阐述。

3. 心理因素 人的心理活动是在生理活动的基础上产生的，反过来，又通过情感、情绪的中介作用，经神经－内分泌系统影响人体内脏器官生理和生化的变化，甚至可造成功能紊乱，免疫功能下降等，可增加多种疾病发生的机会。消极的心理因素可引发许多疾病。中医学早就有"喜伤心、怒伤肝、思伤脾、忧伤肺、恐伤肾"之说。西医学研究也表明，许多慢性病如肿瘤、高血压、溃疡病等与心理因素有关。

4. 生活方式 生活方式是指人们长期受一定文化、民族、经济、社会、风俗、规范，特别是家庭影响而形成的一系列生活习惯、生活制度和生活意识。例如：不良的饮食习惯、吸烟、酗酒、吸毒、体育锻炼和体力活动过少、生活节奏紧张、家庭结构异常等，可导致机体内部失调而致病。

根据布瑞斯洛（Breslow L）和毕洛克（Belloc NB）对7000名成人的研究，人们的健康及平均寿命与下列基本健康习惯有一定关系：①每日三餐定时，不吃零食。②每日都进早餐。③一周运动2～3次。④适当的睡眠（通常每晚7～8小时）。⑤不吸烟。⑥体重适中。⑦不喝酒或少量饮酒。研究者发现，这些简单的健康习惯可让一个平均寿命45岁的男性，增加11年寿命，尽管有这样重大的发现，有些人由于职业的缘故或其他原因，还是很难遵循这样的习惯。

由于个人对健康和疾病的定义不同，因此对健康的关注和照顾的态度也就不同。医护人员应向民众进行健康教育，对于健康的人，应介绍影响健康的因素和增进健康、预防疾病的知识，使其享受健康的生活；对于那些已患病的人，应提供必要的支持与协助，使其及早恢复健康；对那些无法恢复健康的人，应帮助其学会"与病共舞"，使其过着具有品质的生活。

三、环境

（一）概念

环境（environment）是我们所熟知的、经常使用的概念。人的环境可分为内环境和外环境。更多的情况下，我们所说的环境指的是人的外环境。例如现代护理创始人南丁格尔认为环境是"影响个体生命和发展的所有外界情况"。所谓外环境是指围绕着人的外部世界，是人赖以生存和发展的社会和物质条件的综合体，由自然环境和社会文化环境组成。其中自然环境包括生物、化学、物理等组成部分，如人生存的空间、空气、水、植物和动物等。社会文化环境包括经济条件、劳动条件、生活方式、人际关系、社会安全、宗教、文化、健康保健条件等。

人的内环境是指人的生理、思维、思想、心理等方面。为了维持正常生命活动、保持健康，个体必须不断使内环境处于一种动态的相对稳定状态。内环境的稳态是机体各器官功能正常运转的必要条件，并通过机体各种调节机制进行控制和维持。当某些因素导致内环境改变时，机体将通过各种调节机制，使内环境重新恢复正常；若机体无法使内环境恢复正常，则会导致机体功能的障碍，甚至死亡。

人的内环境与外环境持续进行着物质和能量的交换和相互作用，内外环境往往不能截然分开。

（二）环境与健康的关系

环境与人类健康密切相关。例如，空气污染对人类和其他动植物的危害越来越大，特别是汽车尾气和工业废气，污染的空气会影响肺功能和加重慢性阻塞性肺部疾患如肺气肿、支气管炎等；另外，土地污染、水和食物污染、强烈的噪声、过高或过低的温度都会直接或间接地影响人类的健康。

然而仅有一个良好的自然环境不足以维持人类的健康。人是一种社会性动物，必须与他人交往，拥有他人的支持，方能维持和促进健康，因而有一个良好的社会环境也是十分必要的。例如，经济条件在一定程度上是决定健康水平的基础，人们的劳动、休息、物理环境和健康保护等均受经济发展的制约。文化教育与健康的关系也很密切，教育水平与生育率、婴儿死亡率呈负相关，受教育少的人群或地区由于缺乏防病知识往往易罹患疾病。

家庭是维护个人健康最基本、最重要的环境，是个体最大的支持来源。除了提供生活的必需外，家庭关系作为最重要、最直接的社会关系，对个体的身心健康、成长与发展以及疾病的康复等均具有举足轻重的作用。如父母的离、丧或对子女的虐待，均可引起儿童的健康问题，甚至导致精神病、自杀等；老年人可因丧偶、缺少照顾而产生孤独感、恐惧感等。

此外，医疗环境作为一种为患者提供治疗环境与人的健康和疾病恢复密切相关。创造和维护一个安全、舒适，适合病人恢复身心健康的治疗性环境是护理人员不可推卸的神圣职责。

四、护理

（一）护理的概念

护理英文名为 nursing，原意为抚育、扶助、保护、照顾病残者和幼小等。自从有了人类，也就有了生、老、病、死，因而也就自然有了抚育、保护、照顾等需要。也就是说，有了人类，就有了护理行为。然而，随着时代的发展，受社会的进步以及不同的社会文化背景等因素的影响，护理的内涵和外延都发生了深刻的变化，但直至今日对护理的定义尚无完全一致的看法。

现代护理的鼻祖南丁格尔认为："护理既是艺术，又是科学。"1859 年，她在《护理札记》（Notes on Nursing）中写到：护理"是通过改变环境，将病人置于最佳环境状态下，待其自然康复"。

20 世纪初，护理仍处于从属于医疗的地位，执行医嘱是护理工作的主要内容。随着医学模式的转变，极大地促进了护理学家对护理进行理论上的深入探讨和研究。

1943 年，美国学者奥利维亚（Olivia S）提出："护理是一种艺术和科学的结合，包括照顾患者的一切，增进其智力、精神和身体的健康。"

1966 年，美国护理学家韩德森（Henderson V）提出："护理是帮助健康人或患者进行保持健康或恢复健康（或在临死前得到安宁）的活动，直到患者或健康人能独立照顾自己。"并具体提出了十四项护理基本要素。

1970 年，美国护理学家罗杰斯（Rogers ME）提出："护理是帮助人们达到最佳的健康潜能，护理所关心的是人——无论健康或生病、贫穷或富有、年轻或年老。只要是有人的地方，就有护理服务。"

1973 年，国际护士学会（ICN）提出："护理是帮助健康的人或患病的人保持或恢复健康（或平静地死去）。"

随着护理程序的提出和在护理实践中的广泛应用，1980 年，美国护士学会（ANA）提出："护理是诊断和处理人类对现存的和潜在的健康问题的反应。"首先，这个概念提出护理是研究人类对健康问题的反应，限定了护理学是为健康服务的一门科学。其次，人对健康问题的反应可以包括身体、生理、心理、精神和社会等各个方面，因而表明了护理注重的不仅仅是疾病本身，更注重整体的人。此外，定义中的"现存和潜在的健康问题"一方面指出了护理的预测性功能，同时说明护理的对象应包括已存在健康问题的人和可能出现健康问题的人。因此，护理的工作范围从护理生病的人恢复健康扩展到帮助健康的人更加健康。这个概念揭示了护理学所具有的科学性和独立性。目前，已经受到许多国家护理同行的赞同和采用。

根据这个概念，护理人员需要收集护理对象的有关资料，运用自然科学、社会科学以及护理学科等相关理论和知识评估其健康状况，确认其对健康状况的各种反应，然后制定和实施相应的护理措施，并对其效果做出评价。这就要求护理人员具有识别反应的能力（评估和诊断）、制定处理方案的能力（计划）、实施处理方案的能力（实施）以及判断处理效果的能力（评价）。

（二）护理专业的特点

从护理的发展史中可以看出，护理是由一般性的家庭照顾、宗教上的自我牺牲逐渐发展成为一种职业，并进而成为一种专业。那么何谓专业？作为一种专业应具有哪些特征？许多学者对此进行了研究并提出了各自的看法。例如霍尔（Houle，1980）认为专业应具有以下特性：①专业任务符合社会的需要。②善于运用理论知识，有解决问题的能力。③有正式的教育和训练制度，专业人员之间能互相切磋。④有发展亚专业的能力和适当的"专业能力"认定制度。⑤已建立合法的专业标准。⑥对不合格和不合法的从业人员有合理的处罚制度。⑦具有专业自主性，可自由发展专业知识和技能。

概括而言，作为一种专业应该具有系统的知识和特殊功能，是社会所需要，具有社会价值，从业人员应具有批判性思维、创造性思维和独立行业的能力，有特定的教育制度及相应的管理制度等。因此，护理已具备作为一种专业的特点：

1. 为人类的健康服务，是卫生保健系统中的重要组成部分。护理的目标就是预防疾病、恢复和促进人类的健康。因此，护理具有重要的社会价值。

2. 具有独特的专业知识体系和理论框架，并通过科学研究得以不断扩展。自20世纪60、70年代以来，随着护理学者对护理实践、护理理论等研究的不断深入，护理逐渐形成了自己独特的专业知识体系，护理学已成为一门综合运用自然科学、人文及社会科学知识，以提高人类健康水平为目的的实践性学科。在运用相关学科理论的基础上，逐渐形成、发展了独特的护理理论，如Orem的自理缺陷护理理论、Roy的适应理论等，为护理实践提供了理论上的指导。由于社会的发展、时代的变迁，影响人类健康的因素以及人们卫生保健观等也在发生改变，为了满足时代的要求，护理的服务对象、工作范围、工作模式等也在不断地调整和扩充。

3. 具有完善的教育与培训制度及专业标准。接受正规的专业教育是护理专业人员从业的基本要求。护理人员必须接受相应的护理教育，获得相应的专业知识和能力，并通过相应的专业标准认定，才能参加护理专业活动。如《中华人民共和国护士管理办法》明确规定凡在我国从事护理工作的人员必须通过注册考试，才能取得护士资格。护士资格的获得以及职称评定是受社会认可和尊重的，并受到法律的保护。在从业过程中，还必须参加各种形式的继续教育和培训项目，以不断更新专业知识和提高专业能力。在专业教育过程中，注重培养学员的批判性、创造性思维能力已成为普遍的共识。而随着高等护理教育的不断发展和壮大，势必为护理界输送更多具有更高专业水平和开拓精神的护理专业人才，以期促进护理专业知识体系的不断完善和发展，不断提高护理的实践水平和发挥更大的社会价值。

4. 具有相应的专业组织和团体，并拥有专业发展的自主性。随着护理的发展，各种专业组织和团体不断发展壮大，自主性也不断增强，在促进专业发展及保障提供高质量的实践等方面发挥着重要作用。如美国的护士协会、我国的中华护理学会等。它们参与制定有关的政策、法规和专业标准，对护理专业活动和实践质量进行指导和监控，积极促进和主办国内外的学术交流活动，为护理人员提供各种接受教育和培训的机会，谋求福利，争取应有的权力和地位等。

5. 有相应的伦理道德准则和规范以指导和规范护理专业人员的决策和行为。护理人员的职责是"促进健康、预防疾病、恢复健康和减轻病痛"。而护理的对象是有着独特的家庭和社会文化背景，有情绪和情感的社会人。在护理实践过程中，护理人员必须本着尊重人的生命、尊严和权利的基本准则，对不同种族、年龄、性别、文化程度、经济水平及社会地位的护理对象均应一视同仁，为其提供令人满意的护理服务。

6. 护理人员愿将护理作为自己终身的事业。尽管在过去相当的一段时间内，由于各种原因影响了一部分护理人员的专业认同感，对工作缺乏积极性、主动性以及探索精神等。然而，随着护理的迅速发展，社会地位的改善等，越来越多的护理人员能够以饱满的热情，积极主动地投入到护理实践和研究等专业活动中，并努力通过各种进修和学习不断提高自己的专业知识和能力，将护理作为终身为之奋斗的事业。

总而言之，护理已发展成为一门具有独立知识体系，以服务于人类健康为主要任务的专业。但作为一个古老而又年轻的专业，还有许多值得我们深入研究和探讨的问题，相信在国内外护理界专家和学者的不懈努力下，对护理的本质、价值以及实践方式的认识会更加深入和明晰，护理必将在维护和促进人类健康的事业中发挥更大的作用。

第三节　护理的工作模式

我们知道护理工作的完成实际上是由一定数量的护理人员组成的工作团队，利用所提供的物质资源按照一定的分配原则和工作程序实现的。其中合理的工作分配和组织原则是影响护理质量的重要因素之一。即使护理人员具有很高的业务水平以及足够的人员配备，若工作分配不合理，势必影响工作的协调性，最终影响护理质量，甚至影响护理人员的成就感而失去对工作的兴趣。护理工作模式是一种为了满足护理对象的护理要求，提高护理工作质量和效率，根据护理人员的工作能力和数量，设计出来的不同结构的工作分配方式。在不同的历史时期，不同的社会文化背景，受不同护理理念的影响以及工作环境、工作条件等的限制，相继出现了各种不同的护理工作模式。

一、个案护理

个案护理（case nursing）是指病人所需的护理完全由一位护理人员完成。此种工作模式适用于需特殊护理的病人，如大手术后、监护病房的病人等，一般由经验较为丰富的高年资护理人员承担，每个人专门护理 1～2 个病人，当班时负责病人的全部护理工作。

事实上，个案护理是一种最早出现的护理工作模式。最初，由于医院还无法提供必要的医疗服务，护理人员多以特别护士的身份在家庭中照顾病人，分两班制，一星期工作 6～7

天，只照顾一位病人。后来随着病人主要住在医院，护理人员也回到医院。

个案护理的优点：①能够对病人实施细致、全面的观察和护理，满足其各种不同的护理需求。②有助于护患之间的沟通和良好护患关系的建立。③护理人员的职责和任务明确，有助于增强护理人员的责任心。

个案护理的缺点：①要求护理人员具有一定的临床工作经验和较高的专业知识和专业技能。②所需人力较大，效率又低，因而人事费用较高。③若病人住院期间每天由不同的护理人员进行护理，病人则无法获得连续性和整体性的护理，同时由于每位病人的护理是由病房的所有护理人员轮流完成的，没有人对病人的护理真正负责和进行协调，给病人提供什么样的护理完全在于护理人员本身的教育及理念，因而不同班次及每天所提供的护理差异很大，缺乏连贯性，势必使护理质量受到影响。

二、功能制护理

到了20世纪50年代，由于经济的大力发展，人们对疾病的治疗和护理的要求也发生了很大的改变，造成医院数量的不断增长和护理人员的严重不足。为了弥补这一矛盾，提高工作效率，护理专业将工业管理的研究成果，如流水线生产、动作与时间的关系以及人员的综合利用（utilization of personnel），应用于护理管理，将护理服务划分为不同的工作种类，如打针、发药、大量静脉注射、治疗、换药及推送病人等。根据个人的能力及所受训练的不同，每个人负责不同的工作。这就形成了所谓的功能制护理（图4-3）。

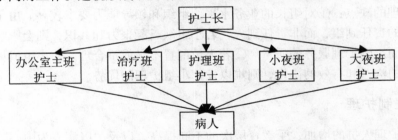

图4-3　功能制护理基本组织形式图

功能制护理（functional nursing）所引用的是现代工业流水作业法，就是按工作内容分配护理人员，每组1~2个人承担特定的护理工作，如处理医嘱、生活护理、给药、治疗等。由于每个人负责全病房所有病人的少数几项护理工作，重复性高，可以熟能生巧，提高工作效率，节约人力资源，因此，适用于人力严重短缺或为降低人事成本时。

功能制护理的优点：提高工作效率，节约人力，降低人力成本是功能制护理的突出特点。

功能制护理的缺点：①由于每个护理人员只负责几项特定的工作，整个病人的护理工作被分成许多片断，护理人员对病人的病情及护理需求缺乏整体的概念。②由于没有人对病人的护理需求进行整体的分析和考虑，每个护理人员忙于各自所负责的工作任务，对病人的护理缺乏主动性，往往表现为机械地完成医嘱，而病人的心理、社会方面的需要往往被忽视。③护理人员每天都是重复的技术性工作，不能发挥其主动性和创造性，容易产生疲劳和厌倦情绪。

总之，功能制护理工作模式是特定历史时期、特定条件下的必然产物。然而，随着护理的发展，护理理念的改变，尤其是整体护理理念的提出，功能制护理所存在的弊端愈加突出。

三、小组制护理

随着护理人员的不断增加，人们开始思考如何克服功能制护理的弊端，充分发挥护理人员的能力，调动护理人员的积极性，提高护理服务的质量，提出了小组制护理的工作模式。理由是小组形式下各成员分工合作，可激发各成员的积极性、主动性和创造性，能更好地完成护理任务，实现护理目标。

小组制护理（team nursing）是将护理人员分成小组，每组由一位有经验的护理人员任组长，领导小组成员为一组病人提供护理。小组成员间分工合作，通过相互沟通，共同分析病人的需要，共同制定和实施护理计划，可充分发挥集体的力量，更好地完成护理任务。

小组制护理的优点：①病人能得到连续性的、有计划的护理，有助于整体护理的实施。②小组成员间通过共同合作，可集思广益，有助于护理质量的提高。③小组成员由不同级别的护理人员组成，可充分发挥不同成员的水平和能力，通过共同参与、互相学习，有利于成员的业务水平和共同协作能力的提高。④小组拥有较大的自主权，可激发小组成员的积极性和创造性，可产生较强的成就感。

小组制护理的缺点：①对组长的业务水平、组织和领导能力要求较高。由于小组制护理模式下，护理的责任到组，而非责任到人，若小组缺乏凝聚力和共识，则会影响到小组成员的责任感，从而影响护理服务的质量。②若人员配置不足或不合理，使小组成员没有时间和精力进行充分的沟通和有效的协作，则难以发挥小组护理的优势。

四、责任制护理

随着专业护理人员的增加，受教育层次的不断提高，以及"以病人为中心"的整体护理理念的提出等，护理人员希望能更多地接触病人，为病人提供直接的护理。正是在这种背景下，1968年美国明尼苏达大学医院，在 Marie Manthey 的指导下提出了全责护理的概念。1973年圣路克医学中心等在相关研究的基础上提出了责任制护理工作模式。该模式的主要目的是使护理人员能够有更多的时间和精力直接接触和照顾病人，使病人的护理具有连续性和整体性。

责任制护理（primary nursing）是受生物－心理－社会医学模式影响，在整体护理理念的指导下所产生的一种临床护理工作制度。责任制护理是由具有一定临床经验的护理人员作为责任护士，每个病人从入院到出院都有责任护士负责，要求责任护士对其所负责的病人做到8小时在班，24小时负责。责任护士不在班时，其他护士按护理计划和责任护士的护嘱为病人实施护理。根据责任护士的能力和水平的不同，一般负责3~6位病人。这种工作模式与每个病人都有自己的主管医生的形式类似。责任制护理强调以病人为中心，以护理程序为手段，对病人的身心实施全面的、有计划的整体护理。

责任制护理的优点：①有助于"以病人为中心"的整体护理理念的贯彻和实施。②保证了病人护理的连续性。③病人的护理责任到人，能激发责任护士的积极性、主动性和创造性，提高对工作的兴趣和满意度。④能够更直接有效地满足病人的各种需要，增加了病人对护理的满意度。

责任制护理的缺点：①对责任护士的专业知识和能力要求较高。②对人力的需要量较大，增加了人力资源成本。

责任制护理可以说是一种较为理想的护理工作模式，但由于对护理人员的水平要求较高，加之需要有足够的人员配置等，目前尚难以广泛推广实施。

五、综合性护理

综合性护理（modular nursing）是近年来发展的一种护理工作模式，它是将责任制护理和小组制护理结合起来，由一组护理人员为一组病人提高整体护理。护理小组由组长和助理护士组成，其中的组长相当于责任护士，助理护士主要执行病人日常的生活护理等。而护士长则扮演咨询者、协调者和激励者的角色。

综合性护理是在护理人员的水平及人员配置难以满足责任制护理需要的情况下的一种变通形式。

综合性护理的优点：①以病人为中心，以整体护理理念为指导，以护理程序为基础，将护理工作的各个环节系统化，既提高了工作效率，又能满足整体护理的需要。②护理人员与病人之间有较多的沟通交流机会，增进了双方的理解，既增强了护理人员的责任感和同情心，又提高了病人的满意度。

综合性护理的缺点：①亦需要较多的护理人员。②由于护理人员只固定于一单元中，当病人床位由一个单元转到另一单元时，就必须换由另一小组负责，此时必然影响到病人护理的连续性。

以上对不同的护理工作模式进行了简单的介绍，学员们可以在今后的学习和实践过程中逐渐明晰。从上述的介绍中不难看出，每一种护理工作模式的发展都有其历史背景和意义，各有优缺点。目前，由于不同地区的发展水平不同，不同情景下的具体情况和需要不同等，上述这些工作模式在临床中都有存在。我们应在了解不同模式的具体要求和特点的基础上，结合我国的国情、护理专业发展状况、本单位护理服务的宗旨、护理人员编制和人员素质以及病人的需要等基础上，选择适宜的工作模式，只有这样，才能充分发挥护理工作模式的优点，尽量避免其缺点，达到充分发挥护理人员的能力和水平，满足病人的护理需求，提高护理工作质量。

【思考题】

1. 试述护理理念的重要意义及其发展的四个阶段。
2. 结合对人、健康、环境和护理四个要素的理解，阐述你的护理理念。
3. 试述如何运用和借鉴中医理论发展适合我国国情的护理理念。
4. 试述不同护理工作模式的优缺点。

第五章

医药卫生体系

医药卫生体系是由自上而下不同层次的医药卫生机构组成的以实现国民医疗、保健、疾病预防功能而建立起来的有机整体。它是国家国民经济体系的一个重要分支。世界各国基于不同的政治体制、经济体制、国民经济发展水平以及人民健康状况而建立了不同的医药卫生体系。完善的医药卫生体系是提高人民的健康水平和生命质量、提高人口素质的有力保障。

第一节 我国医药卫生体系

我国的医药卫生体系是在计划经济体制下建立和发展起来的一个比较完整的组织体系，随着社会经济的发展、政治体制的改革和市场经济体制的逐步健全，卫生体制改革也在逐步深入，并趋于不断完善，卫生组织建设更加合理，工作效率不断提高。在建设具有中国特色的社会主义卫生事业中，中国的医药卫生体系建设必将达到一个全新的水平。

一、我国的卫生工作方针

卫生工作方针是党和政府领导卫生工作的基本指导思想，是根据党和政府的路线、方针、政策，针对不同时期的背景和特点而制定的。它对卫生事业的管理、改革与发展起着指导作用。

建国后，卫生工作方针进行过多次修改，以适应不同历史时期卫生事业发展的需要。1996 年底，中共中央国务院召开了全国卫生工作会议，会后，于 1997 年 1 月颁发了《中共中央国务院关于卫生改革与发展的决定》，确立了新时期的卫生工作方针是"以农村为重点，预防为主，中西医并重，依靠科技和教育，动员全社会参与，为人民健康服务，为社会主义现代化建设服务"。

新时期卫生工作方针是建国以来卫生工作历史经验的总结，是建设有中国特色的社会主义事业的指南，将指引我国卫生事业在 21 世纪取得更大的发展。

二、我国医药卫生体系的组织结构和功能

根据我国卫生组织系统的性质和任务，我国医药卫生体系的组织设置主要分三类：卫生行政组织、卫生业务组织和宣传、出版及群众性卫生组织。

（一）卫生行政组织

卫生行政组织是从中央到地方各级政府中设立的主管医药卫生工作的行政管理部门。我

国国务院所属的卫生行政组织包括中华人民共和国卫生部、国家中医药管理局、国家人口和计划生育指导委员会和国家食品药品监督管理局，分别主管全国卫生工作、国家中医药事业、全国计划生育工作和全国食品药品监督管理工作。各级地方政府设立的相应的卫生厅（局、科）、计划生育指导委员会（所）和地方药品监督管理局等。

卫生行政组织是贯彻实施国家对卫生工作的方针、政策，领导全国和地方卫生工作，提出卫生事业发展的战略目标、规划，制定和落实具体政策法规和监督检查的机构。

（二）卫生业务组织

卫生业务组织是具体开展医药卫生业务工作的专业机构。按工作性质可分为：

1.医疗机构　包括基层卫生组织和医院。基层卫生组织是发展卫生事业、改变群众缺医少药状态的基本环节，包括农村乡、村的二级医疗卫生机构和城市工矿、机关、学校的医务室、街道医院、门诊部和红十字卫生站等。医院包括各级综合医院、专科医院、康复医院、疗养院等。医疗机构主要承担疾病的治疗、康复和预防等任务，是目前我国分布最广、任务最重、卫生人员最集中的卫生事业组织。

2.疾病预防控制（卫生防疫）机构　包括各级疾病预防控制中心、卫生防疫站和专科防治机构。疾病预防控制中心于2002年正式成立，承担研究疾病预防控制策略与措施，开展疾病监测和公共卫生信息管理等任务。专科防治机构如职业病防治院（所）、结核病防治院（所）、寄生虫病防治所（站）等，主要承担预防疾病的任务。各级卫生防疫机构的主要任务包括：①对危害人体健康的因素进行监测和监督，如劳动卫生、环境卫生、食品卫生和学校卫生等。②指导爱国卫生运动。③根据防病灭病的工作方针开展科学研究和卫生标准的研究和制定。④开展卫生防疫的宣传教育工作，普及卫生、除害和防病的科学知识。⑤在职卫生防疫人员的培训提高和卫生专业学生的生产实习指导。

3.妇幼保健机构　包括各级妇幼保健院（所、站）、妇产科医院、儿童医院及计划生育专业机构，以及各级综合性医院的妇产科和儿科。主要承担妇女、儿童预防保健任务，如妇女、儿童卫生保健规划的制定，计划生育技术质量标准的监督检查和新技术的开发研究以及优生优育工作。

4.药品检验机构　包括药品检验所、生物制品研究所等。主要承担发展我国医药学和保证安全用药的任务。

5.医学教育机构　包括各类医学院校、卫生学校等。主要承担发展医学教育和培养医药卫生人才的任务，并对在职人员进行继续教育。

6.医学研究机构　我国医学研究机构按管理隶属关系分为独立和附属性研究机构两类，按专业设置分为综合的和专业的两类，按规模分为研究院、研究所和研究室三类。包括医学科学院、中医研究院、预防医学中心、各种医学专科研究所等。主要承担医药卫生科学研究的任务，推动医学科学和人民卫生事业的发展，为我国医学科学的发展奠定基础。

（三）宣传、出版和群众性卫生组织

健康报负责宣传党和政府有关卫生工作的方针、政策和法规，报道卫生工作的动态、成

就；开展卫生科普宣传；进行卫生工作领域的舆论监督。

人民卫生出版社专门出版医学教材、医学专著、医学科普等著作。近几年，还负责医学教材研究会及医学教材评审委员会的日常工作。中国中医药出版社是我国唯一的一所国家级中医药专业出版社，主要从事中医药书刊、电子出版物的编辑、出版与发行。

群众性卫生组织旨在发动群众，开展卫生工作和学术交流，提高学术水平和业务技术水平，促进卫生工作的发展。按其组织的性质和作用可分为三种类型：

（1）爱国卫生运动委员会：是国务院和各级人民政府及企、事业单位特设机构，负责组织贯彻国家和地方爱国卫生和防治疾病的方针、政策和措施。

（2）群众性学术团体：由卫生专业人员组成的学术性社会团体，包括中华医学会、中华中医药学会、中国中西医结合学会、中华预防医学会、中华护理学会、中华药学会、中国针灸学会等，各学会下设不同的专科学会，各省市设相应的学会。以开展学术交流、编辑出版学术刊物、普及医学卫生知识等为主要任务。

（3）群众卫生组织：是由群众卫生积极分子组成的基层群众卫生组织，包括中国红十字会、中国农村卫生协会、中国卫生工作者学会等。以协助各级政府的有关部门，开展群众卫生和社会福利工作为主要任务。

三、医疗保险制度

医疗保险就是当人们生病或受到伤害后，由国家或社会给予的一种物质帮助，即提供医疗服务或经济补偿的一种社会保障制度。长期以来，我国的医疗保险制度被称为医疗保健制度，始建于20世纪50年代初期，包括公费医疗制度、劳保医疗制度和合作医疗制度。

公费医疗制度是国家为保障国家机关和国家事业单位工作人员以及高等院校学生而实行的、通过医疗卫生部门向享受人员提供制度规定范围内免费医疗预防服务的一项保障制度。劳保医疗制度是为保障全民和集体所有制企业工人和职工的健康对其因病或非因工伤残按规定享受医疗费用补助的一项保障制度。

公费医疗制度和劳保医疗制度在我国实施40多年来，对保障职工身体健康、促进经济发展、维护社会稳定发挥了重要作用。但是，其弊端也日益显现：一是国家和单位对职工的医疗费用包揽过多，职工不负担或负担很少的一部分医疗费用，缺乏节约意识，导致国家财政和企业财务不堪重负。二是对医患双方缺乏有效的制约机制，造成医疗和药品费用增长过快，浪费严重。三是公费医疗和劳保医疗制度覆盖面窄，难以提供更广泛的医疗保障。

针对公费医疗和劳保医疗制度存在的问题，1988年由卫生部牵头，对公费医疗和劳保医疗制度的改革进行了探讨，建立由国家、单位、个人合理负担费用，社会化程度较高的医疗保险制度，取得了一些成效。随后，国务院又分别于1994年和1996年进行了医疗保险制度改革的试点，加快了医疗保险改革的步伐，并于1998年提出了《关于建立职工基本医疗保险制度的新方案》。到1999年底，我国已初步建立起全国城镇职工基本医疗保险制度。新的城镇职工医疗保险制度实行社会统筹和个人账户相结合。所谓社会统筹，就是对基本医疗保险基金实行统一筹集、统一管理、统一调剂、统一使用。个人账户的资金则包括职工本人缴纳的基本医疗保险费和用人单位缴纳医疗保险费中的30%左右的部分。新的城镇职工医疗保险制度是对原公费、劳保医疗制度的根本性变革。改革后，职工的医疗保障不再是一种企业行为，而是一种社会强制行为。企事业单位及职工缴纳医疗保险费，由社会保险经办机构实行医疗保险基金的统一筹集、使用和调剂，每一位职工只要参保，都将得到有力的社会医疗保障。基本医疗保险制度建立健全后，职工医疗保障不再因某一家企业效益的好坏而受到影响，实际医疗保障水平比以前有所提高，并维护了参保人在就医时的自主权和选择权，即参保人员可以选择自己满意的医院或社区医疗机构就医。同时，医疗保险制度改革带来了医院之间的竞争，促进了医疗和服务水平的提高，为广大职工看病就医带来种种便利。与此同时，医疗改革还将对医疗机构的药品价格和医疗设备使用费用等进行调整以满足广大职工的基本医疗需求，职工反映比较突出的医药费过高问题也得到了有效改善。

合作医疗制度是继我国公费医疗、劳保医疗之后形成的一种为广大农民提供最初级的医疗卫生保障的医疗保健制度，它是在农业互助合作化运动兴起的时候，我国农民依靠集体力量，发扬互助精神，在自愿互利的基础上组织起来与疾病作斗争中逐步形成和发展起来的一种集体医疗保健制度，曾在为农民解决医疗保健、防治疾病问题上起过很大作用，在国际上也得到好评。但是，由于合作医疗制度不完善、社会主义办医方向不够明确、为人民服务的宗旨模糊和合作医疗制度缺乏研究讨论、宣传等原因，在我国卫生事业取得举世瞩目的成就、城市医疗预防和保健系统快速发展和城市医疗卫生技术水平明显提高的同时，农村的合作医疗却自 1982 年开始大规模解体，农民再度陷入看病难和看不起病的状态。

2003 年春，传染性非典型性肺炎（SARS）爆发时，薄弱的农村公共卫生体系、农民看病难和看不起病的现状充分地暴露出来，引起了党中央和国务院的高度重视，决定投入巨资重建包括合作医疗制度在内的中国农村医疗卫生体系，并于 2003 年 9 月，确立了由卫生部、财政部、农业部等 11 个部委联合参与的联席会议制度，协调与沟通今后在开展农村卫生合作医疗制度时遇到的重大问题。同时，卫生部已把切实加强农村卫生工作列为今后的工作重点，其中包括建立新型农村合作医疗制度。新型农村合作医疗制度是在政府的组织引导下，由农民自愿参加，个人、集体和政府多方筹资，以大病统筹为主的新型医疗互助制度。合作医疗基金主要用于补助农民的大额医疗费用或住院医疗费用。同时推进农村合作医疗改革试点，争取早日改变农村医疗卫生落后和农民看不起病的状况。

第二节　医　　院

医院是对患者或特定人群进行防病治病的场所，拥有一定数量的病床设施、必要的医疗设备和医务人员等，是通过医务人员的集体协作，运用医学科学理论和技术对住院或门诊患者实施诊治和护理的医疗事业机构。

一、医院的性质和任务

（一）医院的性质

卫生部颁发的《全国医院工作条例》中明确了我国医院的基本性质，指出："医院是治病防病、保障人民健康的社会主义卫生事业单位，必须贯彻国家的卫生工作方针政策，遵守政府法令，为社会主义现代化建设服务。"

新中国成立以后，我国医院的性质一直定位在社会主义的福利性事业单位。改革开放以后，随着医疗卫生事业的改革，医院的性质也从单纯的福利型转变为"政府实行一定福利政策的社会公益事业"单位。医院所有制结构从过去几乎清一色的全民所有制和集体所有制，转变为多种所有制共存。

（二）医院的任务

《全国医院工作条例》中指出：医院的任务是"以医疗为中心，在提高医疗质量基础上保证教学和科研任务的完成，并不断提高教学质量和科研水平。同时做好扩大预防、指导基层和计划生育的技术工作。"由此可见，医院的任务包括医疗、预防、教育和科研4个方面。

1. 医疗　医疗工作是医院的主要任务，是医院工作的中心，也是医院存在的必要条件。医院的其他任务如教学、科研和预防工作都必须围绕着医疗工作这个中心展开。医院的医疗工作以诊治和护理两大业务为主体，并与医院医技部门密切配合，形成一个医疗整体，达到救死扶伤、医治疾病的目的。医院医疗分为门诊医疗、住院医疗、急救医疗和康复医疗，其中门诊和急诊医疗是第一线，而住院医疗则是医院医疗工作的中心。

2. 预防和社区卫生服务　预防为主是我国卫生工作的重要方针，它规定了我国卫生事业必须重视疾病的预防。医院作为我国卫生事业的主体，必然要将预防工作作为医院工作的一个重要方面。因此，各级医院都有预防保健和社区卫生服务的任务。如开展社区医疗护理服务；进行健康教育、健康咨询及疾病普查工作；指导基层做好计划生育工作等。

3. 教学　医学教育的一个显著特点是：学生在经过学校教育后，必须进行临床教育和临床实习，并于毕业后在临床医院经过1~5年的毕业后教育，方能成为合格的医务工作者。因此，不论是哪一级医院，都需要根据医院的技术条件，开展教学工作和承担不同程度的教学任务。医院教学任务包括3个方面：① 承担医药护理院校学生的临床教学和临床实习的带教工作。② 承担基层医院卫生技术人员的进修培训任务。③ 抓好在职医务人员的继续教育工作。

4. 科学研究　医院是医疗实践的场所，也是临床医学研究的基地。在进行临床实践中有许多问题是科学研究的课题。通过科学研究可以解决医疗中的难点，促进医学发展，提高医疗质量。因此，医院的科研开展情况，往往是衡量一个医院技术水平和学术水平高低的重要标志。科研工作并非只在设有专业科研机构的医院进行，普通医院，甚至是社区医院或医疗站都会在医疗实践中遇到各种各样的问题，需要通过科学研究发现问题的本质和规律，找到解决问题的方法，从而提高医疗质量。

二、医院的种类

医院可以从不同的角度划分为不同的类型。

（一）按收治范围划分

可划分为综合医院和专科医院：

1. 综合医院　包括西医综合医院和中医综合医院，在各类医院中占有较大的比例，分设内科、外科、妇产科、儿科、眼科、耳鼻喉科、皮肤科、中医科等各专科及药剂、检验、影像等医技部门和后勤供给部门。综合医院对患者具有综合整体治疗和护理的能力。

2. 专科医院　为诊治专科疾病而设置的医院，如传染病医院、精神病防治医院、结核病防治医院、肿瘤医院、骨伤医院、针灸医院、风湿病医院、妇产科医院、口腔医院、眼科医院等。设置专科医院有利于集中人力、物力，发挥技术设备优势，开展专科疾病的预防、治疗和护理。

（二）按特定任务划分

军队医院、企业医院和医学院校附属医院等，有其特定任务及特定服务对象。

（三）按所有制划分

有全民所有制、集体所有制、个体所有制和中外合资医院。

（四）按卫生部分级管理制度划分

1989 年，我国医院开始实行分级管理制度。根据医院不同的功能、任务、设施条件、技术建设、医疗服务质量和科学管理的综合水平将医院分为三级（一、二、三级）十等（一、二级医院分别分为甲、乙、丙三等，三级医院分为特、甲、乙、丙四等）。

一级医院：是直接向具有一定人口（≤10 万）的社区提供医疗、预防、康复、保健综合服务的基层医院，是初级卫生保健的主要机构。其主要功能是直接对人群提供初级保健，在社区管理多发病、常见病的现患病人，对疑难重症做好正确转诊，合理分流病人，并协助高层次医院做好住院前后的服务，确保病人获得连续型的医疗服务。如农村乡镇卫生院、城市街道医院、地市级的区医院和某些企事业单位的职工医院。

二级医院：是向多个社区（其半径人口在 10 万以上）提供医疗卫生服务的医院，是地区性医疗预防的技术中心。其主要功能是参与对高危人群的监测，接受一级医院转诊，对一级医院进行业务技术指导，并能进行一定程度的教学和科研。如一般市、县级医院及直辖市的区级医院和相当规模的厂矿企、事业单位的职工医院。

三级医院：是跨地区、省、市以及向全国范围提供医疗卫生服务的医院，是具有全面医疗、教学、科研能力的医疗预防技术中心。其主要功能是提供专科（包括特殊专科）的医疗服务，救治危重疑难病症，接受二级医院转诊；对下级医院进行业务技术指导和人才培训；参与和指导一、二级预防工作；承担教学和科研任务。如省、市级大医院和医学院校的附属医院。

三、医院的组织结构

当前医院的组织机构模式，大致可分为四大系统，即门诊部、住院部、医技辅助部门和行政管理部门（图5-1）。

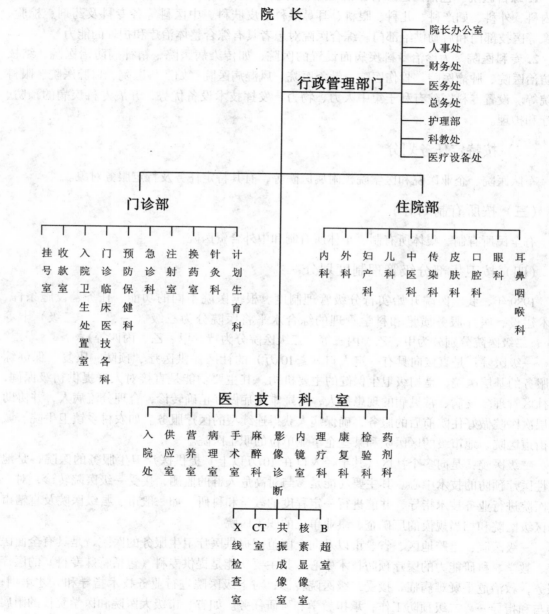

图5-1 医院的组织结构

第三节 社 区 保 健

一、社区的概念

"社区"（community）一词源于拉丁语，意思是共同的东西和亲密伙伴的关系。最早将社区一词作为一个专有名词是由德国社会学家滕尼斯提出的。社区一词从滕尼斯提出到现在，其涵义发生了很大的变化。世界各国学者根据本国的具体应用，从不同的角度来定义社区。美国学者戈派格（Goeppinger，1984）认为：社区是以地域为基础的实体，由正式和非正式的组织、机构或群体等社会系统组成，彼此依赖，行使社会功能。世界卫生组织（WHO）曾提出：社区是一个有代表性的区域，其人口数在 10 万 ~ 30 万之间，面积为 5000 ~ 50000 平方米。

中文的"社区"概念是从英文的"community"翻译过来的。1933 年，费孝通等燕京大学的一批青年学生，在翻译美国著名社会学家帕克的社会学论文时，第一次将"community"一词翻译成"社区"，后来成了中国社会学的通用术语。我国目前多采用费孝通先生为社区拟订的定义，即社区是若干社会群体（家庭、氏族）或社会组织（机关、团体）聚集在某一地域里所形成的一个生活上互相关联的大集体。

根据以上的社区定义可以看出，社区的组成有几个基本要素：人群、地域、生活服务设施、文化背景、生活方式、生活制度及管理机构。即：①社区是由人组成的，这些人居住在一起，有相似的风俗习惯和生活方式。②社区位于一定的地理位置中，社区范围大小不等，可以按行政区域划分，也可以按地理位置来划分。③社区有其特有的组织结构，我国城市社区的基层组织是居委会，农村社区的基层组织是村委会。④有一整套相对完备的生活服务设施。⑤社区中的居民具有某些共同的需要和问题，由于居住在同一区域内，本区域内的居民在治安、交通、医疗设施等常有共同的呼声。在这些要素中，人群和地域是构成社区的最基本要素。

二、社区的分类

目前，对社区的分类方法很多，一般按照人群的共同特性分类。

（一）地理性社区

很多社区是按地理界限划分的，由居住在相同或相邻地区的居民组成一个社区。例如，我国的社区一般分为城市社区、城镇社区和农村社区。在城市，一般将相邻的几个街道或居委会合称一个社区；城乡结合部的小城镇组成城镇社区；在农村，则将几个相邻的村或镇合称一个社区。

（二）共同目标（或兴趣）的社区

有些社区是由有共同目标或兴趣的人组成，这些社区的人可以居住在不同的地区，但他们为了某些共同兴趣或目标，在特定的时间聚集在一起。因此，任何一个具有一定数量人群的社会团体、机构均可构成一个社区。例如一所规模较大的学校、一个大型工厂都可以构成一个社区。

（三）具有某些共同问题的社区

还有一些社区是由具有某些共同问题的人群组成。这些社区的面积大小、人口多少各异，常由于某项严重危害人民生活或健康的问题出现而组成的社区，组成这种社区的人群既不是居住在同一地区，也不是为了共同的目标聚集在一起工作或学习，例如河水污染的问题可影响到几个县或乡，为了彻底根治，必须设置机构和人员共同工作以控制上游水源的污染。这些受污水影响的县、乡可视为一个社区。

近年国内也有学者将社区分为生活社区（即居民居住区域）和功能社区（即社会团体、工矿企事业单位等所在区域）。

三、社区卫生服务

（一）社区卫生服务的概念

社区卫生服务是社区建设的重要组成部分，是在政府领导、社会参与、上级卫生机构指导下、以基层卫生机构为主体、全科医师为骨干，合理使用社区资源和技术，以人的健康为中心、家庭为单位、社区为范围、需求为导向，以妇女、儿童、老年人、慢性病人、残疾人等为重点，以解决社区主要卫生问题，满足基本医疗卫生服务需求为目的，融预防、医疗、保健、康复、健康教育、计划生育技术服务等为一体的，有效的、经济的、方便的、综合的、连续的基层卫生服务。

（二）社区卫生服务的特点

1. 广泛性　社区卫生服务的对象是社区全体居民，包括各类人群如健康人群、高危人群、患病人群、老年人、妇女及儿童等。

2. 综合性　针对各类不同的人群，社区卫生服务的内容由预防、医疗、保健、康复、健康教育、计划生育技术服务等综合而成，并涉及健康的生理、心理、社会的各个层面，故具有综合性。

3. 连续性　社区卫生服务始于生命的准备阶段（妇女围婚期预防保健）直至生命结束，覆盖生命的各个周期以及疾病发生、发展的全过程。社区卫生服务不因某一健康问题的解决而结束，而是根据生命各个周期及疾病各个阶段的特点及需求，提供针对性的服务，故具有连续性。

4. 可及性　社区卫生服务必须从各方面满足服务对象的各种需求，如时间、地点、内容及价格等，从而真正达到促进和维护社区居民健康的目的。

（三）社区卫生服务体系

目前，我国的社区卫生服务体系主要依托于现有的基层卫生机构，形成以社区卫生服务中心、社区卫生服务站为主体，其他医药卫生机构为补充，以上级卫生机构为指导，与上级医疗机构实行双向转诊，条块结合，以块为主，使各项基本卫生服务逐步得到有机融合的基层卫生服务网络。由于我国地域辽阔，各省市经济水平及人民健康需要不同，社区卫生服务体系可以多形式、多渠道展开，不拘于一种形式。有些城市逐步建立以社区卫生服务中心为主体，以定点二、三级医院及各专业防治机构为技术依托的新型社区卫生服务体系。

四、社区护理

（一）社区护理的概念

社区护理（community health nursing）的概念目前尚无统一的定义，但较多的学者引用美国护士会（American Nurses Association, ANA）1980 年的定义，即社区护理是综合护理学和公共卫生学理论和技能，并应用于促进与维持整个人群最佳健康的护理实践领域。社区护理的服务对象不限于一个特定的年龄群或被诊断为患有某种疾病的人群，而是对整个人群提供连续性的服务，其主要职责是视人口群体为一整体，直接向个体、家庭或团体提供护理，从而达到全民健康的目的。

（二）社区护理的工作范畴

社区护理工作内容比较广泛，概括起来有以下几个方面：

1. 社区保健服务 社区保健服务是指向社区各类不同年龄阶段的人群提供身心保健服务，其重点人群为妇女、儿童和老年人。

2. 社区慢性身心疾病及传染病患者的管理 包括所有慢性疾病患者、传染病患者及精神疾病患者提供所需要的护理及管理服务。

3. 社区急、重症病人的转诊服务 社区急、重症病人的转诊服务是指帮助那些在社区无法进行适当的诊疗、护理或管理的急、重症病人转入适当的医疗机构，以得到及时、必要的救治。

4. 社区康复服务 社区康复服务是指向社区残疾者和有各种功能障碍而影响正常生活、工作的慢性病和老年病患者提供康复护理服务，以帮助他们改善健康状况，最大限度地恢复功能，提高生命的质量。

5. 社区临终服务 社区临终服务是指向临终病人及其家属提供各类身心服务，以帮助病人安宁、舒适地走完人生的最后旅程，同时尽量减少对家属的影响。

6. 社区健康教育 社区健康教育是指以促进和维护居民健康为目标，向社区各类人群提供有计划、有组织、有评价的健康教育活动，从而提高居民对健康的认识，养成健康的生活方式和行为，最终提高其健康水平。

（三）社区护理的特点

社区护理与医院的临床护理有许多不同点，社区护理的特点主要有下列几个方面：

1. 健康为中心 社区护理的主要目标是维护和促进人的健康，所以预防性服务是社区护理的工作重点。

2. 全方位性、立体性和综合性 服务的对象是社区全体人群，包括健康人群和患病人群；服务的内容是集预防、保健、治疗、康复为一体；服务的范围是以个人为中心、家庭为单位、社区为范畴。

3. 连续性服务 社区护理是为人群提供由生到死（整个生命过程）、从健康到疾病全过程的连续性服务。

4. 高度的自主性和独立性 在社区护理过程中，社区护士往往需要独自深入家庭进行访视和护理，故要求社区护士具备较强的分析问题、解决问题能力和独立工作能力。

5. 合作性 社区护理的内容及对象决定社区护士在工作中不仅要与其他医务人员密切合作，还要与当地行政、社区居民、社区管理人员等相关人员联系，通力合作，才能做好社区卫生服务工作。因此，社区护士还要具有一定的沟通交流能力。

【思考题】

1. 医院的任务是什么？
2. 医院的种类有哪些，试举例说明？
3. 简述社区护理的特点？

第六章
护理人员的角色功能与要求

社会学中所定义的"角色"是指个人在团体中依其地位所负担的责任或所表现的行为。而功能是指个人担任某一职位执行其角色时所应有的特殊活动。护理人员是社会所认可的一种角色，自有其特殊的功能，而且其功能会随社会的发展而有所改变。护理人员为能达成社会所赋予的角色与功能，就应具备一定的资格与条件。

第一节 护理人员的专业角色与功能

一、角色的含义

角色（role）原为戏剧、电影中的术语，指剧本中的人物。美国学者米德首先将其借用到社会心理学中，他认为个人是各种角色的总和，它代表着对占有一定社会地位的人所期望的行为。如今角色已成为社会心理学中的专门术语，其含义为：处于一定社会地位的个体或群体，在实现与这种地位相联系的权利与义务中，所表现出的符合社会期望的模式化的行为。因此，角色为理解人们的行为和态度提供了一种模式，而这一模式相对地说是可以预测的，即每个人在社会中的一切行为都与特定的角色相联系。如教师代表一种特定的社会地位，认真教学、以身作则是这一角色的角色行为。一个人可担任多种角色，而每一种角色就是他的一个方面，如一个人既是护士，也是她父母的女儿，丈夫的妻子，还是她儿女的母亲等。护士角色有其特有的行为准则和发展过程。

二、护士角色

护士角色是指护士应具有的与护理职业相适应的社会行为模式。这种行为模式随着社会的变迁而变化。护士角色的发展经历了漫长的时期，不同时期护士角色的形象、职责都有所不同。

（一）历史上的护士形象

1. 民间形象 护士最初的形象是"母亲的代理人"。"nursing"（护理）一词源于拉丁文，意思是哺育小儿，后来扩展为养育、保育、避免伤害，看护老人、病人或虚弱者。护士（nurse）是指喂养、支持和保护病人、受伤者和老人的人。护士像母亲哺育儿女一样去照料患病者和老人，其照料的方法是代代相传的经验，是简单的一个人照顾另一个人。护士最初的这种"母亲"形象，反映了护士当时帮助、照顾患者时的温柔、慈祥的社会形象。

2.宗教形象　西方社会在宗教的影响下，把照顾患者，帮助弱者视为基督教徒的责任。教徒们认为照顾患者与拯救患者的灵魂一样重要，他们强调爱心、仁慈。这就是中世纪欧洲不少教会设置医院、修道士和修女从事医疗护理工作的原因。于是护士被赋予了宗教形象。这种宗教形象强化和丰富了护士的民间形象，表明了护理是爱的体现，不需要正规的学习和训练。为了把更多的时间和精力放在患者身上，表达自己虔诚的爱心，一些护士选择独身或进修道院。

3.仆人形象　这种形象源于护理历史上的"黑暗时期"。当时，疾病被认为是对罪恶的一种惩罚。对患者的照顾不再是仁慈和奉献。护士大多是由那些出身低微，道德不好的妇女甚至酒鬼、罪犯来担任，他们缺乏对人的爱心和必要的专业知识和护理技术，只能做一些仆役的工作，护士被看作为仆人。

历史上这三种护士形象的痕迹仍依稀可见，或多或少的影响着护理专业的发展。

（二）现代护士的角色与功能

自 19 世纪中叶南丁格尔首创科学的护理专业以来，护理学在深度和广度上得到了科学的发展，护士的形象也发生了根本的变化，护士作为一个受过正规护理教育、有专门知识的独立实践者，被赋予了多元化的角色功能。

1.健康照顾者角色　护士最重要的角色是运用护理程序为护理对象提供健康照顾。护士在各种健康保健机构和场所直接为患者提供护理服务，以满足其生理、心理、社会各层次的需要，如食物的摄取、呼吸的维持、感染的预防和控制、药物的给予、心理的疏导、健康的宣教等，直到人们不需要帮助为止，以达到帮助患者减轻痛苦和恢复健康的目的。

2.管理协调者角色　护士需对日常护理工作进行合理的组织、协调和控制，以保证护理工作的连续性，合理利用各种资源，提高工作效率，使护理对象得到优质服务。同时护士需联系并协调与有关人员及机构的相互联系，维持一个有效的沟通网，使诊断、治疗、护理和康复工作得以互相协调、配合，从而保证护理对象获得最适宜的整体性医护照顾。

3.教育者的角色　护士的教育者角色具有两方面含义：一方面护士有义务、有责任依据护理对象的不同特点进行健康教育，以改变人们的健康态度和健康行为，达到预防疾病和促进健康的目的。另一方面护士还要参与专业护理教学工作，包括临床带教和护理毕业生的培训工作。临床带教是基础护理教育的重要组成部分，护士的教育者角色要求护士具有较强的教学意识，应用教与学的理论和技巧指导护生顺利完成实习任务。护理毕业生的培训工作是一项新护士规范化培训项目，一般由具有护师及以上职称的护理人员承担，以培养合格的护理人才。

4.科研的角色　护理学科的发展需要不断开拓新的护理理论，发展新技术及技能，以指导、改进护理工作，提高护理质量。这就需要护士，特别是受过高等教育的护士在工作中积极进行护理研究，通过研究来验证、扩展护理理论和知识，发展护理新技能，并推广研究成果。同时，护士还需探讨隐藏在患者症状及表面行为下的真正问题，以便能更实际、更深入地帮助患者。

第二节 护理人员应具备的资格与条件

一、护理人员应具备的资格

护理工作是医疗卫生工作的重要组成部分，与医疗安全和医疗质量息息相关，护理人员承担着多种角色功能，在医疗、预防、保健和康复工作中发挥着重要作用。所以护理工作必须由具备护士资格的人员来承担，但在《中华人民共和国护士管理办法》发布之前，由于没有建立起严格的考试、注册和执业管理制度，使大量未经正规专业培训的人员涌进护士队伍。根据卫生部 1985 年的调查，在当时全国 63 万护士中，未经专业培训和未经正规专业培训的占 30%。虽然卫生部、劳动人事部曾经多次明令禁止各地安插非卫生技术人员从事卫生技术工作，但由于没有一部关于护士资格管理的法规，各级医疗机构无法阻止这一现象的发生。致使护理队伍整体素质难以提高，护理事故时有发生，医疗护理质量难以保证，严重损害了护理事业的发展和公众的就医安全。

护士资格考试制度和护士执业许可制度是世界各国护士管理的成功经验。我国借鉴这一经验，并结合国内的实际情况，建立了我国的护士执业资格考试制度和护士执业许可制度，即在原《中华人民共和国护士法（草案）》基础上起草的《中华人民共和国护士管理办法》（以下简称《办法》），该《办法》于 1993 年 3 月 26 日发布，1994 年 1 月 1 日开始实施（见附录），以法律的手段来保证护理质量及公众的就医安全。

根据《办法》的相关规定可知要成为法律意义上的护士（不是护理职称序列中的"护士"）必须经下列步骤：

1. 正式护理学校（院、系）毕业 从国家认可的普通中等卫生（护士）学校或高等医学院校护理专业毕业并获得该专业毕业文凭，已取得参加护士执业考试和注册的资格。

2. 参加护士执业考试 护士执业考试工作由国家医学考试中心负责组织实施，每年举行一次。获得普通中等卫生（护士）学校护理专业毕业文凭者可以申请护士执业考试。具有大专以上护理专业学历和在省级以上卫生行政部门确认免考资格的普通中等卫生（护士）学校护理专业的毕业生，可以免于护士执业考试。护士执业考试合格者由省、自治区、直辖市卫生行政部门发给《中华人民共和国护士执业证书》（以下简称《执业证书》）。护士执业考试合格即取得护士执业的基本资格，但取得护士执业资格的人还不是法律意义上的护士，还必须经过注册。

3. 申请护士执业注册 护士执业注册机关一般是护士执业所在地的县（区）级卫生行政部门，获得《执业证书》者可以向护士执业注册机关提出注册申请。

首次申请护士注册者，应填写卫生部统一的《护士注册申请表》，向主管部门提交健康检查证明及工作单位证明，缴验专业学历证明、身份证明和《执业证书》，并缴纳注册费。护士注册的有效期为二年。护士注册期满前 60 日可按规定办理再次注册，再次注册除需缴验学历证明、健康证明、单位证明及《执业证书》外，许多省、自治区、直辖市还规定了把参加继续教育作为再次注册的条件。

　　4.取得护士执业资格的"护士"经护士执业注册后，便成为法律意义上的护士，享有护士的权利，并履行护士的义务。

二、护理人员应具备的条件

　　随着护理学科的发展，护理工作的模式、范围、对象都发生了很大的变化，要想成为一名合格的护理人员，成功地担负自己所承担的角色和功能，就必须具备一定的条件，概括地说，专业护理人员应具备有三个基本条件，简称"三 H"条件：①手（hand）：娴熟的护理技能。②脑（head）：广博而精深的专业知识。③心（heart）：全心全意的敬业精神。具体地说，护理人员应具备的条件包括知识（knowledge）、技能（skills）和职业态度（attitude）三个方面。

（一）知识方面

　　护理学作为医学科学领域中的一门独立学科，具有自然科学和人文社会科学的双重属性。护理学的知识体系包括自然科学基础、人文社会科学基础、医学基础、临床医学、专业基础、专科护理、社区护理和护理学与其他科学相融合的边缘学科。因此，护士不但要有丰富的医学知识和护理专业知识，还应广泛地学习人文科学和社会科学的相关知识，建立合理的知识结构，并在护理实践中不断更新自己的专业知识，这样才有可能为病人提供高质量的护理服务。

（二）技能方面

　　1. 娴熟的技术　娴熟、优美的护理技术不仅可以减轻病人的痛苦，还会使病人产生信赖和安全感。在进行护理技术操作时，要做到稳、准、快、好，即操作中动作轻柔、协调、灵巧、稳当，严格遵守操作规程，动作娴熟、手疾眼快、准确无误，质量高、效果好。例如：当一位需行颅脑急诊手术病人送入院后，护士从接诊、测量生命体征、观察瞳孔变化和意识情况、采集血液标本进行包括配血在内的各项实验室检查、做药物过敏试验、备皮到送进手术室。这一系列的工作要求护士在大约 15 分钟的时间里准确无误地全部完成，如果没有娴熟的技术是很难做到的。

　　2. 敏锐的观察力　观察是借助感觉器官对周围的人和事进行的一种有目的、有计划、持久的知觉活动，有效的观察必须伴有积极的思维活动，如边看边想"这是什么东西？""它是由什么构成的？""这是为什么？"等，所以观察也被称为"思维的知觉"。而观察力或观察能力则是一种能够迅速看出观察对象的特征，特别是重要特征的能力。观察和监测病情是护理的基本活动，贯穿于整个护理过程。护士通过观察了解病人的需要及病情变化，协助医生诊断，评价治疗护理效果及预测可能发生的问题等。因此，敏锐的观察能力在护理过程中非常重要。人的观察力是由生活经验和知识所决定的，而护理人员的观察力取决于其所具备的完善的知识结构、丰富的护理工作经验和对所观察现象的敏感性，要经过培养训练才能获得。

3. 与人相处合作的能力　护士与她周围人员的相处能力是护理职业成功的最主要因素之一。护理工作的核心是围绕人展开的，护士在与患者、患者家属及其他医务人员的交往过程中完成其减轻病痛和恢复、维持或促进健康的任务，实现护理目标。同时，由于护士 24 小时守候在患者身边，与患者接触的时间最多，与患者家属的联系也比医生多，护士通常在医生与患者及患者家属之间起着"桥梁"的作用。另外，护士与其他医务人员作为一个团队共同承担着患者的医疗康复任务，分工合作、协调一致、团结和谐的工作方式和氛围是患者获得高质量医疗卫生服务、尽快恢复健康的有力保证，而护士在整个医疗工作中处于人际交往的核心地位，扮演着举足轻重的特殊角色。因此，护理专业的学生应注意加强人际交往和与人合作能力的培养，有效地建立和调节好各种人际关系。

4. 解决问题的能力　护理工作的对象是患有各种疾病的人，每个人都是独特的，有其不同的个性特点、生活背景和生活经历。而同一个患者的疾病又时刻处于动态的变化之中。因此，护士在工作中，应该善于独立思考，有较强的应变能力和解决问题的能力，才能及时准确地解决患者发生的各种问题。

5. 自我评价的能力　护士要对自己有正确的评价，了解自身的长处和潜力，以及弱项和缺点。在工作中扬长避短，不断发展。

6. 教学能力　健康教育是护理工作的基本任务之一，护士应能够运用教和学的知识及原理进行健康教育，使人们转变健康观念，形成健康行为，从而使人们达到最佳健康状态。同时，护理是一门需要学习的专业，因此护理人员具有参与专业护理教学、培养新护理人员的任务，这就要求护理人员具备较强的教学能力，才能培养出合格的护理人才。

（三）职业态度

职业态度是通过职业学习而形成的影响个体职业行为选择的内部状态，受一个人的职业价值观和信念的影响。护士的职业态度受护理人员对护理的信念、理想和所认同的价值的影响，是护理人员判断和决策的内在动力，直接影响着护理人员如何对待病人和如何处理各种护理问题。因此，护理专业的学生应注重培养良好的护理职业态度，对病人要有爱心、耐心和恒心，表现出对病人的真诚和尊重以及对工作认真负责的态度。

第三节　护士的素质和行为规范

一、护士的素质

（一）素质的含义

素质是一个经典的生理、心理学概念，又是一个在学校教育活动和社会生活中被广泛使用的概念，这一概念可做狭义和广义两种解释。狭义的素质就是生理、心理学上所说的"素质", 指人生来就具有的某些解剖生理特点, 特别是指感觉器官和神经系统的特点。广义的素质是指人在先天的基础上, 受后天环境、教育的影响, 通过个体自身的认识和社会实践形成的比较稳定的基本品质。素质包括思想道德素质、科学文化素质、专业素质、身体素质和心理素质等。由于护理工作的特殊性和神圣性, 护理人员必须具备特殊的职业素质。

（二）护士素质的基本内容

1. 思想道德素质

（1）具有"三热爱"、"一奉献"精神：护士应热爱祖国、热爱人民、热爱护理事业, 具有全心全意为人民服务, 为人类健康服务的奉献精神。

（2）具有良好的职业道德：护士职业道德的核心是救死扶伤和实行人道主义。这也是护士职业性质的具体表现。对病人具有高度责任感, 想病人之所想, 急病人之所急, 忠于职守、廉洁奉公。

（3）具有较高的慎独修养：慎独是指一个人独处时也能谨慎不苟。护士的慎独修养是以诚实的品格及较强的责任心为基础的, 而诚实的品格及较高的慎独修养正是护士高尚情操的具体表现。

2. 科学文化素质

（1）具备一定的文化素养和自然科学、社会科学、人文科学等多学科知识。

（2）具备一定的外语水平和计算机应用能力。

（3）掌握现代科学发展的新理论、新技术。

3. 专业素质

（1）具有合理的知识结构及比较系统完整的专业理论知识和较强的实践技能。

（2）具有敏锐的观察力、准确的记忆力和较强的综合分析判断能力, 树立整体护理观念, 能用护理程序解决患者的健康问题。

（3）具有开展护理教育和护理科研的能力, 不断开拓创新。

4. 身体心理素质

（1）具有健康的心理, 乐观、开朗、积极而稳定的情绪, 宽容豁达的胸怀。

（2）具有高尚的道德感, 真挚的同情心, 较强的适应能力, 良好的忍耐力及自控力, 善于应变, 灵活敏捷。

（3）具有较强的进取心, 不断求取知识, 丰富和完善自己。

（4）有健壮的体魄和规范的言行举止。

（5）具有良好的人际关系, 同仁间相互尊重, 团结协作。

二、护士的行为规范

人们在履行对社会所承担的职责义务过程中, 其思想和行为都遵循着具有自身职业特征的准则和规范。护理学的奠基人南丁格尔曾经说过："护理是一门最精细的艺术。"艺术需要想像力, 需要情感和创造力。就护士的职业特点而言, 在遵循人们公认的规范和行为的准则中, 其言行举止要求更为严格。所以, 护士与病人交流中, 其言、行、举止、姿势、眼神、微笑乃至片刻的沉默，都必须注意技巧，才能更好地为病人服务。

（一）护士的言语

人际交往中约有35%运用语言性沟通技巧，因为语言是人类交流信息常用的重要工具，在护理工作中尤其如此。护患之间的有效沟通是以采用彼此都能理解的语言为基础，这一点非常重要。护士应根据病人的受教育程度及理解力，选择合适的语言来传递信息。

1. 护理用语的要求

（1）应用规范的语言：护士在与患者交流过程中要注意语言清晰，语调适中，语意准确，语法规范，而且要有系统性和逻辑性。交代护理意图要简洁、通俗、易懂，避免使用难以理解的医学术语。

（2）传递关爱和真诚的情感：语言是沟通护患感情的"桥梁"。俗语说："良言一句三冬暖，恶语伤人六月寒。"马克思也曾说过："一种美好的心情，比十剂良药更能解除生理上的疲惫和痛楚。"这都说明语言对情感产生的作用和影响。所以护士一进入工作环境，就应立即投入护士角色，一切以患者的利益为重，不可将个人的不愉快情绪带到工作中影响患者，更不能迁怒于患者。护士应满腔热忱地面对患者，将爱心、同情和真诚相助的情感融化在语言中。如晨间护理时，护士面带微笑走进病房，向患者说声："早上好！"还可以针对不同的对象谈及不同的情况，如"您昨晚睡得好吗？""您气色好多了！"，这些并不是简单的寒暄，这是护患之间感情的交流。良好的语言能给患者带来精神上的安慰，有益于患者的健康。护士应注意发挥语言的积极作用。

（3）把握病人权利与保护性医疗制度的尺度：患者有知情权，因此，一般情况下，护士要实事求是的向患者解释病情及治疗情况。但由于患者对有些问题比正常人敏感，护士可视不同对象分别对待，有的可直言，有的必须委婉、含蓄。对危重患者要尽量减少他们的精神压力，以免加重病情。同时，护士要尊重患者的隐私权，未经患者允许，不可向与患者的治疗和护理无关的人员透露患者的病情，尤其是对患者的隐私如生理缺陷、精神病、性病等要保密。

2. 符合礼仪要求的日常护理用语

（1）招呼用语：如"请"、"请稍后"、"请别急"、"谢谢"、"对不起"、"没关系"、"再见"等。对患者的称谓要有区别、有分寸，可视年龄、职业而选择不同的称呼，如"老师"、"阿姨"、"同志"、"小朋友"等。不可用床号称呼患者。

（2）介绍用语：患者被送至病区时，首先接待他的是护士，护士要有礼貌地介绍自己。如："您好！我是您的责任护士，我叫×××，有事请找我。"

（3）电话用语：打电话时应有称呼，如"您好，我是××病房的×××，请叫××医生听电话"。接电话时应有礼貌，自报受话部门，如"您好，××病房，请讲"。

（4）安慰用语：使用安慰用语，声音应温和，表示真诚关怀，如"请别担心，目前这病还是有治疗办法，你的病一定会得到有效控制"。要使患者听后感到亲切，获得依靠感和希望感，而且感到合情合理。

（5）迎送用语：新患者入院，护士要充分意识到这是建立良好护患关系的开始，护士应起立面带微笑迎接患者，护送患者到床边。热情介绍病区环境、制度及同室的病友，使患者消除陌生感，尽快适应医院环境。患者出院时，护士应送至病房门口，用送别的语言告别，如"请按时服药"、"请多保重"、"请定时到门诊复查"等。给患者以亲切温暖的感觉，增强患者战胜疾病的信心，从而促使患者身心得以早日康复。对出院病员一般情况下都不要说"再见"。

3. 护理操作中的解释用语　法国管理学家凯特灵曾经说过："一个解释得很清楚的问题就是一个解决了一半的问题。"护士为患者进行任何护理技术操作时，都应清楚地向患者解释，让患者了解该项操作的目的、操作方法及患者的配合方法等，以解除患者因不知而引起的焦虑和恐惧，并可取得患者的理解和合作。有效的讲解，对于成功的护理是十分重要的。护理操作解释用语分三个部分进行：操作前解释、操作中指导和操作后嘱咐。

（1）操作前解释：讲清本项操作的目的；交代患者应做的准备工作；简要讲解方法及在操作过程中患者会产生的感觉；了解患者对该项操作的态度和愿望。同时，护士要承诺采用熟练的护理技术，尽量减轻操作过程中可能产生的不适。

（2）操作中指导：具体交代患者在操作中应如何配合；使用鼓励性语言，增强患者的信心；使用安慰性语言，消除患者的紧张和不安。

（3）操作后嘱咐：询问护理操作是否达到预期结果，患者有什么感觉；交代必要的注意事项；感谢患者的密切配合。

（二）护士的非语言行为

非言语沟通（non-verbal communication）不是用说话的内容来表达信息，而是利用个体表现出来的行为来传递信息，故又称为躯体语言（body language）。人际交往中约有65%的信息是通过非语言行为沟通的。一般认为，非言语沟通比言语沟通更真实、更准确，护士在护理实践中应善于利用非言语沟通技巧（见第七章"人际关系与沟通"），以了解患者的真实想法或某些"难言之隐"，可以有的放矢地做好护理工作，也可以取得患者的尊重和信任。

（三）护士的仪表与举止

仪表指人的风度、姿态和服饰，不同的容貌、服饰、姿态体现了一个人风度的雅俗，给人留下不同的印象，产生不同的效果。护士端庄稳重的仪容，和蔼可亲的态度，高雅大方、训练有素的举止，不仅构成护士的外表美，而且在一定程度上反映其内心境界与情趣。护士端庄的仪表会给患者带来良好的第一印象。

1. 容貌与服饰　人的容貌有情感传递和审美的功能，在人际交往中起到重要的作用。

服饰是指服装与妆饰。服饰有表现人体美和美化生活的作用，也是社会文明的标志之一。护士的妆饰要适度，要与护士角色相适应，自然、大方、健康、高雅，要使患者感到亲切、和蔼、可信。

护士的制服与帽子，代表护理专业的特征，体现了护士特有的精神面貌，象征着护士的自信，凝集着护士的骄傲和希望。要求工作服、帽、鞋都要干净、规范。护士制服与帽子以白色为主，对不同科室如手术室、小儿科、传染科等可选用淡蓝色、淡绿色、淡粉色工作服，式样应合体、美观大方，有利于工作。护士在班期间不戴首饰。

2. 姿态　姿态是指人的姿势、体态。姿态可反映一个人的文化修养，尤其是站姿，为姿态的基础，是保持良好风度的关键。

（1）站姿：优美的站姿是头正，颈直，两肩外展放松，挺胸，收腹，立腰提臀，两腿并拢，两脚前后错步或成微"丁"字步，两手在身体两侧自然下垂或两手轻握置于腹部或下腹部。

（2）坐姿：端庄、文雅的坐姿建立在站姿的基础上，单手或双手向后把衣裙下端捋平，轻轻坐在椅面的 2/3 ~ 3/4 处，上身端正挺直，双膝并拢，小腿略后收或小交叉。两手轻握，置于腹部或腿上。

（3）走姿：在站姿的基础上，行走时抬头，挺胸收腹，提臀，弹足有力，柔步无声，步履轻捷自然，两臂前后摆动，前后摆幅不超过 30°。左右两脚沿一直线两旁，小步前进。

（4）持治疗盘：双手握托治疗盘，肘关节贴近躯干呈 90°。

（5）持病历卡：一手持病历卡，轻放在同侧胸前，稍外展，另一手自然下垂或轻托病历下方。

护士在护理实践中，都应有意识地注意自己的坐、立、行和持物等姿态，日久天长，必然可以形成优美的姿态。

【思考题】

1. 护士应具备哪些基本素质？
2. 现代护士有哪些角色？

第七章

人际关系与沟通

每个人都生活在与他人所共同组成的社会中，因而必须与各种社会成员进行人际交往。人们在相互依赖、相互配合、相互帮助的人际关系中得以成长和发展并实现个人和组织目标，而沟通则是建立人际关系的必要途径。因此，人际交往和人际沟通已成为人们生存和发展不可缺少的重要组成部分。

第一节 人 际 关 系

人际关系（interpersonal relationship）是人们在交往过程中的一种心理上的连接关系，不同的人际关系会产生不同的情绪体验，从而影响进一步交往的态度和行为。护理人员在护理工作中会遇到许多人际关系的问题，良好的人际关系将有助于护理人员提供高质量的护理服务，提高工作效力。

一、概述

（一）人际关系的概念

人与人之间的关系是一个较为复杂的社会现象，不同的学科对人际关系的理解不尽相同。社会学认为人际关系是社会关系总体中人们的直接交往关系；社会心理学则把人际关系定义为人与人之间的心理联系，表示心理距离的远近；行为科学认为人际关系是人与人之间的行为关系，体现人们的社会交往和联系的状况。从护理学的角度来说，人际关系是在一定社会条件下个体与个体之间在相互认知、情感互动和交往行为中所表现出来的一种状态。它的主体是个人，联系的纽带是感情。良好的人际关系，能使人感到安全、友爱、温暖和幸福，从而产生对生活的热爱和对事业的追求；反之，冲突、冷漠和相互排斥的人际关系会使人产生精神负担，表现出焦虑、抑郁、缺乏安全和信任感。

（二）人际关系的社会心理基础

1. 人际关系需求 从心理学的角度，人的需要决定了建立人际关系和进行人际沟通的必然性。马斯洛的需要层次理论强调，人除了有生存和安全等低层次需要外，还有社交、尊重和自我实现等高层次需要，这些需要与人际交往和沟通都有直接关系。心理学家修茨（W.C.Schutz）认为，由于每个人都期望得到别人的支持、帮助和依赖，因此都具有人际关系的需求。

2. 人际吸引　人际吸引是人与人之间产生的彼此注意、欣赏、倾慕等心理上的好感，是人际交往过程中人们进一步建立人际关系的基础条件。人际吸引力越大，人际双方的心理距离越近，越容易建立密切的关系；相反，人际双方的关系就疏远，甚至相互排斥。人与人之间的相互熟悉、交往双方的仪表和才能，以及在交往过程中彼此能够在精神上和心理上得到愉快和满足的感觉是增加人际吸引的重要因素。

二、护理人际关系

护理工作的中心是人，护理人员在与有健康需要的人及其他医务人员的交往过程中完成其减轻病痛和恢复、维持或促进健康的任务，实现护理目标。因此，科学地建立和调节好各种人际关系，不仅是完成护理工作和发展护理事业的需要，也是每个护理人员的主观愿望。学习和研究护理专业性人际关系，搞好人际交往，对于每个护理人员、护理集体，乃至医院和社会都有着重要的现实意义。

护理工作中的人际关系是指护理人员在护理病人的过程中与病人、病人家属及其他医务人员（如医生、护理人员、检验师、营养师、行政人员、后勤人员等）之间产生和发展的一切关系，包括护患关系、医护关系、护际关系等等。由于护理人员的人际关系为护理工作的需要而建立，因此不同于一般的社交性人际关系，它是一种专业性人际关系，具体地说，具有以下特性。

1. 专业目的性　这是由护理人员的专业职能所决定的。护理人际关系与一般社交性人际关系不同，它具有明确的专业目的性，即护理人员在护理过程中与服务对象及其他医务人员建立关系的目的，是为了解决特定的护理专业问题，完成特定的护理专业任务。因此，护理人际关系又称为专业性人际关系。而社交性人际关系则不具有专业目的性，往往是情感因素占支配地位。当然，护理人际关系并不排斥情感因素，但情感因素是从属于专业目的性的，它不能取代专业目的性的支配地位。

2. 时限性　这是由护理人员专业任务的特定时间跨度所决定的，专业任务存在，关系便存在；专业任务完成，关系即告结束。时限性特点在护患关系上表现得最为突出，当个体有健康问题而与护理人员接触时，此种关系才存在，当个体的健康问题得到解决时，专业关系即告终止。当然，病人出院后，仍可能与护理人员继续交往，但这种关系已经没有专业目的性，因此已不属于护理专业性人际关系的范畴，而成为一般的社交关系了。

3. 多面性　这是由护理人员的多角色功能所决定的。护理人员不仅是健康照顾者，还是合作者、计划者、管理者和研究者，同时也是教育者和宣传者。护理人员在行使自己的这些专业职能时，就要与各种各样的人员接触交往，建立多层面的人际关系。这些关系相互交织、相互影响，使护理专业性人际关系显得十分丰富多彩。

4. 复杂性　这是由护理服务对象的特殊性和流动性所决定的。护理人员的服务对象是有生命有情感的人，他们有不同的生活经历、社会背景和文化传统，患病后的生理、心理反应也各具特点，加上病人的流动性很大，使护理人际关系的复杂性和处理难度大大增加。所以，护理专业的艺术性在很大程度上，就体现在如何处理好复杂的专业性人际关系。

5. 协同性 这是由医护工作的整体系统性所决定的。健康服务是一种需要许多人协调一致、共同努力才能完成的群体性工作，健康服务系统具有严密的组织性。因此，护理人员在处理专业性人际关系时，必须按系统组织所规定的原则和纪律办事，工作中既要有分工，更要有协作，争取获得病人、家属、护理同行及医生等人员的支持和配合。

6. 公众性 这是由健康服务工作的社会性所决定的。护理工作是健康服务工作的重要组成部分，其服务对象涉及社会的全体成员。而护理人员在很大程度上又代表医疗机构，甚至代表国家的社会医疗保障体系来为公众服务。因此，护理人员与服务对象之间的关系具有公共关系的性质。护患关系直接影响医疗机构的形象和信誉。

三、护患关系

护患关系（nurse - patient relationship）是在护理过程中护理人员与病人之间产生和发展的一种工作性、专业性、帮助性的人际关系，是护理人员与病人为了医疗护理的共同目标而发生的互动现象。由于建立和发展护理人际关系的根本目的在于满足患者的健康需求，因此护患关系无疑是护理人际关系的中心。

（一）护患关系的性质

护理人员与病人之间的关系，与一般的人际关系有相似之处，都是在特定的背景下形成的、以一定目的为基础的双向关系，但是，护患关系是一种专业性人际关系，具有帮助和治疗的意义，显然有其独特的性质。

1. 护患关系是一种专业性的工作关系 护患关系的建立出于护理工作的需要，是护理人员的专业行为。护患关系中的所有活动是以专业活动为中心，以保证病人的康复为目的。因此，不管面对何种身份、性别、年龄、职业、素质的病人，不管护理人员与这些人之间有无人际吸引基础，护理人员都应与病人建立保持良好的护患关系，所以，护患关系是一种专业关系，也是一种工作关系。

2. 护患关系是一种治疗关系 护理人员与病人的治疗关系体现在两个方面：第一，良好的护患关系是护理人员实施有效心理护理的手段，护理人员通过应用恰当的护患交往技巧来达到治疗和解决病人心理问题的目的；第二，良好的护患关系能够有效地减轻或消除病人来自环境、诊疗过程和疾病本身的压力，有助于疾病的治疗和康复。

3. 护患关系是一种帮助关系 护患关系的一方是缺乏必要的能力、意志和知识而无法独立满足健康需要的个体、家庭或群体，另一方则是以协助这些不能自行满足其健康需求的人们为独特功能的专业帮助者。因此，护理人员与病人的关系是一种帮助者与被帮助者的关系，护理人员在与病人的交往过程中，帮助病人满足其需要，使其达到最佳的健康状态。

4. 护患关系的不对等性 由于护患关系是在病人患病的情况下形成，因而病人自然地成为这种关系的依赖者，而护理人员也常常以病人的保护者和照顾者身份自居，这与其他人际关系中双方的相互依赖性不同。因此在护患关系中，主要是护理人员影响病人，而病人则是被动地接受护理人员的意志和要求。当然，这一切是以病人的健康为前提的，超越了这一前提，就是一种不健康的护患关系。

5. 护理人员是护患关系的主要责任者 由于护患关系是出于护理工作的需要，为了完成护理任务，实现护理目标而建立的一种专业性人际关系，建立良好的护患关系是护理的职业要求。因此，在护患接触过程中，护理人员应该积极主动地协调护患关系，避免矛盾和冲突的发生。

（二）护患关系的行为模式

1976 年，美国学者萨斯和荷伦德（Szasy & Hollander）提出了医患关系的三种模式，这种医患关系模式同样也适用于护患关系。

1. 主动 – 被动型（activity – passivity model） 这是一种传统的护患关系模式，即以生物医学模式及疾病护理为主导的护患关系模式，其特点为"护理人员为病人做什么"。护理人员对病人的护理处于主动和给予的主导地位，而病人则处于完全被动和接受的从属地位。所有针对病人的护理活动，只要护理人员认为有必要，不需经病人同意。病人则完全服从护理人员的决定，不会提出任何异议。目前，这种模式主要发生于某些难以表达自己主观意志的病人，如昏迷病人、婴幼儿等。此时，需要护理人员发挥积极能动作用。

2. 指导 – 合作型（guidance – cooperation model） 这是一种护患双方都具有主动性的模式，即以生物 – 心理 – 社会医学模式及疾病护理为指导思想的护患关系，其特点为"护理人员教会病人做什么"。在护理活动中，护理人员决定护理方案与护理措施，并指导病人学会有关缓解症状、促进康复的方法。病人则尊重护理人员的决定并主动配合，向护理人员提供与自己疾病有关的信息，并能对护理方案和护理措施提出建议和意见。这一模式适用于一般病人，尤其是急性病人。目前临床上的护患关系多属于这种模式。

3. 共同参与型（mutual – participation model） 这是一种护患双方平等合作的模式，即以生物 – 心理 – 社会医学模式及健康护理为宗旨的护患关系模式，其特点为"护理人员帮助病人自我恢复"。在医疗、护理的过程中，护患双方具有大致同等的主动性和权利，共同参与护理措施的决策与实施。病人不是被动地接受护理，而是积极主动地配合并亲自参与护理，护理人员要尊重病人的权利，与病人共同商定护理计划。这一模式体现了护患之间以平等合作为基础的双向作用，多适用于患有慢性疾病和受过良好教育的人员。此时，病人对自己的健康状况有充分的了解，把自己看成是战胜疾病的主体，有强烈的参与意识。

上述三种护患关系的基本模式各有特点，其中指导 – 合作型及共同参与型更能发挥病人的主动性，有利于提高护理效果与效率。因此，只要病人能表达自己的意见，护理人员就应该尊重病人的权利，鼓励他们共同参与护理活动。

（三）护患关系的建立与发展过程

护患关系是一种以病人康复为目的的特殊人际关系，其建立与发展并非由于护患之间相互吸引，而是护理人员出于工作需要、病人出于健康的需要而建立起来的一种工作性、帮助性和治疗性关系。因此，护患关系的建立既遵循一般的人际关系的规律，又与一般人际关系的建立及发展过程有一定的区别。护患关系的建立与发展一般可分为三期：即初始期、工作期和结束期。

1. 初始期　发生于病人寻求专业帮助、与护理人员第一次接触时。初始期是建立护患关系的第一期，主要任务是与病人建立信任感和确认病人的需要。信任是建立良好护患关系的决定性因素，是后继护理工作的基础。为了建立信任关系，护理人员应以真诚、尊重和同感的态度及行为，体现出爱心、耐心、细心、热心、同情心和责任心，向病人介绍自己，解释自己所负责的护理工作，建立一个有助于增进病人自尊的环境，以取得病人的信任。病人通过观察和了解护士的言行确定对护理人员的信赖程度。另外，护士还须收集资料，了解病人的情况，发现病人的健康问题，并鼓励病人积极参与互动。

2. 工作期　这是护患关系中最重要的时期，时间相对较长。在病人对护理人员产生信任感的基础上开始护患合作，主要任务是应用护理程序帮助病人解决已确认的健康问题，满足其康复需要。在工作期，护理人员的知识、能力及态度是发展和维持良好护患关系的基础。护理人员应该对工作认真负责，对病人一视同仁，尊重病人的人格，维护病人的权利，并鼓励病人参与自己的康复及护理活动，充分发挥主观能动性，减少对护理的依赖性，使其在接受护理的同时获得有关的健康知识，逐渐达到自理及康复的目的。

3. 结束期　通过与病人的密切合作，达到预期目标后，护理人员的健康服务即将终止，护患关系将进入结束期。结束期的主要任务是成功地结束护患关系。护理人员应尽可能在完全结束护患关系前就做好必要的准备工作，如护患双方对整个护患关系发展过程的评价，病人对自己目前健康状况的满意度或接受程度，今后病人保持和促进健康的教育计划，并征求病人意见，以便更好地改进工作。

（四）促进护患关系的原则与方法

1. 平等原则　护患双方在社会地位上应该是平等关系，两者之间的平等交往是以护理科学服务于护理对象的健康为准绳的。

2. 主动原则　护患双方对护理的态度、目标是积极一致的，双方都有主动性。表现在护理对象为了自己的健康，愿意主动接触护理人员，提供自身的真实情况，努力配合护理和治疗；护理人员主动关心、体贴护理对象，自觉规范职业言行，努力提高、丰富专业知识和技能，尽力满足护理对象各方面的需求。

3. 协调原则　护患双方相互尊重，相互信赖，相互能坦率、真诚地表达自己的情感，尤其在对待防病、治病，保持或恢复健康的措施方面，能相互支持和合作。

4. 技巧原则　这是指护理人员具有良好的护患沟通技巧。在护患关系中必然存在着需求与满足的矛盾冲突，就护理人员在护患关系中的主导地位而言，掌握积极、有效的护患关系调控技术，是护理人员建立良好护患关系的重要职业要求。

（五）影响护患关系的因素

医务人员中，护理人员与病人接触的机会最多、关系也最密切，护患之间发生争议的机会也就较多。在护理工作中，常见的引起护患关系问题的因素有角色模糊、责任冲突、权力差别和理解分歧。

1. 角色模糊　"角色"是指某一团体的成员依其特定的地位和责任而表现出来的相应

的行为模式。"角色模糊"是指个体对于自己充当的角色不明确或缺乏真正的理解时所出现的状态。

在我国的临床护理实践中，护理人员与病人双方因角色模糊而导致的关系问题是比较多见的。例如一位患肠癌的女病人于下午2时入院后，由一位年轻护理人员带到床边，帮她放好物品并告诉她关于家属探视时间、开饭、就寝等一些规定后便转身离去。此时，病人呆呆地坐在床上，不知所措。对那位带她的"医务人员"是谁、负什么责任等问题一无所知。想出去给家人打电话，但又不敢离开。看着邻床一位刚刚做过手术、正在痛苦呻吟的老太太，病人一边猜想着自己将如何接受治疗，一边等待医生来为她做检查。一个小时过去了，没有任何人与她说一句话。病人渐渐地烦躁起来，想问一下自己该干什么，医生是否要来检查。但看着那一张张陌生的脸和"穿着白大褂"匆匆地走来走去的人群，几次想开口，又咽了回去。病人感到度日如年，不知道以后的日子该怎么过……

上述例子中存在着护患双方角色模糊的问题。首先，那位把病人带到床边的年轻护理人员对自己的角色功能不清楚，不知道自己在护理新入院病人时的职责，表现出对新病人孤立无助的心理状态既不理解、也不关注。其次，其他护理人员对病人作为"被帮助者"的角色特征认识不清，表现为对这位需要帮助的新病人不闻不问，不知道病人是否需要帮助和需要什么帮助，更没有想到如何去帮助这位病人。第三，由于护士在入院护理时没有进行自我介绍，导致病人对护理人员角色认识模糊，不知道护理人员是干什么的，有什么角色功能等等，因此，连向谁求助都不知道。第四，病人对自己的角色特征也不清楚，因而不敢发问，不敢求助。其实，向护理人员发问、求助是自己作为病人角色的正当权益，没有什么可顾虑的。这个例子说明，护患双方的角色模糊可以阻碍良好关系的建立。

2. 责任冲突　发生责任冲突与"角色模糊"有着密切的联系，护患双方主要是在谁应该为病人出现的健康问题和改变病人的健康状况承担责任的问题上意见不一致，因而影响护患关系的顺利建立和发展。例如一位因脑血管意外后出现右侧肢体瘫痪后遗症而接受针灸治疗和理疗的病人，医生和护理人员要求病人多做下肢活动以配合治疗。但病人却说自己下肢麻木无力，无法活动，难以配合治疗等。护患双方在该由谁负责改变病人健康状况的看法上发生争议，病人不愿进行积极的肢体功能锻炼，只想单纯依靠医生的治疗解决问题。也就是说，病人不知道应该为改善自己的健康状况承担责任；而医护人员则持不同看法，这样很容易造成护患双方的不满情绪，从而影响护患关系的良性发展。

3. 权益差异　要求获得安全、优良的健康服务是病人的正当权益。但在大多数情况下，病人并不具备维护自己权益的知识和能力，必须依靠医护人员来维护，这就使病人在护患关系中处于弱势的依赖地位，而护理人员则处于比较权威的主导地位。这种情况容易助长某些护理人员的优越感和支配感，在处理护患双方的权益争议时，往往会自觉或不自觉地倾向于照顾医护人员和医院的利益，较少考虑病人的权益，因而加重病人心理负担，影响康复。

4. 理解分歧　理解分歧也是影响护患关系的一个因素。当护患双方对信息的理解不相一致时，就会在信息传递过程中发生差错，容易造成护患双方的误解和相互埋怨，导致护患关系的损害。引起理解分歧的原因主要有3个方面：①护理人员在与病人沟通时使用专业术语。②护理人员使用不同的方言土语与病人沟通。③护理人员在与病人沟通时语言过于简单，表述不清。例如某病人第二天要做胃部分切除手术，当晚责任护士告诉他："明天早上不要吃饭。"病人点点头表示知道。第二天早上，病人肚子饿了，心想：护理人员只说"不要吃饭"，吃馒头总不要紧吧，便买了馒头吃了。结果手术不得不延迟。于是病人就埋怨护士不负责任，耽误了自己的治疗，使护患关系变得紧张起来。

（六）建立良好护患关系对护理人员的要求

良好的人际关系是心理健康的重要标志之一，而护理工作的最终目的是帮助服务对象最大限度地减轻痛苦，恢复、促进或保持健康，或帮助临终的病人安详地、有尊严地逝去。因此，为病人创造一个有利于康复、和谐、安全、支持性的治疗休养环境及良好的护患关系不仅可以帮助病人战胜疾病，恢复身体健康，而且对保障及恢复病人的心理健康有着十分重要的意义。为了建立良好的护患关系，护理人员必须具备一定的素质。

1. 保持愉悦的情绪　情绪可以在人与人之间互相传递和感染，护理人员的情绪会对病人产生直接的影响。因此，护理人员应保持良好的心态、自觉控制和调节自己的情绪，不把个人情感带到工作中，让病人体验到积极向上的氛围。

2. 不断地充实自己　保持娴熟的业务能力和沟通技巧是建立良好护患关系的基础，因此，护理人员必须不断汲取新理论、新知识、新技能，利用一切学习机会来更新自己的知识结构，提高自己的专业水准和沟通技巧，从而获得满意的护理效果。

3. 真诚地对待病人　真诚是指护理人员真心诚意地关怀病人、帮助病人，在与病人的互动关系中，尽量体会病人的感受，并能够将内心的感受在适当的时候以恰当的方式表达出来，使病人感觉到护理人员是可以信赖和依靠的人，因而缩短了病人与护理人员之间的心理距离，促进了护患关系的良性发展。

4. 尊重病人权利和人格　尊重病人是建立良好护患关系的前提，护理人员应无条件地接纳病人，对所有的病人一视同仁，尊重每位病人的权利和人格，使病人感觉到人与人之间的平等和尊重。同时，护理人员还应鼓励病人积极参与制定护理计划，充分调动其主观能动性，帮助他们达到最佳健康状态。

四、护理人员与其他人员的关系

（一）医护关系

护理人员是医生最重要的合作伙伴，在医疗卫生实践中，医护双方分别从不同的侧重点为病人提供健康帮助。医生以治疗为导向，在治疗上负有主要的角色责任，关注的重点是如何正确诊断和治疗。护理人员以护理为导向，在护理中负有主要的角色责任，关心的是病人对疾病诊断和治疗的反应，重点是减轻病人的不适并协助其适应病人角色。由于病人是一个整体，因此，医护双方必须维护一种良好的关系，大家通力合作，密切配合，共同促进病人的早日康复。

1. 医护关系模式　随着医学模式和护理理念的转变，护理人员与医生的关系模式也正在从历史的"主导－从属型"向现代的"并列－互补型"转变。

　　（1）主导－从属型：这是传统的医护关系模式，护理人员从属于医生，其工作任务只是机械地执行医嘱。因此，在护理实践中，护士只对医生负责，不直接对病人负责。医护关系是一种支配与被支配的关系。

　　（2）协作－互补型：随着现代医学的发展，医学模式的转变，人们对疾病和健康的认识发生了根本性的变化。护理也已经成为一门独立的学科，不再是医疗的附属品。目前，医疗和护理是医疗卫生服务体系中两个既相对独立，又相互依存的重要组成部分，双方密切协作，共同为病人的健康承担直接的责任。护理人员在工作中需要根据病情和诊治方案，从病人的整体需要出发，制订完整的护理方案。其工作任务包括护理独立性工作和医护协作性工作两个方面，而执行医嘱只是医护协作性工作的一部分。同时，由于护理独立于医疗而存在，具有自己独特和完整的知识体系，因此，在医疗卫生实践中，护理和医疗可以相互监督，互补不足，使医疗护理质量得到不断的提高。

（二）护际关系

　　护际关系是指各类护理人员之间的人际交往关系。护际关系是一种同事关系，既有工作关系的性质，又有社交性人际关系的属性。因此，在处理护际关系时，需要同时遵循工作关系和社交性人际关系的处理原则和技巧。

　　在护理工作中各类护理人员由于职责分工、知识水平、工作经历等不同，在交往过程中往往会产生不同的心理，导致人际交往的各种矛盾。

　　1. 护理人员与实习护士的交往心理及矛盾　护理人员在临床护理教学中承担着临床带教的任务，因此，带教老师与实习护士之间既是师生关系，又是同志关系。带教老师希望实习护士工作主动、多问、多学、多做，尽快掌握护理操作技术；实习护士则希望带教老师医德高尚，业务熟练，待人热情，带教耐心。护理人员与实习护士间的人际交往一般较好，但有时也会有一些矛盾。带教老师往往喜欢勤快、聪明的学生，而对一些接受能力较差的实习护士往往表现得不耐心，批评指责较多，甚至操作也不放手，不仅使她们失去学习兴趣和信心，而且产生师生之间的矛盾和冲突。有的实习护士傲慢，不虚心，自认为有本事，似懂非懂，不尊重带教老师，造成一些差错事故，给带教老师增加心理压力，出现不愿意带学生的心理状况。

　　2. 护理人员与护理员的交往心理及矛盾　就目前医院情况来看，大多数护理员没有经过正规的护理员培训，通常为临时性的工作人员。因此在与护理人员的交往中，往往处于被动地位。根据角色期望心理，她们希望护理人员能教她们一些基本的护理知识，尊重她们的劳动，提高她们在病人面前的威望，不愿意被人随意打发、指使。护理人员则希望护理员能掌握一些临床护理基础知识，在搞好病区卫生、供应好饮食工作之外，能协助护士做一些护理工作，减轻护理人员的工作负担。多数护理人员和护理员之间都能做到互相关照，密切配合，但也有少数护理人员与护理员出现工作不协作的现象，有时出现互相挑剔、互相指责的情况。

　　3. 新老护理人员之间的交往心理及矛盾　中老年护理人员大多热爱护理工作，专业思想稳定，一心扑在工作上，希望青年护理人员尽快掌握护理技术和知识，对她们要求严格，看不惯少数年青护理人员害怕吃苦、工作马虎、没有敬业精神。青年护理人员则嫌中老年护理人员观念落后，说话啰嗦，爱管闲事，于是便产生人际交往矛盾。

4. 护理人员与护士长的交往心理及矛盾 护士长希望护理人员能很好地贯彻自己的工作意图，妥善安排好自己的家庭、生活和学习，顺利完成各项护理任务；护理人员则希望护士长的业务过硬，关心下属，一视同仁，多给下属以指导和帮助。在工作中，有时会出现护士长与护理人员之间的矛盾，如有的护理人员不体谅护士长的工作难处，服从意识差，强调个人困难多，考虑科室工作少；反之，护士长只顾抓工作，不关心护理人员需求等，这些均可造成护理人员与护士长之间的人际冲突。

（三）其他

除上述特定关系外，护理人员还要处理好与其他技术人员、后勤人员、管理人员之间的关系。一方面，护理人员要站在病人的角度，及时反映病人的需求，满足病人的合理需要，另一方面，护理人员应支持这些部门的工作，尊重他们的意见，做好对病人的解释、说服、安慰工作。护理人员只有在各方面人员的通力合作之下，才能将护理工作顺利完成。

第二节 护 患 沟 通

沟通（communication）是人与人之间交换知识、意见、思想、观点、感情的过程，是人类最基本、最重要的活动之一。人们通过沟通实现人际交往、传递信息和表达情感等目的。沟通的意义非常广泛，它可以是人与人之间的信息交流，也可以是人与机器之间的信息交流或通讯工具之间的信息交流。

护理工作中的沟通，主要是指护理人员与病人、病人家属、护理同行以及医生之间的信息交流，其中，护理人员与病人的沟通，即护患沟通是所有护理沟通中最为重要的一种沟通，它既有一般沟通的特征，又不同于一般性的沟通，也不同于护理人员与其他医务人员之间的沟通。护患沟通是为了协助病人处理其健康问题、获得或增强面对和解决其健康问题的能力以及发展或增强自身功能，因此是一种治疗性沟通。

护患关系的建立与发展，是在沟通过程中实现的。有效的沟通将产生良好的护患关系，缺乏沟通或无效的沟通会导致护患之间形同陌路或发生冲突。因此，护理人员学习沟通的知识和技巧，对建立良好的护患关系、提高护理质量至关重要。

一、沟通的基本要素

一个完整的沟通过程由下列 6 个基本要素构成。

（一）信息发送者

信息发送者（sender）也称为信息来源，可以是个人或团体。一个信息的产生常常有一定的信息背景，包括信息发送者过去的经历、对目前环境的感受、对信息发出后产生的后果的预测等，信息发送者在信息背景的影响下整理信息。

（二）信息及编码

信息（message）是指信息发送者发出的指令、观点、情感和态度等，将要传递的信息转变成适当的信息符号（如语言、表情、文字、图片、模型等）的过程称为编码（encoding）。信息编码的方式受信息发送者的教育程度、价值观念、生活背景及抽象推论能力等因素的影响。

（三）信息接受者

信息接受者（receiver）是信息传递的目标。信息接受者由于受教育程度、抽象推论能力、价值观念和生活背景等因素的影响，对信息可能有不同的理解及注释。

（四）传递途径

信息在发送者与接受者之间的传递媒介称为信息的传递途径（channel），又称信息通道，包括听觉、视觉、触觉、嗅觉及味觉等。如面部表情所表达的信息是通过视觉传递的，交谈时护士握着病人的手所表达的信息是通过触觉传递的等等。

（五）解码

解码（decoding）是信息接受者理解及感受信息发送者所发出信息的过程，也是对所编码的信息符号进行翻译的过程。因为信息的传递带有信息的发送者的背景色彩，因此，信息接受者在解码过程中必须要了解发送者的信息背景，才能准确地理解信息的真正含义。

（六）信息的反馈

信息接受者在接收到信息后给予发送者的一些反应称为信息的反馈（feedback），通过反馈可以了解信息是否准确地传递给信息接受者。因为当接收到的信息与发出的信息完全吻合时，沟通最为有效，因此，通过信息反馈核实信息的准确性是进行有效沟通的重要环节。

总之，在沟通发生前，信息一般是存在于信息发送者头脑中的一些观念、思想、知识等。要把这些信息传递给信息接受者，首先必须把信息转换为信号的形式（编号），然后通过媒介（途径）传送至信息接受者，由信息接受者将接收到的信息转译回来（解码）。这样信息的意义就从一个人传给了另一个人。另外，信息接受者通过反馈信息返回给信息发出者，对信息是否理解进行核实，使沟通进行下去。

二、沟通的层次

沟通双方由于相互信任程度的不同而有沟通深度的不同，主要体现在双方分享思想和情感的程度上。美国护理专家鲍威尔（Powell）提出了5个不同层次的沟通。

（一）一般性交谈

一般性交谈（cliche conversation）是最低层次的沟通，双方只是表达一些表面性的、应酬性的社交话题，如"您好"、"今天天气真好"、"谢谢"等套话。大家对这类话都很熟悉，不需任何考虑，使人感到很安全，可以避免一些不期望出现的场面。护理人员初次接触新入院的病人，往往从一般性沟通开始，如"您好，欢迎您入住我病房，望您早日康复！"。

（二）事务性沟通

事务性沟通（fact reporting）是一种纯工作性质的沟通，沟通的内容一般只涉及所要沟通的事实，不加入个人的意见，也不掺和个人的感情。病人陈述自己发病的经过和描述疾病的部位，护理人员向病人介绍病室环境和病室规章制度等一般属于事务性沟通的范畴。

（三）分享个人观点和判断的沟通

分享个人观点和判断的沟通（shared personal idea and judgment）除了传递事实性信息外，还希望与对方分享自己对该事件的想法及判断。这一层次的沟通是以相互信任为基础的。

（四）分享情感的沟通

分享情感的沟通（shared feeling）是指沟通双方除了分享对某一问题的看法及判断外，还会表达和分享彼此的感觉、情感及愿望。一般在经过较长时间的交往、双方建立了高度的信任后才会达到这一层次的沟通。

（五）共鸣性沟通

共鸣性沟通（peak communication）是沟通的最高层次，指沟通的双方达到了短暂的高度一致的感觉。达到这一沟通层次时，有时沟通的双方不需要任何语言就能完全理解对方的体验及感受，也能理解对方希望表达的含义。不是所有的人际沟通都能达到这一层次的沟通，只有非常熟识的人才能达到共鸣性沟通。

三、沟通的种类

沟通可以分为言语沟通和非言语沟通。

（一）言语沟通

言语沟通（verbal communication）是指通过说出来的话（spoken word）来传递信息。说话是人类最普遍的活动，也是人与人之间建立联系的最基本方式。由于言语是以说话人的意志为转移的个人组合，因此，有效的言语沟通有赖于沟通双方对说话人所用的语言具有共同的解释，这就要求护理人员在与病人沟通时应注意使用与病人相同的语言系统，尽量避免使用医学术语，因为在大多数情况下，病人对医学术语不理解，容易造成信息在传递过程中的歪曲。

（二）非言语沟通

非言语沟通（non‐verbal communication）不同于用所说话的字面意思来表达信息，它是指利用个体表现出来的行为来传递信息，故又称为躯体语言（body language）。非言语沟通包括辅助语言和类语言、表情体态、人体触摸和空间环境四大类。

1. 辅助语言和类语言　辅助语言包括说话的音量、节奏、语气和语调等，而类语言是指那些有声而无固定意义的声音，如呻吟、叹息、叫喊等。在人们的沟通过程中，辅助语言和类语言起着十分重要的作用，同一句话会因说话者的语气或语调不同而有不同的话义。在临床上，护理人员说话的语调和语气常常是患者借以判断护士态度的重要线索。因此，护理人员说话时应体现出真诚、同感和尊重，这将有助于沟通的深入。

2. 表情体态　是非言语沟通中使用最为广泛的一种形式，包括仪态服饰、面部表情、目光接触和动作体态四方面。

（1）仪态服饰：在人际交往中，仪态服饰是一种"无声的语言"。穿着打扮的选择是一个人的个人爱好，因此，可以部分地反映出一个人的个性、习惯和爱好。如一个穿着端庄、保守的人反映出其拘谨、严肃的个性等。同时，一个人的仪态服饰会给人带来不同的情感体验，如衣衫不整、不修边幅会让人产生不信任感，但如果打扮得过分艳丽，同样会使人产生不信任感，甚至厌恶感。因此，护理人员应该注意仪表端庄、稳重，服饰洁白、整齐、合体，使病人感到自己的护士会认真负责，是可以信赖的。

（2）面部表情：面部表情对人们所说的话起着解释、澄清、纠正和强化的作用，是测量情绪的客观指标之一。"听其言，观其色"可以使我们更正确地了解对方的真实感情。如蹙眉、皱额可以表示关怀、专注、不满、愤怒等情绪等。当然，面部表情的判断要视交往当时的具体情境、交往对象的个性特征，并结合其他行为进行。学会观察面部表情的各种细微差别，对交往过程中准确判断对方的情绪十分有益。

笑容在表达情感方面有其独特的功效，不同的笑容可以传达说话人不同的情感。自然而真诚的微笑具有多方面的魅力，有人说："它如阳光，可以驱散阴云；如春风，可以驱散寒意。"微笑虽无声，但它却可以表达出高兴、欢悦、同意、赞许、尊敬、同情等许多信息。护理人员的微笑对病人的安抚作用可能胜过十剂良药，受疾病困扰的病人能经常看到护理人员的微笑，会感到温暖和一派生机，从而增添战胜疾病的信心和勇气。但是护理人员在实际工作中，要掌握笑的分寸和场合，如当病人伤感时应收敛笑容，表示出对病人的同情和关切。

（3）目光接触：眼睛素来被人们誉为"心灵的窗口"，人们灵魂深处的东西都得以通过这个窗口折射出来。在人际交往中，目光接触是一种最常见的沟通方式，在目光接触中可以反映出双方的态度和情绪状态，如互相正视片刻表示坦诚，互相瞪眼表示敌意等。如在回答病人或家属的提问时，没有与病人或家属进行目光接触，只顾埋头干活，就会给人一种冷漠、怠慢的感觉。因此，护理人员在与病人及家属交谈时，应保持目光的接触，以给人一种受尊重和重视的感觉。

（4）动作体态：在人际交往中，无论举手投足、站立坐停、行走活动，都会在一定程度上透露人的态度、情绪和内心活动，并会给对方产生相应的情绪感染。在临床实践中，病人常常会根据护士在交谈时的体态和伴随动作来判断护士的态度，并依此来调整自己的态度和行为。例如护士在与病人交谈时如果一条腿不时地轻微抖动或不时地看表，会让病人感到护士对自己的谈话内容不耐烦或不感兴趣，病人就会失去继续交谈的兴趣和愿望，从而影响沟通的继续，同时也会影响今后护患关系的良性发展。另外，护理人员在与病人沟通时应保持体姿放松自如，使病人感到谈话比较轻松，紧张不安的心情可以得到缓解，利于展开沟通；而庄重、严肃的体姿则提示对方，谈话内容比较重要、正式，对方便会以认真的态度加以响应。

总之，表情体态提供了非常丰富的信息。因此，为促进有效的沟通，护理人员应注意培养自己良好的职业行为习惯，保持端庄、稳重的风度和伶俐、敏捷的举止，学会用自己的表情体态来表达对患者的尊重、理解、体贴和负责等积极的信息，并能从护理对象的表情体态中捕捉其没有用语言表达的信息。

3. 触摸　人体的接触和抚摸是非言语沟通的特殊形式，包括抚摸、握手、依偎、搀扶、拥抱等，可以传递许多不同的信息，在护患沟通和建立护患关系中起着重要的作用。当病人在经受病痛或需要帮助时，握住病人的手臂可以向病人提供了这样的信息："我在关心你，我将帮助你。"有时，在不适合用语言表示关怀的情况下，可用轻轻的抚摸来代替。触摸可减少病人的孤独感，可使不安的人平静下来。对听力或视力有障碍者，触摸可引起对方注意，起到加强沟通的作用。触摸老年病人可使他们感受温暖、面对现实。在重症监护病房，触摸可以让病人知道医护人员就在他们身边，关心照料着他们，从而产生安全感。在儿科病房，必要的抚摸、拥抱可使烦躁、啼哭的婴幼儿安静下来，并能促进婴幼儿身心得到较好的发展。事实表明，伴随言语沟通的抚摸对孩子的安抚和平静作用远优于单纯的语言安慰。因此，触摸是补充言语沟通和表达关心的一种重要方式。

然而，触摸除了可以表达关心、体贴、理解、安慰和支持外，还可以表达其他意义，因此，护理人员在如何运用触摸的问题上应保持敏感与谨慎，可以遵循下列原则：①根据不同的情景采用不同的触摸形式。只有采取与环境场合相一致的触摸，才有可能得到积极的结果。如一位母亲刚被告知其儿子在车祸中受重伤，正在抢救。此时，护理人员紧握她的双手，或将手放在其手臂上，可得到较好的反应。如果病人正在为某事而恼火甚至发怒，此时去抚摸他，便会引起反感。②根据病人的性别和年龄采取其易于接受的触摸形式。从中国的传统习惯来看，女性与女性之间的抚摸比较容易取得好感。因此，女护理人员与女病人之间沟通时伴随轻轻抚摸可以表示关切和亲密，效果较好。对于异性病人的抚摸则应持慎重态度。一般来说，年轻女护理人员与老年男性病人沟通时，抚摸病人手背或手臂，可以使病人获得亲密感和舒适感。如为老年女护理人员，则不宜随便对年龄相仿的男性病人施以抚摸，以免引起反感。同样，年轻女护理人员也不宜对年轻男病人施以抚摸。抚摸幼小儿童的头面部，可以起到消除紧张的效果；如果抚摸年龄较大男孩子的头面部，便会引起反感。③根据沟通双方关系的密切程度选择合适的触摸方式。例如：礼节性地握一下手，可以用于一般的社交场合，双方关系很浅，甚至第一次见面时都可使用。如轻轻拍一下对方的手背或肩膀，则关系就显得亲密些。握手时的松紧程度也可表示双方关系的亲密程度。如双手紧握，甚至拥抱，其亲密程度更深，往往表示强烈的情感。人体触摸时间的长短，也可传递不同信息。轻拍一下对方的手背或肩膀，常被理解为朋友式或玩笑式的触摸形式。如手在对方的身体上放一段时间，所显示的关系程度和情感程度都要更深一层。

4. 空间环境　在非言语沟通中，空间距离和环境布置也能传递重要信息。

（1）人对空间范围圈的需要：我们每一个人都生活在一个无形的空间范围圈内，这个空间范围圈就是他感到必须与他人保持的间隔范围。它向一个人提供了自由感、安全感和控制感。在人际沟通中，当你侵犯或突破另一个人的空间范围圈时，对方就会感到厌烦、不安，甚至引起恼怒，因为这样做破坏了人们心理内环境的稳态。这种个人需要的空间范围圈也称为个人空间。

在医疗机构内，我们同样需要重视空间范围圈的问题。当病人进入医院或某个卫生机构后，他们常常必须改变家庭提供给他们的空间范围圈而不得不在一个完全陌生的环境中住下，并要与一些完全陌生的人建立生活上的联系。医护人员可以随时闯入病人的空间范围圈，病人还要接受许多诊断性检查和治疗护理，使病人的空间范围圈进一步缩小，特别是在有多张病床的大病房，病人的私人空间范围更小。这些情况虽然不可避免，但并不证明病人可以不需要个人空间。医护人员应尽可能帮助病人减轻由于个人空间范围圈遭到破坏而产生的焦虑，以适应新的环境。同时，还应帮助他们建立客观条件允许的新的个人空间，并给以尊重和维护。例如：病床与病床之间用布帘相隔；允许病人在个人领域内拥有一定的控制权，如门窗的开关、窗帘的闭合与打开，以及床边物品的放置；对直接或间接影响病人活动的操作给予必要的说明和解释；尊重病人的隐私需要，进行检查治疗时，尽量避免暴露病人的身体，必要时使用布帘或屏风进行遮挡等。

（2）距离的含义：美国心理学家霍尔将人际沟通中的距离划分为亲密距离、个人距离、社交距离和公众距离四种：①亲密距离（intimate distance）是指沟通双方的间隔距离在 50 厘米以内。一般只有感情非常亲密的双方才会允许彼此进入这个距离，通常是知心密友、父母与子女或情人之间采取的距离。因此，如果不具备这种关系的人无缘无故进入这种距离，便会造成"空间的侵犯"，使人感到十分不快。在护理工作中，许多护理操作都必须进入亲密距离方能进行，如口腔护理、皮肤护理等等。此时应向病人解释或说明，使病人有所准备并给予配合，否则会使病人感到紧张和不安。②个人距离（personal distance）也是比较亲近的交谈距离，交谈双方相隔 50~100 厘米。适用于亲朋好友之间的交谈。如果一般关系的人进入这个距离交谈，往往表达希望进一步发展关系。如果一方靠近，而另一方迅速离开这个距离，则表达了对于发展关系的拒绝态度。在护理中，护理人员在与病人交谈，了解病情或向病人解释某项操作时，常采用这个距离以表示关切、爱护，也便于病人听得更清楚。③社交距离（social distance）在 1.3~4 米之间，是正式社交和公务活动常用的距离。此时双方已从握手的距离拉开，唯一的接触是目光的接触。说话的音量中等或略响，以使对方听清楚为宜。在护理工作中，护理人员站在病房门口与病人说话，查房时站着与病人对话，常用此距离。④公众距离（public distance）在 4 米以外，是人们在较大的公共场合所保持的距离，常出现在做报告、发表学术演讲等场合。此时一人面对多人讲话，声音响亮，非语言行为如姿态、手势等常比较夸张。护理人员进行集体健康教育时常采用此距离。

在现实生活中，这些距离范围并不是固定的，尤其是个人距离，是由社会规范和交流者的种族、文化、性别、地位、年龄、个性和心理素质等决定的。护理人员应保持对距离的敏感性，重视距离在沟通的有效性和舒适感中所起的作用，通过距离的选择应用，以表现对病人的尊重、热情和关爱。

（3）环境信息：环境布置能向人们传递许多非语言信息。正如家庭环境的布置装饰，能提供主人雅俗情趣方面的信息，一个医院的环境布置状况可以提供医院的服务质量和管理水平方面的信息。医院内的建筑设计和布局也能给病人传递许多信息，如有些医院将重症监护室（ICU）的病床安排成环形或扇形，医护人员工作室处于监护室的中心，并仅用玻璃门窗相隔，内外一目了然。这等于向重症病人传递这样的信息：你们都在医护人员有效的监护之下，一旦有什么问题，可以立刻得到救护和处理，尽管放心！

一般来说，人们可以很容易地通过选择不同的词汇来控制所要表达的内容，但却很难控制自己的非言语反应，因此，非言语沟通能够更直接地反映说话人当时的真实情感。护理人员在与病人沟通过程中，不但需要理解他的有声语言，更重要的是能够观察出他的非语言信号，并且能在不同场合中正确使用这些信号。当然，正确理解、判断不同情况下各种非语言信息是一个复杂的过程，没有一本包罗万象的非言语行为辞典。只有在实践中，不断培养和训练自己敏锐的观察能力，才能在护理工作中正确地运用非言语沟通技巧。

四、影响有效沟通的因素

在护理工作过程中影响有效沟通的因素很多，包括信息发出者和接受者的个人因素、沟通环境的因素以及使用的沟通种类和技巧。

（一）个人因素——信息发出者和信息接受者

1. 身体状况　沟通的任何一方处于疲劳、疼痛、不舒服状态、生理缺陷（如耳聋、失明、失语），或为新生儿或精神病病人等都可造成沟通困难。

2. 情绪状态　在沟通时，有一方处于生气、焦虑、兴奋、愤恨、悲伤、抑郁等情绪状态时，都可造成信息的传递和接受失真或有偏差，影响交流的结果。

3. 知识水平　沟通双方的知识水平、对语言文字的组织及表达能力不同，会导致对事物的理解差异，影响沟通的效果。

4. 社会背景　不同的社会背景如种族、民族、职业、社会阶层等，由于其生活经历、习俗的不同，表达思想、感情和意见的方式也不一样，容易造成许多误解。

5. 其他　双方各自的个性特征、自我形象等均是影响沟通的重要因素。

（二）环境因素

1. 物理环境　包括温度、音响、光线、噪音等。温度过高会使人的神经系统受到抑制，影响情绪；气温过低会使人紧张、畏缩不安。噪声过大，会影响人的情绪，使人感到疲倦不堪。光线过暗，则影响非言语交流的效果。

2. 社会环境　包括周围的气氛、人际关系、沟通的距离等，良好的人际关系、融洽的氛围，适当的交往距离等会促进沟通的顺利进行；反之，则不利于沟通。

（三）沟通技术

有许多不良的沟通技术可以阻碍有效沟通的进行，因此，在沟通过程中应尽量避免。

1. 突然改变话题　双方在沟通时，若护理人员对于谈话内容中没有意义的部分缺乏耐心而很快改变话题，就会阻止病人说出有意义的事情，同时给病人一种你不愿听他说话的感觉。

2. 主观判断　若护理人员不顾及病人的感受而用说教式的语气做出判断，如"你不该这么说"，病人可能以为你不愿再交谈下去而停止叙述。

3. 虚假、不恰当的安慰　会给病人一种敷衍了事的印象，如"你一定会好的，别胡思乱想"。

4. 匆忙下结论或解答　一般情况下，病人很少在谈话之初就说出自己的重点，若护理人员匆忙地回答病人的问题就会阻碍其继续说下去，并使病人产生不被理解和孤独的感觉。

5. 针对性不强的解释　当护理人员的解释与病人的自我感受不相符时，病人就觉得无法再交谈下去而中断沟通。

五、常用的沟通技巧

有效的沟通是指接受者所接受到的信息与发出者所表达的信息相吻合，并能够缩短双方的心理距离。为了使沟通顺利进行，护理人员除需了解沟通的一般知识外，还必须掌握一些常用的沟通技巧并能够在护患沟通中合理运用，以鼓励病人说出自己的感受，增进对病人的理解。常用的沟通技巧有倾听、重复、澄清、提问、反映、阐释、沉默等。

（一）倾听

倾听不同于一般的听或听见，而是指护理人员全神贯注地接收和感受对方在交谈时所发出的全部信息（包括语言和非语言），并做出全面的理解。也就是说，倾听除了听到对方讲话的声音并理解其内容外，还须注意其表情体态等非语言行为所传递的信息。因此，倾听是护理人员对于对方作为整体的人所发出的各种信息进行整体性的接收、感受和理解的过程。当护理人员全神贯注地倾听病人的诉说时，实际上是在向病人传递这样的信息：我很关注你所讲的内容，请你畅所欲言吧！病人便会毫无顾忌地说下去，同时还会获得解决问题的希望和信心。相反，如果一位病人滔滔不绝地向护理人员诉说自己对于即将进行的手术很担忧，害怕疼痛，担心手术不成功或出现后遗症等，但护理人员听后却又问：你对这次手术有什么顾虑吗？病人马上便会意识到护理人员根本没有在听他的诉说，此时，病人会立即失去继续交谈的兴趣和愿望。因此，有效地倾听应注意以下问题：

1. 对于倾听所需的时间要有充分的估计和准备，以便有足够的耐心听取诉说。

2. 排除可能出现的干扰因素（如传呼机的呼叫和接听电话等），以便集中注意力，同时也可以避免给病人造成一种"你很忙，没有时间听他多说"的印象。

3. 不随意打断病人的诉说。

4．不对病人诉说的内容急于做出个人判断和评论，应让病人充分诉说，以便全面完整地理解对方的本意和真实感情。

5．全面观察病人的非语言行为所传递的信息，因为非语言行为往往是真情的流露。

6．透过言语的字面含义而听出病人的言外之意。

有效倾听的关键是倾听者能够全身心地投入，并使用一些非语言行为和简单的应答，来显示自己的全神贯注和对于对方的关切，促使对方能畅所欲言。具体方法有：①与对方保持合适的距离，面向对方。②保持放松、舒适的体位和姿态。③与对方的视线保持接触。④必要时身体可稍向对方倾斜。⑤避免表示心不在焉的举动，如东张西望、不必要地看手表等。⑥适时地微微点头或应答，如"嗯"、"是啊"、"哦"、"唔"等，以表示自己正在听。

（二）重复

重复是将病人说话的要点重新说一遍，以表示护理人员正在认真地"听"其诉说，并理解病人说话的含义。重复技巧可以增强病人诉说的自信心，使其有一种自己的诉说正在生效的感觉，并从中得到鼓励而继续诉说，同时也可以向病人澄清护理人员是否正确领会病人的意思。重复可以直接用对方的原话。例如：

病人：昨天半夜我觉得很难受，难受得睡不着觉，胸很闷……

护理人员：唔，你半夜感到胸闷。

病人：是的，简直喘不过气来……（继续诉说）

重复有时也可以改换一些词句，但意思不变。例如：

病人：我的癫痫病反复发作，我难以想像我的病会对我的丈夫和儿子产生多么大的影响。我真希望我从来没有发过这种病，但现在它却老是发作……我不知道我丈夫和儿子会怎么想，他们一定很痛苦，我真担心……（因难过而说不下去）

护理人员：你很为你的丈夫和儿子担心，你怕他们会因为你的病而非常痛苦。

病人：是的，我实在为他们担心，我不想让他们烦恼……（继续倾诉）

在这个例子中，护理人员的重复并没有完全运用病人的原话，但意思未变。这种词语的变化可以表达护士的同感，使重复不至于显得机械。而且，在病人因难过说不下去时运用重复技巧，可以缓解病人的情绪，使交谈继续下去。

（三）澄清

澄清技巧是沟通过程中的一种反馈机制，是护理人员对于病人陈述的一些模糊的、不完整的或不明确的语言提出疑问，以确保真正理解病人谈话的内涵或获得更具体、更明确的信息。同时，应用澄清技巧还可以让病人知道护理人员正在认真地倾听他/她的讲述，从而鼓励病人提供更多的信息。澄清常常采用的说法如："请再说一遍"，"我还不太明白，请您再说清楚一点"，"我没有完全了解您的意思，您能否具体告诉我……"，"根据我的理解，您的意思是不是……"等等。澄清有助于找出问题的原因，增加信息的准确性，不仅可以使护理人员更好地理解病人，还可以使病人更好地理解他自己。

（四）提问

提问在护患专业性交谈中具有十分重要的作用，它不仅是收集信息和核实信息的手段，而且可以引导交谈围绕主题展开。所以提问是交谈的基本工具，是护理人员必须掌握的基本功。提问一般分为封闭式提问和开放式提问两种类型。

1. 封闭式提问　封闭式提问是将病人的应答限制在特定范围内的一种提问，病人回答问题的选择性较少，甚至有时只要求回答"是"或"不是"。因此，封闭式提问所涉及的问题类似于考试中的是非题或单项选择题。例如："您今天感觉胃部不适比昨天好些还是差些，或者是和昨天一样没什么变化？"（回答是三者选一）"今天您能下床活动一下吗？"（回答"能"或"不能"）有的问题虽然不是单纯的是非题或选择题，但答案仅限制在狭小的特定范围内，也应视为封闭式提问。如："您的胸痛是在哪个部位？"（回答为"某某部位"，或者用手指点该部位）

封闭式提问的优点是护理人员能迅速获得所需要的信息，节省时间。缺点是回答问题比较机械死板，病人得不到充分解释自己想法和情感的机会，缺乏自主性。如果在沟通过程中使用过多的封闭性问题，将不利于沟通的深入和建立良好的护患关系，护理人员也难以获得提问范围以外的其他信息。因此，封闭式提问在治疗性沟通中的作用有限，应尽量少用。

2. 开放式提问　开放式提问的问题范围较广，不限制病人的回答，可诱导其开阔思路，鼓励其说出自己的观点、意见、想法和感觉。在治疗性沟通中运用开放性问题提问，病人有较多的自主权，可以自己选择讲话的内容及方式，这将有利于病人开启心扉、宣泄和表达被抑制的感情。医护人员可获得较多的信息，以更全面、深入地理解病人的想法、情感和行为。其缺点是需要较长的交谈时间。开放式问题如："您看起来不太愉快，您有什么想法吗？请告诉我，我可以尽量帮助您"；或"过几天您就要动手术了，您对这次手术有什么想法？"

病人回答开放性问题并不是一件轻而易举的事，因此，护理人员对于所提出的每一个开放性问题都应慎重考虑和选择。同时态度要特别诚恳，必要时应说明提问的目的、原因，努力取得病人的理解。当病人确信自己的回答对解决健康问题有帮助时，便会乐意而认真地回答。如果护理人员不作任何说明突然提出一个范围很广的开放性问题，病人会感到莫名其妙，不知从何说起；或者因为怕麻烦而不愿回答。

封闭式提问和开放式提问在交谈中有时是交替使用的，但要注意每次提问一般限问一个问题，待得到回答后再提第二个问题。如果一次就提出好几个问题要病人回答，便会使病人感到困惑，不知该先回答哪个问题才好，甚至感到紧张、有压力，不利于交谈的展开。

（五）反映

反映是一种帮助病人领悟自己真实情感的沟通技巧，也称释义。在护患交谈时，病人的表述常会有词不达意的现象发生或者在语言或非语言行为中不自觉地流露出言外之意。护理人员通过专注而有同感的倾听，领会了病人的真情实意后，可以通过反映（释义）把病人的言外之意说出来，以帮助病人了解自己的情感和思想，从而能顺利地继续交谈。如：

病人：我住院已经好几天了，各种检查也做了不少，但是到现在为止，谁也没有对我的病做出明确的解释，我真不知道该怎么办！

　　护士：晤，看起来您很着急，也很烦恼？

　　病人：可不是吗？……（继续诉说）

　　上例中护理人员准确地把病人的情绪（着急、烦恼）点了出来，病人从中感受到理解和同情，并受到鼓励而继续倾诉。因此，反映是向病人表达共鸣和反响的极好方式，护理人员在应用反映技巧时应能够有同感地领悟病人的意思，产生共鸣，不能改变和曲解病人的原意，并且要具有正确描述病人情感的能力。

（六）阐释

　　阐释是护理人员以病人的陈述为依据提出一些新的看法和解释，以帮助病人更好地面对或处理自己所遇的问题。前面介绍的重复、澄清、反映等沟通技巧都没有超出病人自己所表达的本意，而阐释则不同，它包含了新的提议和解释，但这些新的提议和解释对病人来说，都是可以选择的，既可以接受，也可以拒绝。阐释是治疗性沟通常用的技巧，下面是一位护理人员为解决病人焦虑时运用阐释进行治疗性交谈的例子：

　　病人：我在退休以前工作一直是很忙的，除了许多事务性工作之外，每天都要接待和会见许多人，甚至连晚上和休假日都要抽出时间接待来访者，我觉得自己是个不可缺少的人物……可现在呢？我每天待在家里，看看报，听听广播，或者看看电视，自己弄点吃的……再没有别的事可做了，现在又生病住在医院里，唉……

　　护理人员：哦，我能理解。您辛苦一辈子，把所有的时间和精力都用在工作上了，您很乐意帮助别人，生活过得很充实。现在您退休了，觉得没有什么更有意义的事可做了，您可能因此而感到空虚和孤独吧！您很不习惯这种赋闲的生活，是吗？

　　病人：你说得没错！我确实很不习惯这种无所事事的生活……我以前虽然常常抱怨工作太忙什么的，但现在我却很留恋过去那种忙碌的日子……

　　以上例子中，护理人员的阐释都是顺着病人的思绪而来，并没有任何主观的猜测，但又确实加入了护理人员自己的理解和新的观点。护理人员从病人对于过去忙碌生活的津津乐道中，看出了病人热心事业、乐于助人的特点，因而提出了病人过去"生活过得很充实"的释义；又从病人对于退休后无事可干的埋怨语言中理解了病人的空虚感和孤独感，从而提出了病人"不习惯这种赋闲生活"的新观点。这些释义和新观点都很自然地被病人接受，病人会觉得护理人员说出了他自己想说而没有说出来的心里话，从而增加了信任感，促使了沟通的进一步深入，这无疑有利于解决病人的问题。

　　在运用阐释技巧时，要注意给病人提供接受和拒绝的机会，即让病人做出反应。阐释的基本步骤和方法是：

　　1.尽全力寻求病人谈话的基本信息，包括语言的和非语言的信息。

　　2.努力理解病人所说的信息内容（包括言外之意）和情感。

　　3.用简明的语言向病人阐释自己的理解，要尽量使自己的语言水平与病人的语言水平保持接近，避免使用难以理解的词语。

　　4.在阐释观点和看法时，用委婉的口气向病人表明你的观点和想法并非绝对正确，他/

她可以选择接受或拒绝。可用"我这样说正确吗？""我的看法是……不知对不对？""您的意思是……对吗？"等语言以观察对方的反应。

5. 整个阐释要使对方感受到关切、诚恳和尊重，目的在于帮助病人明确自己的问题，以利于解决。

（七）沉默

在交谈中恰当地运用沉默，也是一种很有用的沟通技巧。沉默既可以表达接受、关注和同情，也可以表达委婉的否认和拒绝；关键是选择什么时机、场合及如何运用沉默。例如：

一位老年女性病人，只有一个女儿，丧偶后一直与女儿女婿同住，最近因在楼梯上摔伤住院，现处于恢复期。护理人员见她表情忧虑，便安排了一次治疗性交谈。

病人：我快80岁了，这次摔伤骨折给家里人造成很多麻烦。我想这次出院以后我还是住到老人院里去吧，我的退休金足够我的开支了……但是……（一时难以措辞）

护理人员：（眼睛关切地注视对方，沉默而微微点头）

病人：但是……我又怕我女儿女婿会有想法……

护理人员：（继续保持沉默，并用手轻轻抚摸病人手背）

病人：（觉得受到鼓励，便继续倾诉）我在女儿女婿家里住了十多年了，他们对我都不错。现在如果我住到老人院去，邻居亲友们可能会说闲话，使我女儿女婿为难。

护理人员：（点头）那么您就还和女儿女婿住在一起，不行吗？

病人：唉！我女儿女婿工作都很忙，住房又小，两室一厅，女儿女婿住一间，我和小外孙住一个小间。厅也很小，东西又多，只够一家人吃吃饭，不能住人。以前我的外孙还小，我身子骨也硬朗，帮他们烧烧饭，照顾照顾小外孙，一家人高高兴兴的……现在外孙大了，明年都初中毕业了，人也长得高大，再和我老太婆挤在一个小房间里很不方便。现在我又摔伤了，即使慢慢好起来，也干不了什么事了，还处处要别人照顾……我真不想……唉！

护理人员：（同情地握住病人的手）您实在不想拖累女儿女婿是吗？（略停片刻）您看我是不是可以同您的女儿谈谈……

病人：（沉默、犹豫）

护理人员：哦，我会十分小心的。我想我可以同您的女儿商量一下您出院以后的安排，问问她有什么想法和困难。您去老人院的事只不过作为我个人的一点建议供她考虑，决不会影响您和女儿女婿的关系的。

病人：（点头同意）谢谢，真谢谢你！

以上例子中，护理人员多次运用沉默以助沟通。第一次沉默，配合关切的眼神和微微点头，既可鼓励病人继续倾诉，也给病人一个整理自己思绪、选择措辞的机会。第二次沉默配合手的触摸，更进一步强化了鼓励作用，病人终于畅所欲言。

在例子中，病人也有一次沉默，护理人员立刻理解了病人沉默的原因和含义是因为有所顾忌，护理人员的解释极好地打消了病人的顾忌，使病人放心。

六、与特殊病人的沟通

（一）与发怒病人的沟通

病人发怒往往是害怕、焦虑或无助的一种征象。因此，护理人员即使事先知道病人在生气，也要询问，让病人自己说出来，同时表示接受、理解，并帮助病人找到原因，尽可能解决。也可让病人暂时做一些体力活动，以另一种形式来发泄。在护理过程中，护理人员千万不可让病人的情绪感染自己，以怒制怒。

（二）与哭泣病人的沟通

病人哭泣表明悲伤，也是一种对健康有益的反应。一个因悲伤而哭泣的人，若过早被制止，很可能会感到自己的强烈的情绪无法表达而采取不健康的发泄方式。所以，当病人哭泣的时候，不应阻止他，而应让其宣泄。护理人员可让病人独处，或陪伴病人、安抚病人，鼓励其说出哭泣的原因。

（三）与抑郁病人的沟通

抑郁病人常常觉得自己对家庭、社会没有价值，表现为悲观失望，说话迟缓，反应少，注意力不集中，甚至有自杀倾向。护理人员在与抑郁病人沟通时，应探讨导致病人抑郁的原因，避免说一些不切实际或敷衍性的宽慰话，同时需表现出对病人的关注、尊敬及和蔼亲切的态度，使病人感到有人关心，受到重视。

（四）与感觉缺陷病人的沟通

与这类病人沟通的重要原则是避开缺陷、利用优势、避免加重病人的自卑感。具体方法可以通过营造一种有利于沟通的特殊环境和采用特殊的沟通方式来达到有效沟通的目的。如与聋哑病人交谈时，光线要充足，面对病人，让病人能够看到嘴形，或可以采用纸笔、哑语等方式进行交谈；对视力不佳的病人，可运用触摸，让病人感觉护理人员在他的身边，关心着他。

（五）与危重病人的沟通

护理人员与危重病人沟通时，应以不加重病人负担为前提。交谈时间应尽量短，提问以封闭式问题为好，或更多地使用非言语方式来进行沟通。

七、临床会谈技巧

病人入院后与护理人员的首次会谈（interview）在护患沟通和建立良好护患关系中起着至关重要的作用，也是护理人员为服务对象解决健康问题的重要手段。在会谈过程中，护理人员需要应用有效的沟通技巧和会谈技巧，以便能够更好地理解病人，达到确定和探讨病人的健康问题；讨论满足病人情感需要的最佳途径；建立良好的护患关系；使病人产生被理解和舒适的感觉等目的。为了使护患会谈达到预期的效果，护理人员应了解会谈的一般过程及特点，并在实践中提高会谈技巧。会谈过程一般包括准备、开始、进行、结束和记录五个阶段。

（一）准备阶段

护理人员在与病人进行会谈前必须做好充分的准备，以便能使会谈顺利进行。准备工作可以从下列几方面展开。

1. 了解病人的情况　包括病人的姓名、性别、年龄、最突出的特征和病史，病人本次入院的病史和既往住院的经历可以通过查阅病历记录、医疗诊断、护理诊断和护理计划获得，必要时可以向曾为病人治疗、护理的医护人员了解情况。

2. 明确会谈的目的　通过了解病人的情况，就可以对会谈的目的和需要解决的问题有一个比较清楚和具体的认识，并将准备提问的问题一一列出，以便会谈从一开始便能朝着希望的方向进行。

3. 会谈时间的选择　应选择护患双方都感到方便的时间，避免在病人经历疼痛、不适时安排会谈。

4. 会谈环境的准备　安排良好、幽静的环境，并考虑环境的隐私性。

（二）会谈开始

在会谈开始时，第一印象非常重要。如果护理人员以急促的方式开始会谈，则病人的反应可能是沉默，进而影响会谈的进行。因此护理人员应注意：①有礼貌地称呼对方，同时自我介绍。②解释会谈的目的及所需的时间。③会谈中允许病人随时提问及澄清问题。

（三）会谈的进行

随着会谈的进行，话题转向既定的讨论重点，此时应注意两个方面：①提问时，问题应简单明了，一次只问一个问题。根据病人社会文化背景、教育程度、年龄、职业等选择不同的表达问题方式，语言应通俗易懂。一般以开放、间接的问题提问，必要时以封闭式问题引导，同时对一些模糊的答案，通过进一步提问来澄清。②注意自己非语言信息的表达，并注意观察病人的非语言行为，以便获得正确信息。

（四）会谈结束

顺利地结束会谈是为下一次会谈、讨论创造条件，也为创造良好的护患关系打下基础。因此在结束会谈时应注意：①提醒对方会谈的预定时间。②总结会谈的主要内容。③不再提新问题，若病人提问则另外约定时间会谈。④告诉病人护理的初步方案，同时为下一次会谈做好准备。⑤在整个会谈过程中，护理人员要力争做到诚实，给病人以信任感。

（五）会谈记录

为了保证病人资料的完整性和正确性，护理人员需要在会谈过程中作必要的记录。但是在会谈开始时应向病人解释记录原因，以免使病人产生误会。记录要简明扼要，把主要精力放在会谈、聆听上，细节性的信息在会谈后及时补上。

【思考题】

1. 解释人际关系、护患关系、护患沟通的概念。

2. 护理专业性关系与一般性社交关系有何区别？

3. 阻碍护患交往的因素有哪些？

4. 设置情境，开展护患角色扮演活动，并注重对方的言语沟通和非言语沟通。最后评价活动效果。

5. 请举例说明常用的沟通技巧。

第八章

护理职业生涯规划

第一节　概　　述

一个人一生的大部分时间都在和职业打交道，或处于职业的选择和准备阶段，或处于就业阶段，或虽已光荣退休，但仍积极从事社会上一定的职业劳动，发挥自己的余热。因此，职业是人生极其重要的一部分，是决定人的生存和生活质量的重要因素。"你希望从事什么工作？""你希望在事业上如何发展？"这些看似简单的问题，决定着人的前途和命运。面对这些问题，有人把决定权让给了父母和单位领导，而有人却希望绘制自己的职业生涯蓝图，把未来和命运掌握在自己手中，积极地走自己的道路。

一、基本概念

（一）职业生涯

职业生涯的英文"career"原意是道路、轨道的意思，后引申为一个人从职业学习开始到职业劳动结束的整个人生旅程。具体地说，职业生涯是指一个人一生中与工作有关的全部经历，这种经历包含客观和主观两个层面。客观上的工作经历是指一个人在一生中所从事的各种工作，包括工作职位和职责的变化过程；主观上的工作经历是指一个人的工作抱负、期望、自我价值和职业需求的变化过程。职业生涯的客观成分和主观成分是职业生涯规划和管理必须考虑的两个主要因素，人们可以通过改变客观情况（如换一份工作）或调整自己对客观环境的主观反应（如降低自己的期望值），使自己有一个比较满意和圆满的职业生活。

（二）职业生涯发展

职业生涯发展（career development）简称职业发展。一个人的整个生命过程要经历成长与发展的各个不同时期，这些成长发展的分期是相对固定的，也就是说，每个成长发展时期具有比较固定的年龄段和发展任务，如青春期的年龄段是 12～18 岁，发展任务是自我认同对角色紊乱。同样，一个人的职业生涯也要经历几个相对可以预测的阶段，每个职业生涯阶段也有一些每个人都必须面对的问题或任务。例如一位 20 多岁的大学毕业生要面临找工作、就业、适应新的工作环境、增长工作能力和得到单位领导和同事的接纳和认可等问题；而对于一位 55～60 岁左右的人就要面临退休和考虑如何在单位中继续维持自己的工作价值等问题。因此，职业生涯发展是个体在人生旅途中所经过的不同的工作进展阶段，每个阶段都以一组相对独立的问题和任务为特征。在进行职业生涯规划和管理时，首先必须认清职业生涯发展的阶段及其特定的问题和任务，才能够有效地制定出不同职业生涯发展阶段特定的职业目标和策略，真正获得职业生涯的发展或事业的成功。

（三）职业生涯规划和管理

1. 职业生涯规划　现代企事业单位的绝大多数工作人员，尤其是受过较良好教育的专业技术和管理人员，都有一种希望从现在或未来的工作岗位上不断得到成长与发展、增加工作的满足感和实现自我价值的强烈愿望和要求，为了能够顺利地实现这种愿望和要求，他们必须不断地制定出自己学习、成长、发展和追求自我价值实现的职业发展计划，这一过程称为职业生涯规划（career planning），有时又称为员工的自我职业生涯管理。因此，职业生涯规划是指个体制定、贯彻实施和监测职业生涯目标和策略的一个动态过程。在这个过程中，个体收集本人及职业的有关资料；确定自己的特长、兴趣、价值观、喜欢的生活方式和可以选择的职业、工作及工作单位；设定切合实际的职业目标并制定出行之有效的策略和行动方案；最后评估目标是否符合实际、策略是否有效，并进行反馈，以进一步修订和调整自己的职业生涯发展计划。

2. 职业生涯管理　职业生涯管理是从企事业单位的角度出发，由单位的人力资源开发管理部门或人事部门在充分了解和掌握职工的个人兴趣、能力和发展志向的基础上，制定出使个人的兴趣、发展方向与本单位的发展和需要相结合的职工发展计划，以增加职工在单位的满意程度，提高职工的职业素质和工作热情，有助于提高单位的竞争能力和生产效益。本章主要从个人的角度讨论护理人员如何制定自己在护理职业生涯中不断获得成长和发展的计划，即护理人员的职业生涯规划。

二、职业生涯规划的意义

我国的高等学校毕业生和国有集体企事业单位的工作人员由于长期受"统包统分"、"包当干部"和"工作终身制"等分配就业和劳动人事制度的影响，在面对新的就业和劳动人事制度时出现了找工作的慌乱和艰难等情形，就业后，又由于对自己和单位的估计不足，或对自己今后的发展没有一定的计划，因此有一半以上的高校毕业生会出现对工作"不适应"和"不满"等现象。一项对北京人文经济类综合性重点大学 205 位大学生的调查发现，62.2% 的学生对自己的将来如何一步步晋升和发展没有设计；32.8% 的学生有一定的设计，只有 4.9% 有明确的设计。调查还发现，在大学期间，大学生对自己的发展规划并不明确，不能运用职业设计理论，规划未来的工作与人生发展的方向，使学生不能提前准备和准确定位，同时也影响了对工作的适应性。

护理专业的毕业生虽然其就业方向相对于其他综合性大学毕业生要单纯得多，但假如不能很好地规划自己的职业生涯，走一步算一步，那么，在职业生涯中恐怕会错过许多机会，因为成功永远是属于有计划和有准备者。俗话说，知己知彼才能百战百胜，在目前这个发展迅速和变化不断的时代，只有真正认识自我、学会如何预测周围环境的变化、为自己创造机会的人才有可能获得事业的成功和满足，而这些就是有效职业生涯规划的全部内容。选择护理专业作为职业的朋友和同行，如果你能将护理作为你的终身事业来规划，以发展护理事业为己任，掌握职业生涯规划的原则和方法，积极收集完整而准确的职业信息，那么你会发现，你在事业上会比从事其他专业的人有更多的成功机会。

第二节　护理职业生涯规划

一、职业生涯规划和管理模型

职业生涯规划和管理模型描述了人们应该如何规划和管理他们的职业生涯（图 8-1），其基本假设是：当人们的工作和生活经历与他们的期望和志向相吻合时，其潜力的发挥和工作效力最大。也就是说，当人们的工作经历与他们的需求、价值观、兴趣和喜欢的生活方式一致时，他们就比较满意所选择的职业和工作；同样地，当职工所具备的技术和能力正是工作所要求的技术和能力时，其工作的效绩最好。因此，职业生涯规划和管理模型是为了寻求个人与工作环境之间的最佳匹配。现通过一个例子来深入讨论这一理论模型。小李是某大学护理学院毕业生，毕业后从事临床护理工作已经 7 年，她正在考虑自己在该医院的未来。最近，她所在病房的护士长要退休，医院护理部准备选择一位新护士长。小李考虑应该按照医院设定的职业道路走呢？还是应该积极地规划一下自己的未来生涯，承担更具挑战性、自主性和责任更大的护理管理工作，在医院内更好地发挥自己的作用？因此，此时小李需要进行职业生涯的决策。

（一）职业探索：认识自我和环境

根据图 8-1 所示，小李首先需要进行职业探索。职业探索是指个体收集和分析与职业生涯问题有关的信息，以便对自己的价值观、兴趣、特长以及环境中的机遇和障碍有一个比较透彻的认识。因此，职业探索实际上是一个收集资料的过程，其目的是认识自我与环境。小李需要收集的资料包括：① 关于自己的资料，如自己喜欢做什么？特长是什么？工作在自己整个生命中的重要性等。通过这一过程，她就可以对自己职业生活和非职业生活中的兴趣、爱好、价值观、特长以及职业发展的需求有一个更深层次的了解，以便能够提出符合自己的能力、特长、兴趣爱好、价值观和人生发展需要的职业生涯规划。② 本单位的职业发展通路、职位变动和空缺的工作岗位等信息及其相应的要求。职业发展通路是指组织内职工的一般职业晋升阶梯。护理人员的职业发展通路是从低级到高级逐级晋升的，尤其是专业技术职称，而且有非常严格的学历和科研成果要求。行政管理系列的升迁虽然可以跳跃，但每个职务都有一定的技术职称要求。因此，当小李了解到有一个护士长的岗位空缺后，她还需了解护士长到底做什么？当一名护士长的条件是什么？需要哪些特殊的知识和技能？护士长和临床护理专家的差别是什么？当护士长后下一步还能晋升到什么职位？③ 单位的整体信

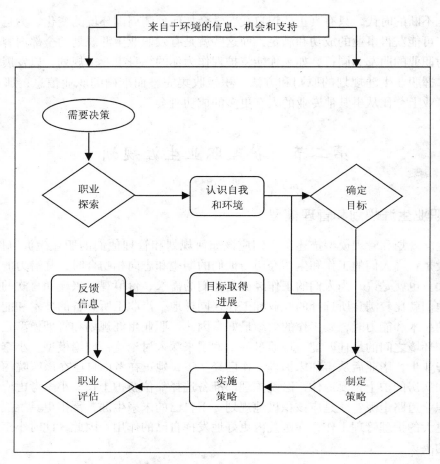

图 8-1　职业生涯规划和管理模型

（根据 Jeffrey H.Greenhaus《职业生涯管理》第 3 版改编）

息，如竞争对手是谁？当选护士长的可能性有多大？④ 本职业界的机遇，在了解了单位内部的信息后，小李还需要了解其他单位的情况以及可能的工作选择。

（二）确定目标

职业生涯目标是指一个人打算要达到的职业生涯结果。确定目标是职业生涯规划的一个重要步骤，当一个人有了目标，行动就有了方向，个体就可以集中精力向自己设定的目标努力，因此事业成功的几率就比较高。从小李的角度，她设定的目标可以是发展成为护理行政管理者；或者发展成为一名临床护理专家和临床教学师资；或者是加强英语能力的训练，在合资医院找一份工资高、工作环境好的工作；也可以选择维持现状。一个好的职业生涯目标并不一定意味着晋升或职务的提高，有时候选择在本单位内或向其他单位侧移也是一个恰当的职业生涯目标，而且，职业生涯目标并不一定要有工作的变化。一个好的职业生涯目标应该达到以下标准：① 目标要具体，因为具体的职业生涯目标有助于制定出有效的职业策略来实现目标；② 目标要具有挑战性和可达到性，这样的目标对个体所产生的动力最大，因此个体在工作中的表现就比较突出。

（三）制定职业生涯策略

职业生涯策略是指为了实现期望的职业生涯目标所设计的行动计划，是一系列非常具体、可行性较强的行动方案。例如，如果小李设定的职业目标是成为一名护士长，那么她就应该积极地帮助现任护士长做一些管理工作，请求护士长多给她分配一些管理性质的工作，或者参加一些护理行政管理的继续教育培训班等，以积累一定的管理经验，增加自己的管理知识和管理能力。

（四）职业生涯评估

职业生涯评估是人们获得和应用职业生涯反馈信息的过程，可以帮助个体了解自己在工作中的表现。合理的职业策略一经实施后，就应该在已经确定的目标方向取得进展。也就是说，假如小李制定的策略是恰当的，她就有可能实现她的职业目标。同时职业策略实施后，还可以提供反馈信息（包括工作和非工作的反馈信息），如在周末加班可以得到上级领导（护士长）的赞赏，但会引起家庭的不满。个体可以应用职业生涯评估的结果来修订自己职业生涯目标和策略，如小李在职业生涯评估过程中可能发现她在帮助护士长承担一些管理工作时表现平平，这时，小李可能会考虑改变她的职业生涯目标，或者修订她的策略，如她可能需要获得一个护理管理的硕士学位。因此职业生涯评估是职业生涯规划和管理周期的反馈环节，评估的结果可以用来检验职业生涯目标和策略是否恰当，以便对目标和策略进行适当的调整和修订，还可以作为下一轮职业生涯规划的参考依据，继续新一轮的职业探索。

二、制定护理职业生涯发展规划的方法

职业生涯规划是一个持续的过程，因此在学生进入护理专业院校后，就应该制定一份阶段性或长远的职业发展规划，以不断地提醒自己、鼓励自己，避免自己迷失方向。制定护理职业发展规划的具体方法可以通过以下 6 个步骤完成：

1. 自我分析　自我分析可以通过回答下列问题完成：

（1）自己喜欢的工作到底是什么？

（2）自己的特长是什么？

（3）自己的性格特征是什么？

（4）自己是否胜任目前的工作？

（5）目前的工作在自己生活中的重要性是什么？是否能满足自己的需要？

（6）工作中最看重的是什么？如自由支配时间、正规的上下班时间、工资福利待遇、拥有权利、具有独立自主性、有专业性和专家权威性等等。

（7）家庭在自己生活中的重要性是什么？

仔细考虑上述问题，尽量多地写出各种答案，通过这一过程，就可以了解自己的性格、价值观、兴趣爱好、能力、特长以及喜欢的生活方式。

2. 自我诊断

通过自我探索和自我分析，就可以从以下 3 个方面对自己目前存在的问题进行诊断。

（1）诊断问题发生的领域：目前影响职业发展的问题是属于工作问题，自我问题，还是家庭问题？或是其中两者或三者共同作用所产生的问题？

（2）诊断问题的性质：是需要学习新技能？还是需要改变自己的态度与价值观？

（3）诊断自己与医院的相互匹配情况：自己是否为医院做出贡献？是否在现有的岗位上发挥自己的专长？和其他医护人员的团结协作怎样？医院对自己的职业生涯设计和自己制定的职业生涯规划是否冲突等。

3. 明确职业发展通路，认识环境 制定职业生涯发展规划要把职业生涯中的重要方面，如技术职称的晋升、提拔、发展、调动等结合在一起，因此需对下列内容有一个比较清晰的认识：①医院护理人员的职业生涯通路。②护理人员职业生涯通路中每一个职称或职务对学历、工作经历、技能和知识等方面的要求。③可以选择的工作机会。④描述各种变动的可能性。

4. 制定职业目标 如一位在医院工作 3 年的护理本科毕业生可能会制定出"2 年后晋升为主管护师"的职业目标。

5. 明确需要的培训和准备 即制定职业策略。具体方法是把达到职业目标的途径、方法和措施列成一个目录，包括还需要做什么（如完成并发表 2 篇科研论文、参加技术职称晋升考试等）、需要做什么改进、需要学习什么、需要增加哪些经验、需要参加哪些培训和继续教育项目、是否需要继续深造等，并制定出大概的时间安排表。

6. 总结规划 总结并把自己的规划写出来。

三、护理职业生涯的相关资源

虽然护理专业院校的学生在入学后，其就业方向已基本确定，但护理职业生涯同样可以绚丽多彩。如果每个护理专业的学生在她入学的第一年就开始规划自己今后的职业生涯道路，那么就可以为自己开拓更为宽广的天空，使个人及事业迈入更适合自己的层次。本部分简要介绍我国部分与护理相关的职业生涯方向，供大家在制定自己的职业生涯发展规划，描绘自己的职业生涯蓝图时参考。

（一）就业方向及职业生涯通路

1. 临床护士 主要从事各级医院的护士/护师工作。护理人员在医院的职业生涯通路包括技术职称系列和行政管理职务系列。技术职称系列的晋升阶梯从低级到高级依次为：护士、护师、主管护师、副主任护师、主任护师，其中副主任护师和主任护师为高级技术职称，有一定的学历要求。护理行政管理系列依次为护士长、科护士长、护理部副主任、护理部主任、医院主管护理工作的副院长。合资医院有自己设置的护理职业生涯通路。

2. 社区护士 主要从事基层卫生机构的社区护理工作。基层卫生机构包括社区卫生服务中心、社区卫生服务站、基层医院（卫生院）和其他基层卫生机构，如各企事业单位或机关组织的医务室、校医院等。社区护理人员的技术职称晋升通路同医院临床护士，而行政管理职务由各基层卫生机构按需要自行设置。

3. 护理师资 主要从事各级各类护理学校的护理教育工作，对学历的要求较高，至少需要本科以上的学历。目前我国某些大学护理学院（系）已经不接受护理本科毕业生从事护理教育工作。高等院校护理师资的职业生涯通路依次为助教、讲师、副教授、教授。中等专业学校护理师资的职业生涯通路依次为助理讲师、讲师、高级讲师。行政管理职务可以是各办公室、教研室主任、系副主任/学院副院长/副校长及副书记、系主任/学院院长/校长及书记。

4. 其他 各类需要有护理背景的企业和组织，如医药公司、医疗器件公司、医学方面的杂志社和出版社等。

（二）升学方面

1. 护理本科学历 成绩优秀，在校综合表现突出的应届护理本科毕业生可以申请免试研究生。其他应届及往届本科毕业生可以报考护理专业的硕士研究生。在职护理人员包括护理师资还可以报考护理专业的在职硕士研究生。

2. 护理大专学历 可以报考各大学护理学院（系）的夜大学或医学院校的医学网络教育学院的护理专科升本科教育项目，也可以参加全国高等教育自学考试护理专业独立本科段的自学考试，获本科学历和/或学士学位。

3. 护理中专学历 可以报考各大学护理学院（系）的夜大学、医学院校的医学网络教育学院和中央广播电视大学护理专业的大专教育项目，也可以参加全国高等教育自学考试护理大专的自学考试，获护理大专学历。

4. 出国留学 需要通过相应的考试，如公费留学需要通过 PETS level 5（全国英语等级考试第五级）。自费留学的考试项目各个国家不尽相同，一般留学美国需要通过 TOFEL（托福，美国留学英语水平考试）和 GRE（美国研究生入学考试），申请美国护理学院的硕士研究生或博士研究生项目还需通过 CGFNS（外国护理学校毕业生资格论证考试）和 NCLEX - RN（美国注册护士考试）考试，获得美国注册护士执照。部分国家（如英国、澳大利亚等）要求通过 IELTS（雅思，国际英语水平考试）考试。

第三节 护理职业生涯的发展阶段及策略

人的职业生涯发展是有一定规律的。只有在了解职业生涯的发展规律、明确各阶段的任务和挑战的基础上，个体才能制订出符合各发展阶段特点的阶段发展规划。美国著名职业生涯发展指导专家米勒（D. C. Miller）、萨帕（Donald E. Super）和格林豪斯（J. H. Greenhaus）等人通过对职业生涯发展过程的长期研究，分别建立了自己的职业生涯发展理论，本书以格林豪斯（J. H. Greenhaus）的职业生涯发展理论为基础介绍护理职业生涯的发展阶段及各阶段的职业策略。

一、职业选择

职业选择（occupational choice）阶段的典型年龄为出生到 18 岁，主要任务是发展职业想像力，评估不同的职业，选择第一份职业，接受必需的教育或培训。然而，一个人要圆满地完成这些任务，必须对自己的特长、兴趣、价值观和期望的生活方式以及各种不同职业的要求、机遇和报酬情况有一个比较清晰的认识。一个人从儿童时期，就开始构建自己今后的职业形象，并在青少年期和青年期得到进一步的发展和完善。但是，职业选择并不仅仅限于这一时期，人的一生可能会有两次以上的职业选择，任何时候，只要进行职业选择，就会面临选择职业时所需要完成的各项任务。

二、进入组织

这一阶段发生于 18～25 岁不等，取决于职业教育的开始年龄和教育年限。同时由于一个人在一生中可以换几次工作，因此，任何年龄的个体都可能处于进入组织（organizational entry）阶段。这一阶段的主要任务是在自己所选择的职业范围内选择一个理想的单位，并在获得足够的信息后，选择一份合适的工作。在这一职业生涯发展阶段，如果一个人能够找到一份适合自己职业价值观和特长的工作，说明他在这一阶段获得了成功，或得到了积极的结果。但是，许多人在找工作时常常不能或没有得到全面而确切的信息，因此，进入组织后，就会发现现实的工作环境与他们的期望值不相吻合，导致幻想的破灭，产生不满情绪和挫败感。下列 4 项措施可以帮助护理毕业生顺利地完成就业。

1. 建立自我意识 有效的职业生涯决策必须以自我意识为基础，也就是说，没有对自己进行充分的探讨，了解自己的特长、兴趣、价值观和需求，就不可能对工作和用人单位做出切合实际的评价。

2. 确定未来雇主 在寻找工作初期，首先需要获得用人单位的需求信息，其信息来源主要有大学的就业指导办公室、私人关系（如父母、亲戚、朋友、熟人等）和广告（报纸、杂志、电视、收音机、互联网）。目前全国各大学为了适应社会主义市场经济体制对高校毕业生就业改革的迫切需要，都成立了相应的毕业生就业指导办公室，每年会组织各种形式的校园招聘会、供需见面会等，为本校的毕业生提供大量的就业信息，已经成为我国大学毕业生就业信息的主要来源。另外，由于护理教育的特点，在校学习期间都有一年的临床实践，利用临床实习机会可以了解到所在实习医院及其他医院的许多有价值的真实信息，以帮助自己确定未来雇主。

3. 有效的面试行为 用人单位往往根据毕业生的学习成绩、在校表现（包括临床实习的表现）及面试的结果进行综合考虑，因此，学生在入学的第一个学期起就需要考虑毕业后的就业问题，除了保持良好的学习成绩和在校表现外，还应该有意识地训练自己进行有效就业面试的能力。有 5 方面的因素可以影响面试的效果，即对该单位是否了解、有无具体的职业生涯目标、能否提出较好的问题、是否具有一定的社交能力和能否清楚地陈述问题。这 5 个因素反映了受面试者的准备是否充分和人际沟通的技巧。另外，大多数医院在面试时通常会考核毕业生的护理技能掌握情况，许多护理学校在面试护理师资时常常会安排试讲以了解申请人的授课能力。因此，学生在入学后需要对自己的职业生涯进行很好的规划，以便在在校期间能够为毕业后顺利就业做好充分准备。

4. 对用人单位进行评估，做出选择　在招聘面试时不要因为将注意力过度集中于给单位留下好印象而忽略收集单位的有关信息。受面试者需要评估自己是否喜欢单位的工作环境？该单位的工作能否发挥自己的特长？是否有足够的自主性？是否有进一步学习和进修的机会？如果接受这份工作，自己的个人需要能否得到满足？是否在哪些方面作了妥协？然后将每个备选单位的优点和缺点一一列出。

总之，进入组织过程是个体的特长和需求与工作的要求和报酬相匹配的过程，在这一过程中，个体常常会产生脱离实际的期望，导致工作后的失望和不满。因此，个体需要充分了解自己喜欢的工作环境、建立关系网来确定未来的雇主、训练和完善面试技巧、对各个备选单位进行正确评估，在知己知彼的基础上做出最后的选择。

三、职业生涯初期

职业生涯初期（early career）的典型年龄是 25～40 岁，可以分成两个时期：立业时期（establishment period）和成就时期（achievement period）。

（一）立业时期

刚开始工作时，新职工还没有在心理上融入单位，因此，其首要任务是尽快熟悉自己的工作业务和技能，提高工作能力，了解单位的规范、价值观和期望，设法使大家认同自己是本单位一位有能力、能够为单位做出贡献的成员。同时新职工要表现出良好的工作习惯、积极的工作态度和良好的同事关系，使自己能够被单位和同事接纳，真正融入单位。由此可见，所谓融入单位，并不单纯是指工作技能的熟练掌握，而是一个组织社会化的过程，也就是说是新职工获得适当的价值观、能力、期望的行为和社会知识，使其真正成为单位一员的过程。在这一时期，新护士可以采取的措施包括：

1. 进行经常性职业评估　工作初期，对于单位和新护士来说是一个相互验证的过程，因此，新护士应该学会利用自己的工作任务、回顾自己的工作表现和日常观察来了解自己和单位，以便在必要时能够调整自己的职业目标和策略。

2. 充分发挥自己的主观能动性　尽管在立业时期，新护士需要在各方面进行调整以适应新环境的要求，但新护士并不是受单位任意摆布的被动接受者，而是需要发挥主观能动性来获得社会化过程的最后成功。例如可以主动向护士长表示愿意承担挑战性和责任心较大的工作；经常性地从指导老师那儿获得自己工作表现的信息，或主动与护士长讨论自己的工作表现是否符合病房的要求，哪些方面需要改进。也可以分析护士长本人的职业生涯需求，婉转地与她讨论自己愿意从这些方面提供帮助。通过这一系列的活动，就可以比较有效地调整自己的工作方式，同时也能更好地发挥自己的特长，从而去影响周围的人和事。

（二）成就时期

当个体已经融入单位，被单位接纳为有价值的一分子后，就会将注意力集中在争取更大的自主权和取得更大的成就。在这一时期，职位的升迁（"上移"）愿望非常强烈，人们通常关心的问题包括：① 要表现出自己的工作能力在不断增加。② 希望承担责任较大的工作，获得更大的自主权。③ 确定自己在哪些方面最能为为专业和单位做出贡献，例如，是继续从事专业工作还是从事管理工作。④ 评估单位内外的机会。⑤ 制定与个人的职业生涯抱负相一致的长短期目标。⑥ 制定和实施达到个人职业生涯目标的策略。⑦ 保持灵活，适应不断变化的环境。在这一阶段，个体需要采取一些积极的行动，来实现自己的职业理想。

1. 制定切合实际的目标 一般情况下，单位的护理部会根据本单位的利益设定每个护理人员的发展目标，因此，个体应根据自己的特长、兴趣和需求定期评估自己的职业目标与单位设定的目标是否一致，并在必要时作一定的修改。此阶段，个体除需充分了解自己的特长、兴趣和动机外，还需确定自己的职业取向。如果是属于专业技术取向型，往往希望通过提高技术水平来提高自己的价值，可以从护理专家的角度去考虑，不断提高自己的专业技术水平。如为管理取向型，则除了在专业技术上发展和提高外，还需要加强人际关系、人际沟通、公共关系以及管理技巧和能力的培养。在日常工作中要乐于助人，表现突出，以提高自己在组织中的威望。但是在考虑向护理专业人员方向发展还是向护理管理人员方向发展时，还要考虑单位内目前可以争取的职位。由于管理的职位大大少于希望得到这些职位的人数，因此，如果通过对自身和周围环境的评估认为可能性不大，不要只考虑上移，也可以考虑侧移，或在某一个专业领域内进一步专业化，成为临床护理专家。

2. 重视在目前工作岗位上的表现 工作中除需充分展示自己的业务能力外，还需要学会上司（如护士长）所不具备的能力（如科研能力）来弥补她的工作，使她觉得自己在职业上也取得了更大的成就。同时要主动提出承担一些额外的工作。

3. 选择合适的升迁途径 升迁的途径一般有两种：上移和侧移。在目前经济蓬勃发展的时代，越来越多人开始认识到侧移是上移过程中不可缺少的重要部分，有时候侧移可以对升迁过程产生正面的影响，带来工作效力的增长。

4. 获得支持 得到上司（如护士长）和指导老师的赏识和支持是达到职业目标非常关键的一点，要做到这一点，不但要在工作中表现突出，还要让你的上级感到你是一个忠诚和可以信赖的人，能帮助她/他解脱困境，争得面子。同时在工作中以及与同事的交往过程中要乐于助人，建立良好的同事关系，以获得同事的支持。

四、职业生涯中期

职业生涯中期（middle career）的典型年龄段在 40~55 岁之间，处于中年转折期。这一阶段的主要任务是应对和适应中年时期的转折，维持和保留自己已经得到的地位和成就，避免被组织淘汰，或为更换工作做好准备。由于护理工作是一种半体力工作，需要有强壮的体魄和敏锐的动作。但当人进入中年以后，会经历体力的下降、听力和视力的衰退、记忆力的减退以及反应和动作的迟缓等衰老征象；同时，由于医学科学技术、护理学科和护理技术的不断发展，工作中的落伍感会不断增强。因此，步入中年的护理人员需要不断地更新自己的知识和技能，或者学习新的技能，如管理技能或教学技能等，承担护理管理、护理教育或指导和培养年轻护理人员的工作，使自己在护理岗位上继续保持自己原有的作用和价值，甚至发挥更大的作用。

五、职业生涯后期

职业生涯后期（late career）一般是指 55 岁到退休这一时期。对于工作成就较大的护理人员，应做好承担高级领导职务或护理专家的准备。而对于大多数护理人员，其主要任务是继续保持现有的职业成就，维持自我价值和自我尊严，做好圆满退休的准备。

【思考题】

1. 什么是职业生涯发展？职业生涯发展阶段的划分和各阶段的主要任务是什么？

2. 什么是职业生涯规划？职业生涯规划的周期是什么？

3. 根据你自己目前的情况和国内护理职业的现行职业生涯通路，为自己制定一份职业生涯规划。

下　篇

第九章
评判性思维

第一节　概　述

随着社会的发展和人们健康需求的改变，护理学已经发展成为一门独立的学科，并对护理人员提出了更高的要求和挑战，尤其是整体护理的实施，护理的功能从单纯地执行医嘱扩展为独立地解决护理对象的相关健康问题，这就要求护士在临床实践中进行独立判断和决策。研究显示，评判性思维是能否胜任护理新功能的关键。

一、评判性思维的定义

评判性思维（critical thinking），又称为批判性思维。其中评判性（critical）一词来自于希腊词"kritikos"，意思是提出疑问、弄清本质，并进行分析和判断。评判性思维是 20 世纪 30 年代德国法兰克福学派创立的评判理论所提倡和主张的一种思维方式，并作为一种促进学习的方法被普通教育领域采纳。到了 90 年代，评判性思维作为美国高等教育过程的重要组成部分而备受关注，尤其是在医学和护理教育领域。

对评判性思维的定义，目前尚无统一的认识。比较普遍认可的定义是由 Watson 和 Glaser 于 1964 年提出的，认为评判性思维是知识、态度和技能的综合体，包括推论、确认假说、演绎、释义和权衡论据，以确定解决问题的最佳方法。美国心理协会（APA）通过两年的 Delphi 研究，根据 46 位评判性思维理论家的观点将评判性思维定义为一个有目的、自我调整的判断过程，在这一过程中，证据、背景、概念、方法和标准得到了合理的考虑。其他具有代表性的观点有：

评判性思维是一种对解决问题方法和最佳选择做出决断的思维方法，是以专业知识、实践经验、思维能力为基础而做出判断的思维方法。

评判性思维是指通过主动思考，对所学知识的真实性和精确性、产生知识的过程、理论、方法、背景、证据以及评价知识的标准等做出个人的判断，从而对"做什么和相信什么"做出合理决策的思维和认识过程。

评判性思维是指能否正确鉴别正确或错误以及不合实际的理论、观念和思想的能力，是理性的、反应性的科学思维。

评判性思维泛指一个人对某种现象和事物之长短利弊的评断，它要求人们对事物有独立的、综合的、有建设意义的见解。

从上述定义中可以看出，对评判性思维的性质存在有两种代表性观点。一种观点是将评判性思维看作是一种能力，认为评判性思维是个体对做什么和相信什么做出合理决策的能力；另一种观点则将它定义为一个过程，认为评判性思维是一种有目的的、做出自我调节性判断的思维过程。其实这两种观点并不矛盾，只是从不同的角度对同一问题进行审视。当人们把评判性思维看作是认知过程的一部分，评判性思维就是一个过程；当人们从个性心理特征角度分析评判性思维，评判性思维就成为个体的能力特征。

护理学者 Kataoko – Yahiro 等（1993 年）认为，护理学科中的评判性思维是针对具有多种解决方法的护理问题进行反思式和合乎逻辑的思考，其焦点在于做出关于"相信什么"和"做什么"的决策（Critical thinking as reflective and reasoned thinking about nursing problems with more than one solution, focused on decisions about what to believe and do.）。由此可见，护理实践中的评判性思维就是对护理问题的确定及其解决方法的思维和推理过程。体现在临床护理工作中，表现为在综合考虑服务对象的病情、心理因素、家庭情况、社会环境、文化水平等多种情况的基础上，进行严密求实的质疑和分析推理，透过现象，把握本质及事物间的关系，预见问题的发展结果，在各种解决问题的护理方法中选择最佳方法。评判性思维的应用贯穿于护理程序的各个环节，渗透到护理工作的各个方面。

二、评判性思维的组成

评判性思维由评判精神（心智特征）、智力技能（认知技能）和评判性思维的自我调节三部分组成。

评判精神（心智特征）就是有意识地进行评判的心理准备状态、意愿和倾向，是个体在评判性思维过程中应具备的个性特征。它能够激活个体的评判性意识，从而促使个体朝某个方向去思考，并用审视眼光来看待问题。具有评判精神的个体表现为：独立自主、充满自信、头脑开放、态度灵活、乐于思考、不迷信权威、好质疑、客观公正、持之以恒、诚实谨慎、尊重他人等。

评判性思维的智力技能（认知技能）是指思维活动的技术，人们在反省性的、推理性的评判性思维过程中，交替使用这些技能，对产生知识的证据、背景、理论、方法和衡量知识的标准做出合理的判断。

评判性思维作为一种有目的性的判断过程，是思维过程中自我意识作用的结果，人能够通过控制自己的意识，相应地调节自己的思维和行为。评判性思维的自我调节，主要表现在主体根据活动的要求，及时地调节思维的过程，从而使思维更加有利于问题的解决，思维活动更加有效率，思维过程更加主动，思维结果更为正确。

三、评判性思维的特点

1. 评判性思维是一个主动思考过程　评判性思维的主体不是被动地、不加评判地全盘接受外来的刺激和别人的观点或"权威"的说法，而是对面临的问题、刺激等进行积极的思考，主动地、独立地运用自己的理智能力和知识去分析，做出自己的判断，有选择地接受外部刺激。

2. 评判性思维是一个提问过程　评判性思维实质上是一个质疑的过程，通过不断提出不同的问题而逐渐产生自己的新观点。提问本身就是一种评判形式。

3. 评判性思维是一个反思过程　在思维活动中善于反思自己或他人的思维过程是否正确合理，客观地考虑正反两方面的论据，随时坚持正确计划，修改错误方案。

4. 评判性思维是一个开放过程　在进行评判性思维的时候，个体具有高度的开放性，愿意听取和采纳别人的不同观点，也能够把自己的观点与他人进行沟通。在与他人交流学术见解、观点和想法的过程中，一方面认真倾听别人的观点，抓住其核心思想，归纳出支持这些观点的理由和根据；另一方面，对与自己相悖的观点，可以有理有据地说明自己的理由。在这种开放性的信息交流过程中，正确、合理、明智的观点或想法就会显露出来。

5. 评判性思维是一个理性和审慎的思考过程　具有评判性思维的个体，在思考与解决问题的过程中，会广泛收集资料，分析寻求问题发生的原因和证据，经过仔细思考后，得出结论。

四、评判性思维与创造性思维的关系

创造性思维是指创造新颖、独特的概念，用新的方法解决新问题的思维。对于同一件事情，惯性思维者会想到：常规的方法就是这样的。评判性思维者首先会疑问：这种方法是否合适？为什么？而创造性思维者则从一开始就探索：还有其他的方法吗？（表 9 - 1）

表 9 - 1　　　　　　　　　　　　　创造性思维与评判性思维的区别

	创造性思维	评判性思维
目的	产生新的产品（精神的或物质的）	选择性做出合理决策
前提	最初对象往往不明确，方向不清楚	对象是已知的，方向清楚
侧重点	侧重于发散思维和思维转换，知觉、顿悟、灵感、想像力具有重要作用	需要进行归纳推理与演绎推理，侧重于辐合思维

第二节　评判性思维的培养

一、培养评判性思维的条件

（一）转变角色，创造自由、平等的气氛

进行评判性思维需要一个开放的氛围，受训练者在练习评判性思维的过程中，心态是开放的、自由的和不受压抑的，可以自由地表达自己的观点、疑问、肯定或否定的判断并向权威提出挑战。为了创造这种自由平等的气氛，需要教学双方转变角色。教师应从上级、长者的角色转变为学生的同伴或朋友的角色。在练习过程中，教师仅作为一名引导者与顾问，一位交换意见的参加者，一位帮助发现矛盾论点而不是拿出现成知识的人；而学生则应成为整个训练过程的主体。通过这种角色的转变，可以促进教学双方充分交流与理解各种观点，教师的主要作用是鼓励学生从多重角度思考问题，给予充分的自主权，鼓励思考、争论、表现，鼓励和提倡学生向权威、书本挑战，允许提出与权威或书本不同的意见和观点，并培养学生对不同思想和观点的理解与尊重。

（二）教师本身要具备较强的评判性思维能力

在培养评判性思维的教学活动中，教师的行为具有很强的示范性，因此教师本身要具备较强的评判性思维能力，并在训练过程中充分展示自身的评判性思维能力。如可以通过交流自己对某些问题的思路、看法以及质疑进行示范，潜移默化地影响学生用质疑的态度进行学习。

（三）学生需具备特定领域的知识和信息

由于评判性思维是知识、态度和技能的综合体，因此进行评判性思维必须要以一定的专业知识为基础。研究表明，专业知识扎实与丰富的护理人员具有较强的评判性思维能力。因此，培养护理学生的评判性思维能力，首先需要掌握扎实的基础医学、基础护理学、专科护理学的知识及心理、社会、行为等人文科学的知识，才能拓宽思维。

（四）需要教学与临床实践相结合进行长期培养

评判性思维的培养是一个漫长的过程，需要贯穿于每一门护理课程的教学中和整个临床实践中。因此，每一位护理教师都应该具备培养评判性思维的意识，合理设计和组织护理课程及临床实践，为培养学生的评判性思维能力创造条件。

（五）需要情感态度的配合

由于个体进行评判性思维活动时，首先必须具备一种积极的情感和态度，因此，培养评

判性思维能力，除了要加强评判性思维技巧的培养外，还要同时加强其情感态度的培养，并且要注重发展个体勤奋、探索、公正等个性品质，才能达到培养评判性思维的目的。

二、培养评判性思维的方法

本节主要介绍护理教学中培养学生评判性思维的方法，护理人员也可根据不同情况，采用这些方法，在工作中注意培养自己的评判性思维。

（一）实践反思法

美国护理学者 Boyd 和 Fales 于 20 世纪 80 年代提出反思学习的概念及策略。他们认为反思学习可以使学习者更好地利用经验，从经验中发现新的观念和信息，通过反思增强自我意识、发展评判性思维能力。我国护理学者姜安丽等在护理教学中运用并发展了此方法。

1. 适用条件　此教学方法较适用于在临床见习或实习期间培养护生的评判性思维，也可用于培养年轻护士的评判性思维能力。要求带教者有较强的带教意识，明确评判性思维能力在护理实践中的重要性，鼓励学习者积极探究和质疑，宜选择有代表性病例或病种。

2. 反思内容　要求学习者在实习或见习后书写日记，将自己印象最深的护理活动、感受或体会以及思维过程记录下来。内容包括病人有哪些健康问题，依据是什么；临床情况与教学和自己的想像有无不同，如何评价；观察到哪些行为和态度，是否合理，理由是什么；采取什么方法和技巧与病人沟通，效果如何；运用所学知识解决了什么临床问题；自己的情感和态度有什么变化；产生了什么新观点或疑问等。通过自我反思的写作，对自己的思维过程进行质疑，同时带教者也可以从其记录中观察到学生思维中的问题，进行有针对性的教学。

3. 讨论和评阅　定期组织科室或实习组讨论会，讲述在实践中的收获与体会，重点讨论遇到的疑问、问题，自己的看法等。带教者在评阅学习者的反思日记过程中，亦可挑选出有普遍性的经验与体会，汇编成"学习园地"，使个人的收获转化为大家共同的财富，提高临床见习或实习的效果。同时在评阅日记的过程中，重点应关注学习者分析、推理、判断以及得出结论的思维过程，思维能力的成长状况，并及时反馈给本人。

（二）讨论法

研究表明，讨论能有效地发挥学习者评判性思维的作用，也最能锻炼和提高评判性思维能力。在讨论过程中，学习者一方面要全面辨析自己的论点，寻找支持的理论或依据，另一方面要思考他人的观点是否合理，学习者常考虑的问题是：我这样想（做）是否合理？他那样想（做）是否合理？为什么？有没有其他的方法等。例如教师针对"乳腺癌病人护理"这一内容，提出"与乳腺癌发病有关的因素有哪些？""如何早期诊断乳腺癌？""如何指导妇女正确进行乳房自检？""请制定出乳癌病人术前的心理护理措施"等问题。学习者进行收集资料、分析、思考、解决问题、归纳等工作，然后进行讨论、补充、质疑和争论。对于讨论中出现的不同观点，引导学习者运用已学知识进行思索、分析，找出最合理的答案。

在临床实践中，教师也可针对学生遇到的不清楚的问题和现象进行讨论，鼓励大家质疑、假设和推理。例如一位产妇患急性乳腺炎时，患侧乳房应停止哺乳，但健侧乳房应定时哺乳，以防乳汁郁积。有同学认为，母乳喂养要求按需哺乳，按需哺乳可以更好地刺激母乳分泌。那么到底应当按需哺乳还是定时哺乳？带教老师及时组织学生展开对这一问题的讨论，结果得出，这两点并不矛盾，乳汁少的产妇不存在乳汁郁积的问题，应当按需哺乳以刺激乳汁分泌。通过讨论大家明确了健康教育应因人而异。

（三）以问题为基础的教学法

以问题为基础的教学法（problem – based learning，PBL）是模拟现有临床案例的实际情境，在老师指导下，从案例中学习如何发掘问题、分析问题并解决问题。借助处理问题的过程，自行搜寻信息，从而积累新的知识。通常以 3~9 人（最好是 5~6 人）为一小团体，强调组内成员的团队意识，形成彼此互助互信的共同学习体。例如，教师可以设计几个病例，这些病例是护士在临床工作中可能碰到的各种急性、慢性病例甚至是多种疾病同时并存的病例，并包括家属的有关问题，要求学生通过图书馆、课本、互联网和询问老师等多种方式获得资料，再通过自学、小组讨论、同学互教互学等方式对问题进行研究，最终掌握临床知识与技能。应用 PBL 教学法，一方面可以为学生提供独特的学习经验，使学生进入一个主动学习的过程，为学生提供练习评判性思维的场所；另一方面，通过这种方法所获得的知识，印象深刻，记忆良久，有利于增强临床实际工作能力。

（四）Taba 教学法

Hilda Taba 于 20 世纪 60 年代创建了归纳性思维的教育模式。Taba 认为，学生只有在组织资料后才能进行归纳或综合。归纳性思维教育模式包括三个阶段：第一阶段，学生对多种事物进行观察，并进行分类；第二阶段，学生对不同类事物进行分析与研究；第三阶段，学生报告其研究结果。在护理教育中，Taba 教学法建立在"护理程序"的基础上，借助不同的临床情况，通过让学生参与积极的思维活动，培养学生观察、比较、分析、综合、推理、假设、论证的能力。具体的步骤是：

1. 收集、整理临床资料 课前教师选择两个有比较性的病历，例如两个黄疸病例，一个阳黄，一个阴黄。教师可以启发式的提问，如："这两位病人有什么异常？皮肤有什么改变？"启发学生去观察、分析和总结资料。

2. 分析原因、临床推理 教师通过技巧性的提问引导学生进入分析推理的思维过程，如"你认为两个病人有没有不同？有哪些不同？为什么会不同？健康问题有哪些？护理措施有什么不同？"等等。

3. 设置假定情景、提出证据 如教师可以提出"如果不处理，病人会产生什么后果？通过治疗与护理，病人会发生什么变化？为什么要做这样的假定（判断）"等，启发学生找出相应的证据。

Taba 教学法要求教师有较强的评判性思维能力，善于通过选择病例、启发式提问引导学生进行评判性思维的练习。

（五）个案分析

教师在课前准备一份典型的完整病案，课堂上引导学生运用原有知识、经验进行推理、反思、讨论，提出病人的健康问题以及采取的护理措施，鼓励学生大胆假设、质疑，引导学生从各种可能的角度分析病案，从正反、纵横等方面进行多向思维。

（六）访问交谈法

访问交谈法（访谈法）是一种让学生走出课堂，走向社会，亲自实践体验的教学方法。具体步骤如下：

1. 确定访谈对象 例如产妇、残疾人、老年慢性病人、患儿或癌症病人及家属等。

2. 访谈前的准备 熟悉访谈对象的病种，准备采访内容，约定采访的时间、地点。

3. 采访 通过与访谈对象的交流，运用提问、分析、归纳和比较等思维技巧以及沟通技巧，观察与搜集被访谈者的语言与非语言资料，发现其现存及潜在的心理、生理及社会等健康问题，挖掘其产生的根源。

4. 写作交流或讨论交流 采访组间进行报告交流，分享采访心得，通过比较、讨论与分析，明确资料的收集是否充分、是否一致，有哪些不足，并进一步明确病人的健康问题及其产生原因。

实践访问交谈能有效地培养沟通交流技巧、语言表达能力、综合思维能力、主动寻求问题和善于发现问题的能力。同时在访谈过程中通过体验到他人的情感与需要，深刻认识到学科的价值，有利于建立健康积极的职业道德观和价值观。

（七）写作

写作是一种综合能力，有利于培养学生对材料的搜集、选择和加工能力，培养分析、总结、解释及抽象思维等能力，帮助其在实践中理解所学知识与概念，并培养其对语言的感悟和表达能力等。例如可选用"我眼中的优秀护士"、"令人敬佩的护士长"、"做一位法律观念强的护士"等写作题目等。对于同一议题的写作应从不同角度思考，将所学知识贯穿起来。写作的形式可以灵活选择。

（八）自学

工作中遇到疑难问题时，可通过主动查阅资料，积极思考，如"病人有哪些健康问题？可以采取哪些措施来解决病人的问题，病人还有哪些需要？"以扩宽思路，寻找解决问题的方法。自学能力的培养，不仅有利于发展评判性思维，同时也为今后的终身学习打下了良好的基础。

三、评判性思维能力的评价

选择合适的评判性思维测量工具对评价个体的评判性思维能力非常重要。但是，评判性思维能力的精确测量与评定有赖于评判性思维的清楚界定。目前，对评判性思维的定义没有统一的认识，因此，评判性思维的测量也没有统一的工具。本章主要介绍用于评价护理学生及护理人员评判性思维的工具。

1. 加利福尼亚评判性思维心智特征评估量表（The California Critical Thinking Disposition Inventory，CCTDI）　该量表于 1992 年由 Facione P. A. 编制，用于评估评判性思维中的评判精神。量表中将评判性思维的心智特征分为 7 个类别：寻求真理、思想开放、分析性、系统性、自信性、好奇性和成熟性。共 75 个条目，适用于大学水平的学生，但很少用于评估护理学生。该量表已有中文版本。

2. 加利福尼亚评判性思维技能测验（California Critical Thinking Skills Test，CCTST）CCTST 是以美国心理协会（APA）在 1990 年形成的评判性思维定义为基础，由 Peter Facione 编制而成，共设计了 34 个测验项目，分成 5 个子量表，分别是分析、评价、推论、归纳推理和演绎推理。前 3 个子量表共同测验 APA 定义中提出的释义（interpretation）、分析、推论、评价和自我调节 6 种核心技能，后 2 个子量表用于测验传统的归纳和演绎能力。该测量工具不含有专业内容，可用于各类专业的学生，目前，已在美国 50 多所大学使用过，是美国护理学校使用较多的测量工具之一。CCTST 简体中文版经修订和测试亦具有良好的信度和效度。

3. Watson – Glaser 评判性思维鉴定量表（Watson – Glaser Critical Thinking Appraisal，WGC-TA）　WGCTA 于 1964 年由 Goodwin Watson 和 Edward M. Glaser 编制（最早发表于 1942 年），主要测试护理学生评判性思维能力中的逻辑推理能力及创造力。量表包括 80 个项目，5 个类别，代表护士在临床工作中遇到的各种问题和争议，适用于测量护理学生的评判性思维能力，是目前美国护理教育文献中评估护理学生及护理人员评判性思维能力使用最普遍的测量工具。

4. 其他　其他的量表还有 Ennis – Weir 评判性思维短文测试（Ennis – Weir Critical Thinking Essay Test，EWCTET）、Cornell 评判性思维测试（Cornel Critical Thinking Test，CCTT）等。

第三节　评判性思维与护理专业

一、护理人员发展评判性思维的意义

（一）有利于护理专业的发展

护理专业的发展主要依靠护理人员自身的创新能力。要创新，就要善于发现问题，善于对现有的护理理论和实践提出质疑，发现其不合理的因素，进行进一步的探索和改革，这就需要护理人员善于用评判的眼光去看待和分析问题。培养护理人员的评判性思维能够提高其创新能力，从而促使护理专业的发展。

（二）有利于提高临床护理质量

随着护士角色和功能范围的扩展和护士在临床实践中独立性的增加，护理工作的多样性与复杂性也愈来愈突出。为了确保护理实践的安全性和有效性，护士必须具备严密求实的质疑能力和分析推理能力，有效地处理纷杂信息，做出合理可信的判断或得出正确可靠的结论，才能为病人提供个性化、高质量的护理。

（三）有助于护理人员的自身发展

我们正处于是一个信息快速增长的时代，而我们的时间是有限的，这就意味着我们必须有选择性地获取信息。发展评判性思维能力，能够使我们用评判的眼光对众多的信息和知识进行理解、辨别、评价与选择，从而获得最有价值的信息，使自身的专业水平得到提高。

二、护理实践中的评判性思维

（一）临床护理中的评判性思维

护理程序作为解决护理问题的科学方法，为组织护士的思维提供了一个结构框架。但护理程序的思路常常是按照一种固有的模式进行的，容易使护士的思维形成一种仪式性的重复，忽略创造性和反思性思维。在实施护理程序过程中运用评判性思维，可以使护理人员在护理程序的各个步骤中做出更加合理和有效的决策。例如病人需要吸氧时，具有评判性思维的护理人员就会主动地思考该病人为什么要吸氧，导致病人缺氧的原因是什么？吸氧浓度应该是多少，应选用什么吸氧设备，通过评估、判断和选择，才能真正达到有效的给氧。

表 9 - 2 　　　　　　　　　　　　　　评判性思维在护理程序中的应用

护理程序	评判性思维技能范围
评估	区别相关资料与重要资料
	核实资料
	整理与组织资料
	分类资料
诊断	找出诊断
	做出推理及判断
	确定诊断
计划	归纳与概括
	诊断排列，目标陈述
	完善评价标准
	建立计划
实施	应用相关知识
	实施计划
评价	确定预期目标完成情况
	分析影响因素
	做出评价判断

评判性思维在护理程序中的应用见表 9-2，可以看出，护理程序的各个阶段均需要应用评判性思维，护理程序的实施过程是评判性思维在护理实践中的具体体现，而评判性思维在护理程序中的应用，又必须以护理程序为基础。

（二）护理管理中的评判性思维

护理管理者的重要职责之一是做出各种决策，正确的决策是有效管理的重要保障。决策过程需要对传统的管理思想、方法进行质疑，对各种复杂的现象、事物与人群进行分析，这都有赖于护理管理者的评判性思维能力。

（三）护理科研中的评判性思维

护理科研本身就是对护理现象的探索和研究过程，它起始于对现存各种观点、方法、现象、常规等的好奇或质疑，并在此基础上进行调查或实验，以新的、充分的证据得出新观点、新方法、新模式，因此，要求护理科研者具有好奇心和评判性思维的心智特征（评判精神）与能力。

（四）护理教育中的评判性思维

现代护理教育除了为学生传授护理学的基本知识、基本理论外，更重要的是培养学生的综合能力。护理学者认为，评判性思维是护理实践的关键要素，美国护理联盟也于 1991 年将评判性思维作为评价护理学校教育质量的标准之一，这一举措促使了美国护理教育界对评判性思维的教学和评价展开广泛的研究。

第二节已经介绍了在教学过程中培养评判性思维的方法，这些教学方法与单纯传授知识的教学法具有明显的区别，表 9-3 列举了两种教学法的区别。

表 9-3　　　　　　　　　　**传授知识与培养评判性思维在教学中的区别**

	单纯传授知识的教学	培养评判性思维的教学
教师与学生的作用	* 教师的作用是向学生传递信息。学生的作用是接受、存储信息，并且按照这些信息行动	* 教师的作用是引导和鼓励学生进行有益的质疑。学生进行主动的质疑、探寻与评价信息
知识与学生的关系	* 学生理解和记忆知识	* 知识和技能成为质疑、探究和推断的对象
教学方法	* 灌输、讲授、教条式教学	* 讨论、探索、引导式教学
教学特点	* 学生被动听讲，缺乏主动思考	* 主动学习，提供可能的空间，让个体进行独立的判断与选择
教学文化	* 记忆型教学文化	* 思维型教学文化
学生与教师的关系	* 教师是知识的占有者和传授者，学生绝对相信教师的权威，不容置疑	* 协作、平等，教师亦是一个学习者，与学生一起探讨问题，做到教学相长
提问的意义	* 不提问的学生是好学生，表示理解学习的内容	* 不提问表明学生未完全进入学习状态

	单纯传授知识的教学	培养评判性思维的教学
关注的重点	* 教师讲授的知识点的数量 * 教师教学方法精益求精 * 学生从教学中和课本上接受了多少知识	* 学生提出了多少为什么 * 学生是否在学习过程中有大量的参与和自由表达的机会 * 学生质疑和评判了多少
教学目的	* 教会学生对知识的理解和记忆，教会思考什么	* 培养学生的评判意识与能力，教会如何思考
教学结果	* 思维单一、刻板，缺乏个性，对新事物反应迟钝，创新能力差	* 思维灵活，具有主动学习能力，创新能力强

【思考题】

1. 思考评判性思维对护理工作有哪些重要意义？

2. 结合自己的实际，思考在日常的学习与生活中应如何加强评判性思维能力的培养？

第十章 护理程序

第一节 概 述

一、护理程序的概念

护理程序（nursing process）是现代医学模式和护理学发展到一定阶段后，在新的护理理论基础上产生的。护理程序是一种科学地确认问题和解决问题的工作方法，是有计划、有步骤地为护理对象提供护理服务的工作程序，是一个持续的、循环的、动态的过程。护理程序为护理学向科学化、系统化方向发展奠定一定的科学基础。

（一）护理程序的发展史

1955 年，美国护理学者海尔（Hall）首先提出责任制护理，强调以病人为中心实施护理。1961 年，奥兰多（Orlando）撰写了《护士与病人的关系》一书，第一次使用了"护理程序"一词，并提出了 3 个步骤：①病人的行为；②护士的反应；③护理行动有效计划。1967 年，尤拉（Yura）和渥斯（wash）完成了第一本权威性的《护理程序》教科书，确定护理程序有 4 个步骤：评估、计划、实施和评价。1975 年，罗伊（Roy）等护理专家提出护理诊断这一概念，从而将护理程序发展为 5 个步骤：评估（assessment）、诊断（diagnosis）、计划（planning）、实施（implementation）和评价（evaluation）。

20 世纪 80 年代初期，美籍华人学者李式鸾博士来中国讲学，将美国的责任制护理制度引入中国。但由于我国护理人力资源紧张，责任制护理得不到相应护理组织结构保证，所以未能真正在临床实践中坚持下来。1994 年美籍华裔学者、美国乔治梅森大学副教授袁剑云博士来华讲学，全面介绍了系统化整体护理这一以护理程序为核心的新的护理模式，受到我国护理界的热烈欢迎，并得到有关领导重视与支持，在全国六家医院开展"模式病房"建设试点工作。1996 年由卫生部正式颁发文件，成立全国整体护理专家指导组，组建全国整体护理协作网。目前，我国护理工作者正在结合我国国情及实际护理水平，将护理程序的研究与实践活动推向深入。

（二）护理程序的特性

1. 以护理对象为中心 护士在运用护理程序时要充分体现护理对象的个体特性，要根据护理对象生理、心理和社会各方面的需要计划护理活动。由于同样的问题可由不同的原因引起，必须针对护理对象的不同情况而采用不同措施，满足了护理对象的个体需要，充分体现了以护理对象为中心的整体护理。

2. 目标性　在运用护理程序的过程中，必须制定出明确的护理计划，确定所要达到的护理目标，以及为达到预期目标所要采取的护理措施，在实施过程中还要对达标情况及时进行评价，以便根据护理对象的实际情况不断调整和完善护理计划。护理程序的运用使护理服务更具有目的性和针对性。

3. 组织性和计划性　护理程序是由评估、诊断、计划、实施和评价组成，使护理工作有重点、有计划、有次序地进行，有效地避免了护理活动中出现杂乱无章的现象。

4. 循环、动态的过程　护理程序虽由 5 个特定步骤组成，但是护士在运用护理程序时并不是将 5 个步骤依次完成一遍，即宣告结束，而是要根据护理对象的病情变化，随时重新评估或修改护理计划，因此它具有循环动态的特点。

5. 互动性和协作性　护士在执行护理程序时并不是单方面执行，而要与医生及其他医务人员协作；护理对象在整个护理程序的实施过程中不再是被动的接受者，而是主动的参与者，护士需随时与护理对象交流，建立良好的护患关系，并取得信任，使其愿意参与护理活动，主动配合完成护理活动。

6. 普遍适用性　护理程序是一种系统的、科学的护理方法。因此，无论护理对象是个人、家庭还是社区，无论护理工作的场所是医院、社区诊所还是老人院，护士都可运用护理程序提供护理服务。

7. 具有创造性　护理程序的 5 个步骤虽是固定不变的，但每个步骤的执行及其结果却因不同的病人或同一病人所处的不同情况而不同，护士可以科学地发挥自己的创造性，根据护理对象的特殊需要设计解决问题的方案，提供个体化护理。

8. 以科学理论为依据　护理程序是以系统论、信息论、控制论等理论为基础建立起来的一种科学的、系统的临床护理工作方法，并要求护士在执行护理程序过程中灵活地运用护理学相关学科和现代护理学的理论和观点，如人的需要层次理论、应激与适应理论、自理缺陷护理理论等。可以说，护理程序的产生是护理工作科学化的必然结果。

二、护理程序的理论基础

护理程序是以系统论、信息论、控制论为基础，以心理学、行为学等护理相关学科的理论和现代护理理念为指导，以科学的解决问题程序为框架构建而成的护理工作程序。这些理论一方面相互联系、相互支持，共同为护理程序提供理论上的支持；另一方面又分别在护理程序实施过程的不同阶段、不同方面发挥独特的指导作用。

（一）系统理论

系统理论构成了护理程序的基本框架，在开放性和目的性等系统理论的基本观点指导下，将护理过程设计成一个开放系统，这个开放系统的要素（即次系统）包括护理对象、护士、其他医务人员、医疗仪器设备、药品及资料等，每个要素既有自己的独特功能，要素与要素之间、要素与环境之间又不断地进行着相互的作用和联系，构成了护理过程系统的特定功能，即通过评估、诊断、计划、实施和评价过程给予护理对象有计划性的、系统的、全面的整体护理，使其恢复和增进健康。

（二）信息交流理论

信息交流理论用于护理程序的各阶段，赋予护士与护理对象交流能力和技巧，从而使护士及时了解真实的信息，以实施正确的护理，确保程序的最佳运行。

（三）问题解决理论

问题解决理论揭示了解决问题过程的内在规律和原理，使解决问题过程变得有序可循且富有可操作性和可预见性，避免了盲目性。问题解决理论将解决问题的过程分成收集资料、定义问题、计划、实施计划和评价与修改过程 5 个步骤。护理过程本身就是一个解决问题的过程，自然要遵循解决问题过程的规律和原理，由此建立了解决护理问题的科学方法 – 护理程序，其过程包括评估、护理诊断、护理计划、实施护理计划和评价 5 个步骤。以问题解决理论为框架构建的护理程序，为确认护理对象的健康问题、寻求解决问题的最佳方案及评价效果奠定了方法论的基础。

三、护理程序的基本步骤及其相互关系

护理程序分为 5 大基本步骤，即评估、诊断、计划、实施、评价（图 10 – 1）。

（一）评估阶段

护理程序的第一步，是运用各种方法和途径收集与护理对象健康有关的资料，并对资料进行分析和整理。

（二）护理诊断阶段

对评估获得的资料对照标准进行分析，以确认护理对象存在的问题，即确定护理诊断。

（三）计划阶段

以确定的护理诊断为依据制定护理计划，列出护理诊断的次序，确定预期目标，制定相应的护理措施，并且将其成文。

（四）实施阶段

实施是落实护理计划的具体护理活动，是护士每天按照护理计划的要求，有组织、有步骤地为护理对象提供具体的护理措施。

（五）评价阶段

在于评价护理活动的成效，也就是将护理对象健康变化与预期目标作比较，确定达标程

度，分析原因，决定是否修改、继续或终止护理计划。

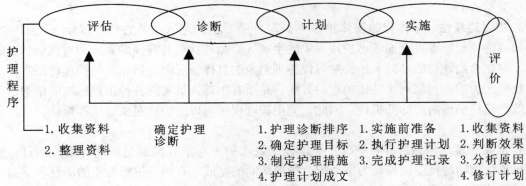

图 10 - 1 护理程序基本步骤

护理程序虽然看似 5 个各自独立的步骤，实际上这 5 个步骤是相互联系、相互依赖的，是一个循环往复的过程。例如：当护理对象入院后，护士应对其生理、心理、社会等方面的状况和功能进行评估，即收集这些方面的有关资料，根据这些资料判断其存在哪些护理问题，即做出护理诊断，围绕护理诊断制定护理计划，之后实施计划中制定的护理措施，并对执行后的效果及护理对象的反应进行评价。当护理程序的任何一个步骤出现问题时，都将影响其他步骤的有效进行。例如：在评估阶段如果收集护理对象资料不准确或不全面，那么根据这些不完整的资料所确定的护理诊断必然不能体现出护理对象的真正问题，所制定的护理计划也会因此而出现问题；另一方面，评价看似是护理程序的最后一步，事实上评价贯穿于护理程序的各个步骤，它不仅仅是要对预期目标是否实现以及实现的程度做出评价，更需要根据护理对象的具体情况对评估所收集的资料是否全面准确、护理诊断是否科学合理、计划的制定是否有针对性以及实施过程是否存在问题等随时进行评价，以便能及时对护理活动进行修正和调整，确保护理对象得到高质量的整体护理服务。

四、护理程序对护理专业的指导意义

护理程序是一个系统地解决问题的程序，是一种科学地解决护理对象健康问题的工作方法。护理程序的应用对护理实践具有很强的指导作用，有利于提高护理质量，使护理对象获得最大的利益；同时对护理学科和护理人员的发展具有促进作用。

（一）对护理实践的指导意义

1. 主动地解决护理对象的健康问题 护理程序进一步明确了护理工作的范畴和护士的角色范围，要求护士主动地收集护理对象的健康资料，确定健康问题，并制定相应的护理计划。因此，护士在临床工作中不仅仅是单纯地执行医嘱，被动地满足护理对象的需要，而是要发挥护士的主观能动性，实施护理的独特功能，有步骤、有计划地解决护理对象的健康问题，满足其需要。

2. 实施以护理对象为中心的护理服务 护理对象是护理程序的核心，护理程序中的每

一个步骤都是围绕解决其健康问题和满足其需要这一中心展开的，使护理对象真正成为护理的直接受益者。

3. 提供连续性、个体化的整体护理　护理程序要求护理人员从评估、诊断、计划、实施到最后的评价，都要全面考虑护理对象的生理、心理和社会各方面的需要和对健康状况的影响，并在全面评估的基础上，针对每位护理对象的具体情况制定出相应的护理计划。护理计划是护士为护理对象制定整体护理的方案，是所有护理人员实施各种护理措施的依据，可以有效地避免护理措施的随机性。因此，应用护理程序可以为护理对象提供连续性、个体化的整体护理。

4. 鼓励护理对象直接参与护理　护理程序要求护理对象直接参与护理计划的制订，使护理对象从被动地接受护理变为主动配合护理活动的完成，有利于护理对象的康复和提高其预防保健的意识和能力。

（二）促进护理学科的发展

1. 推进护理科研的进步　由于护理程序要求护理人员主动地解决护理对象的健康问题，这就要求护理开展广泛而深入的科学研究，探讨与护理相关的健康问题的本质与规律，并且要求护士更注重于将护理对象作为一个整体的人来考虑研究的重点和研究方向。

2. 促进护理管理的发展　护理程序的实施使护士从医生的助手变成了医生的合作伙伴，护理的职责也从对医生负责发展为直接对护理对象负责，因此，护理质量的含义已经发生了根本性的变化。这一切都对护理管理者提出了更高的要求，促使临床护理质量管理和评价方面的新的突破。

3. 促进护理教育模式的改变　护理程序的实施导致了护理实践模式的改变，同时，所带来的护理研究的发展又使护理学科的知识本质、知识量和知识结构发生了很大的变化，这就要求护理教育转变教学模式，在课程设置、教学内容的选择和安排以及教学方法的运用等方面进行重大的改革。

（三）促进护理人员素质的提高

1. 护理程序的应用，要求护士能独立做出判断，独立解决护理问题，不仅锻炼了护士的决策能力，同时可增加其工作的成就感。

2. 护理程序的应用，要求护士不仅要具有丰富的专业技术知识和技能，还必须具有人际交往、问题解决等综合能力和素质，因此，需要不断扩展自己的知识范畴提高自己的综合能力。

3. 在运用护理程序过程中，需要护士不断地思考，创造性地学习，有利于护士建立科学的、评判性的思维。

护理程序的出现对护理实践具有实际的指导意义，护士都可以用护理程序组织护理工作，因为这种科学的、有目的、有计划的工作方法是护士为护理对象提供高质量的、以护理对象为中心的整体护理工作的根本保证。

第二节 护理评估

护理评估（nursing assessment）是一个系统地、连续地收集、组织、分析和记录护理对象有关健康资料的过程。评估是护理程序的第一步，也是非常关键的一步。评估时收集到的资料是否全面、正确将直接影响护理诊断和护理计划的准确性，因此评估是护理程序的基础。

护理评估是一个连续进行的过程，它不只是在护理对象入院时进行一次即可，而是从护士与护理对象第一次见面时开始，直到其出院或护理照顾结束时才终止。一般来说，护理对象入院时需对其进行全面系统的综合评估，此后护士应利用每次与护理对象接触的机会随时收集有关护理对象反应和病情变化的资料，以便及时发现问题，修改和补充护理计划。护理评估贯穿于护理工作的始终，贯穿于护理程序的全过程。

一、收集资料

收集资料是一个收集有关护理对象健康状态信息的过程，资料的收集必须具有系统性和连续性，否则就有可能漏掉有临床意义的资料，或者所收集到的资料不能反映护理对象正在变化的健康状况。另外，收集资料必须从整体护理思想出发，资料不仅要涉及护理对象的身体状况，还应包括心理、社会、文化、经济等方面。

（一）收集资料的目的

1. 为做出正确的护理诊断提供依据。
2. 为制订护理计划提供依据。
3. 为评价护理效果提供依据。
4. 为护理科研积累资料。

（二）资料的来源

1. 护理对象本人 护理对象本人是资料的主要来源，只要护理对象本人意识清醒、精神稳定、又非婴幼儿就可以作为收集资料的主要来源。大多数情况下，从护理对象本人直接获得的资料是其他途径所无法获得的。

2. 护理对象的家庭成员或与护理对象关系密切的人员 包括护理对象的配偶、子女、朋友、邻居、保姆甚至义工等等，他们所提供的间接资料往往能补充和证实护理对象提供的直接资料，而且是婴幼儿、病情危重或精神错乱患者的主要资料来源，此时，护士应在患者的病历上注明资料的出处。

3. 其他健康保健人员 当护理对象寻求健康帮助时，无论住院与否，都必须与各类医务人员接触，如医生、理疗师、营养师、检验人员及其他护理人员等，因此，护士常常可以从与患者接触过的医务人员处获得重要的健康资料。

4. 病历及各种检查报告 目前及既往的病历、既往健康检查记录、儿童预防接种记录以及各种实验室检查及诊断性检查报告，均能及时提供护理对象现在和既往健康状况的资料。护士阅读病历及各种检查报告，能及时掌握护理对象病情动态变化的情况。如护士阅读病历可了解病人的基本资料（职业、信仰、婚姻状况等），从营养师的记录中可了解护理对象的营养需求。检查报告不仅能用于协助医疗诊断、监测治疗效果，还可用于监测护理对象对护理措施的反应。另外，护士在参考各种检查报告时，除要考虑护理对象的年龄、性别外，还要考虑到不同医院、不同检查方法的正常值会有所不同。

（三）资料的种类

按照资料来源的主客体关系，一般将资料分为主观资料和客观资料两大类。

1. 主观资料 为护理对象对健康问题的主观描述。主观资料包括护理对象的知觉、情感、价值、信念、态度、对个人健康状况和生活状况的感知。如："我今天感到烦恼"、"头痛得厉害"等都是主观资料。

2. 客观资料 是指他人通过观察、体格检查以及借助医疗仪器和实验室检查所获得的资料。如："病人面部浮肿"、"病人血压 150/90mmHg"、"B超提示：肝脏炎性改变"等都是客观资料。客观资料是可以通过观察或测量得到的，是客观存在的事实，可以用来证实主观资料的真实性。

（四）资料的内容

1. 一般情况 包括姓名、性别、年龄、民族、职业、婚姻状况、文化程度、家庭住址、联系人等。

2. 入院方式与时间 了解此次入院的方式，如由家属陪伴步行入院、轮椅或平车送入病房等以及准确的入院时间。

3. 现在健康状况 包括此次发病情况，目前主要不适及当前的饮食、营养、睡眠、排泄、自理、活动等日常生活状况。

4. 既往健康状况 包括既往患病史、创伤史、手术史、过敏史、不良生活习惯如烟酒嗜好等。女性护理对象还应了解月经史和婚育史。

5. 家族史 有无家族遗传性疾病或家族其他成员是否患有与护理对象类似的疾病。

6. 护理体检的检查结果 如身高、体重、体态、生命体征、精神和营养状况及身体各系统的阳性体征。

7. 实验室及其他检查结果 查看护理对象最近各种检查的报告和数据，以了解护理对象病情变化的第一手资料。

8. 护理对象的心理状况 包括护理对象对疾病的认知、康复的信心、病后精神、行为及情绪的变化、人格类型、应激事件及应对能力等。

9. 社会文化状况 包括职业及工作情况、目前享受的医疗保险待遇、经济状况、宗教信仰、价值观等。

（五）收集资料的方法

主要有四种，即交谈、护理体检、查阅和观察。

1. 交谈　护理评估中的交谈是有计划、有目的地交流或谈话，其主要目的是有效地收集与护理对象健康相关的资料和信息。同时，通过交谈，有助于建立良好的护患关系，促进护患关系的发展，并能使护理对象获知有关病情检查、治疗、康复的信息。护理对象是最重要的资料来源，通常是交谈的主要对象。但若因护理对象有生理或心理某些特殊状况而无法与之交谈时，护理人员应和护理对象的亲朋好友及其他健康保健人员交谈以获取健康资料。

2. 护理体检　护理体检是指护士系统地运用望、触、叩、听、嗅等体格检查手段和技术对护理对象的生命体征及各个系统进行检查而收集资料的方法。护理体检不同于医生所做的体格检查，医生进行体格检查的目的是获得支持或排除某项医疗诊断的依据，而护士进行体格检查的目的是获得支持或排除某项护理诊断的依据，因此，护士在进行护理体检时应以护理为重点，如对肢体活动障碍的患者，护士应着重检查患者肢体活动、感觉和肌肉张力情况，而不必要像医生一样进行整个神经系统的检查。

3. 查阅　收集资料的方法还包括查阅护理对象的医疗病历（包括门诊病历、既往住院病历、现住院病历）、护理病历、各种检查报告资料等。在与护理对象进行交谈和护理体检前，通过查阅病历，收集有关资料了解护理对象的健康问题，不仅可以使交谈和护理体检时有所侧重，而且还可避免重复询问而使护理对象产生压力和厌烦感。

4. 观察　观察是护士在日常护理过程中持续进行的护理活动，是护士综合应用上述评估手段，有时还需借助必要的仪器设备，针对患者当时存在的问题系统地获得患者的信息资料，并对这些信息资料的价值做出判断的过程。护士的观察能力与其所具备的专业理论知识、评估技能和临床经验密切相关，任何一方面的不足都会造成护士在观察时不够全面，出现遗漏，或者即使观察到了某些资料，却因知识有限或经验不足而忽视了资料蕴含的真正价值和意义。观察作为一种技巧，需要护士在实践中不断地培养和锻炼，才能得到发展和提高。

二、整理资料

整理资料是将收集到的资料进行分类、核实、分析和记录的过程。

（一）整理分类

通过上述各种收集资料的方法，获得了大量有关护理对象健康状况的资料。为了能够科学有效地分析和利用这些纷繁复杂的资料，首先就要对其进行整理和分类。目前临床常用的整理分类方法有以下几种：

1. 按 Maslow 的需要层次论分类　将收集到的资料按 Maslow 的 5 个需要层次进行分类：

（1）生理需要：如呼吸、循环、营养、排泄、睡眠等。

（2）安全需要：如在陌生的环境感觉孤独无助，担心手术失败，对各种检查治疗产生恐惧、疑虑等。

（3）爱与归属的需要：想家、想孩子、希望探视等。

（4）尊敬与被尊敬的需要：如容貌受损，不敢见人，尊重护理对象的个人习惯，宗教信仰等。

（5）自我实现的需要：担心住院影响工作以及疾病会影响自己实现理想等。

2. 按人类反应型态分类 北美护理诊断协会将所有护理诊断按9种型态进行分类：即分为交换、沟通关系、赋予价值、选择、移动、感知、认知、感觉、情感等9种。组织资料时按这种方法分类可以直接找出护理诊断，但由于比较抽象，护士难以记忆，实用性不强，目前已经淘汰。

3. 按戈登的11个功能型健康型态分类 包括健康感知－健康管理型态；营养－代谢型态；排泄型态；活动－运动型态；睡眠－休息型态；认知－感知型态；自我认识－自我概念型态；角色－关系型态；性－生殖型态；应对－应激耐受型态；价值－信念型态。此种分类方法与临床联系紧密，通俗易懂，护士容易掌握，临床应用较广泛。

4. 按照 NANDA 分类法 II 的 13 个护理诊断领域分类 NANDA 分类法 II 的 13 个护理诊断领域是在戈登的11个功能型健康型态的基础上修订而成，并在2000年第14次NANDA会议上获得通过。这13个护理诊断领域是促进健康、营养、排泄、活动/休息、感知/认知、自我感知、角色关系、性、应对/应激耐受性、生活准则、安全/防御、舒适、成长/发展。

5. 按身体系统框架来组织资料 按身体各系统逐步收集和记录资料。

（二）核实资料

核实资料即指再次检查和检验所收集到的资料，以验证资料的准确性和真实性。

1. 核实资料的完整性 避免遗漏。

2. 比较主观资料和客观资料 用客观资料来检验主观资料，如当护理对象感觉发热时，可与所测得的体温进行比较。

3. 澄清含糊的资料 如护理对象诉说"腹痛"，护士就要确定腹痛的部位、性质、持续时间、诱发因素及缓解方式等。

4. 核实可疑的不正常值 如心电监护仪显示患者心率120次/分钟，而患者并无心慌不适，这时护士应检查心电监护仪和听诊患者的心率。

（三）分析资料

将资料收集、组织、核实后就应将整理好的资料进行分析，以找出异常，发现问题，为护理诊断做好准备工作。

1. 将资料与正常标准进行比较以找出异常所在 为了准确地做出比较，要求护士熟练掌握各种检查的正常值范围，并考虑不同年龄阶段、不同性别、不同背景条件的个体差异性，找出具有临床意义的异常点。

2. 找出相关因素和危险因素 分析资料可以判断造成异常情况的相关因素和找出潜在的危险因素。如护理对象近期活动无耐力、时感头昏心慌，护士可观察其有无失血、营养缺乏及查看客观资料中的各种检查报告单，以找出引起异常的原因。而找出潜在的危险因素，可以帮助护士预测护理对象今后可能发生的问题，以做好预防工作。如长期卧床的患者，可能发生压疮，因为身体长期受压是引起压疮的危险因素；化疗可引起白细胞下降，可能发生感染，因为白细胞降低是引起感染的危险因素。

（四）记录资料

记录资料是护理评估的最后阶段。目前，资料的记录格式并不统一，也没有统一的必要，可以根据资料的分类方法，根据各医院、各病区的特点自行设计表格记录。但无论记录的格式如何，在记录资料时应注意以下几方面。

1. 客观、真实、准确　对于患者的主观感受或症状应用引号记录患者的原话，如记录为护理对象诉说："头昏心慌"，而不要带有自己的主观判断去推论。记录时要避免使用无法衡量的词语，如好、坏、尚好等，如护理对象食欲不佳，就不如记录早饭 1 两稀饭、午饭 2 两米饭等来得真实。对于客观资料的描述要使用专业术语，并按客观观察到的情况记录，而不是记录经过主观判断后的结果，如在体检时发现尾骶部有一皮肤破溃，应记录成"尾骶部有一 2cm×2cm 的皮肤破损，累及皮下组织，未及肌层"，而不要记录成"因长期受压导致尾骶部 II 度压疮"。

2. 及时认真记录　收集的资料应及时记录，字迹清晰、简洁，避免错别字。

3. 记录格式　资料的记录格式应符合以下要求：

（1）能够全面、及时、准确地反映护理对象的情况。

（2）反映不同专科疾病的特点，如内科病区与产科病区的入院评估表应有所区别，应结合护理对象的特点来设计并记录。

（3）表格简洁清楚、一目了然。

（4）方便护士记录。

第三节　护理诊断

护理诊断（nursing diagnosis）是护理程序的第二步，在这一阶段，护士运用评判性思维分析和综合护理评估资料，从而确定护理对象的健康问题，也就是找出和确定护理诊断的过程。

一、概述

（一）护理诊断的历史

护理诊断首先是由弗吉尼亚·弗尔（Virginia Fry）在 1953 年提出，但未引起充分注意，直至 1973 年美国的全国护理诊断分类组在密苏里州的圣路易市召开第一次会议，才正式将护理诊断纳入护理程序中，并开始在护理实践中使用护理诊断。同时决定每两年召开一次会议，制订和修改护理诊断。1982 年 4 月召开的第 5 次会议因有加拿大代表参加而改名为北美护理诊断协会（North American Nursing Diagnosis Association NANDA），至 2002 年 NANDA 已修订确定了 155 个护理诊断（见附录）。我国 1995 年 9 月也由卫生部护理中心在黄山主办召开第一次护理诊断研讨会，目前我国医院中使用的就是被 NANDA 认可的护理诊断名称。

（二）护理诊断定义

目前护理诊断定义是 NANDA 在 1990 年第 9 次会议上提出并通过的定义，即：护理诊断是关于个人、家庭、社区对现存的或潜在的健康问题或生命过程所产生的反应的一种临床判断，是护士为达到护理的预期结果而选择护理措施的基础。

（三）使用护理诊断的临床意义

1. 便于临床实践和总结经验　护理诊断为临床护理的实践活动提供了一个参照框架，明确了护理的实践范围和护理问题的本质与特性，使临床护理工作者对具有相同护理问题的护理对象有一比较统一的认识，增加了处理护理问题的规范性。同时，护理人员按照统一的术语——护理诊断来记录护理对象的健康问题、具体表现、处理措施和效果，有利于护理经验的总结和交流。

2. 便于积累资料　现代科学的大量信息及资料都可借助于计算机进行储存与整理，对提取与分析信息带来很大的方便。但是，建立统一的数据库和信息系统是以统一的命名（术语）和分类系统为基础的，护理诊断的建立和应用为建立护理信息的数据库或护理信息系统创造了条件，使护理资料得以积累。

3. 有助于加强护理知识的整体性　由于护理诊断关注护理对象对疾病和成长发展过程的整体反应，不但包括生理反应，还包括心理、社会、发展、精神等方面的反应，明确了护理研究的对象和范围，因而促进了护理知识的丰富和完善。

4. 有利于进行护理教育　护理诊断为组织护理知识提供了框架，有利于教员有条理、有系统地教授护理课程，把重点放在护理对象对健康问题的反应上，而不是放在疾病诊断、治疗方法等医疗问题上。

5. 有利于护理学科的发展　护理学作为一门独立的学科，应该有其独特的服务范畴、知识体系、科研内容、理论基础和专业性组织。护理诊断明确了护理的服务对象和实践内容，确定了护理研究的内容和方向，提供了护理知识体系的框架结构，为护理学科的发展奠定了基础。

6. 增强了护理的自主性和责任性　护理诊断明确了护理的独立功能，要求护理人员在全面评估的基础上主动诊断和处理护理问题，因而增强了护理的自主性，同时也加强了护理人员的责任心。

由于长期以来护士只习惯于医疗诊断和处理医嘱，因而在开始使用护理诊断时一定会有不少困难。采用护理诊断后将使护士在医疗问题以外，更多地要从整体上考虑疾病和诊疗过程对护理对象造成的影响，并通过护理消除或减轻这种影响，这不但能够提高护理的水平，并且能与医疗更好地配合，使护理对象更快地恢复健康，从而促使护理事业得到进一步发展。

（四）护理诊断分类

护理诊断分类系统的发展经历了 3 个阶段，即按字母顺序排列、分类法Ⅰ和分类法Ⅱ。

1. 第一阶段——按字母顺序排列　1973 年在全美第一次护理诊断学会上，正式开始了护理诊断的确认、发展和分类工作。但是对复杂的护理现象进行分类并不是一件简单的事情，与会者经过反复讨论后，没有对所制定的护理诊断分类方案取得一致意见，所以决定按字母顺序进行排列。这种字母系统分类法的使用一直延续到 1986 年 NANDA 分类法Ⅰ被认可才更改。

2. 第二阶段——分类法Ⅰ　NANDA 在 1986 年第 7 次会议上提出了按人类反应型态进行分类的方案，即分类法Ⅰ。人类反应型态包括以下 9 个反应型态。

（1）交换：包括物质的变换，机体的代谢，正常的生理功能和结构的维持。

（2）沟通：包括思想、情感或信息的传递。

（3）关系：即建立关系，常指人际间关系、家庭关系。

（4）赋予价值：与人的价值观有关的问题。

（5）选择：面对应激原或多个方案做出选择和决定等方面的问题。

（6）移动：包括躯体活动、自理情况等。

（7）感知：包括个体的感觉、对自我的看法。

（8）认知：对信息、知识的理解。

（9）感觉、情感：包括意识、知觉、理解力，感觉可以受到某个事件或某种状态的影响。

3. 第三阶段——分类法Ⅱ　由于护理诊断数目的不断增加和修订，分类法Ⅰ已不能将其分门别类地归纳到相应类别中，分类委员会意识到迫切需要一种更为可行的新的分类方法。经过较长时间的研究和修订，形成了分类法Ⅱ。NANDA 在 2000 年第 14 次会议上讨论并通过了新的分类系统——分类法Ⅱ。分类法Ⅱ包括 13 个领域和 46 个级别（图 10 - 2 （1）、(2)），其分类结构顺应了当今世界科学技术迅猛发展和信息网络快速增长的需要。

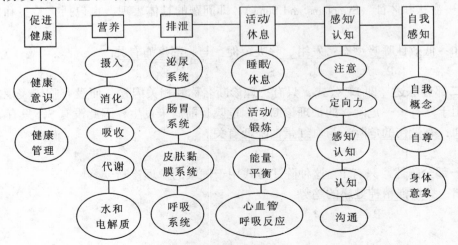

图 10 - 2　分类法Ⅱ中领域和分级组成示意图（1）

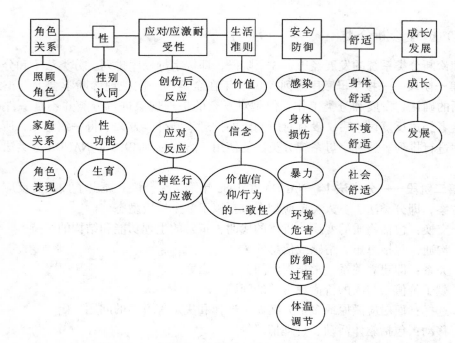

图 10-2 分类法Ⅱ中领域和分级组成示意图 (2)
(摘自周恂、吴瑛的《现代护理诊断手册》第三册)

(五) 护理诊断的陈述方式

护理诊断主要有以下三种陈述方式：

1. 三部分陈述 即 PES 公式，具有 P、E、S 三个部分，多用于现存性护理诊断。

P——问题 (Problem)，即护理诊断的名称。

E——原因 (Etiology)，即相关因素。

S——症状和体征 (Symptoms and Signs)，即问题的具体表现，也包括实验室和仪器检查结果。

例如：<u>低效性呼吸型态</u>：<u>发绀、呼吸短促</u>：<u>与胸部疼痛有关</u>。
　　　　　　P　　　　　　　　　　S　　　　　　　　E

2. 二部分陈述 即 PE 公式，只有护理诊断名称和相关因素，而没有临床表现。二部分陈述多用于"有……危险"的护理诊断，因危险目前尚未发生，因此没有 S，只有 P、E。

例如：<u>有受伤的危险</u>：<u>与血红蛋白降低有关</u>。
　　　　　　P　　　　　　　　E

3. 一部分陈述 只有 P，这种陈述方式用于健康的护理诊断。

例如：<u>有增强精神健康的趋势</u>
　　　　　　　　P

二、护理诊断的组成部分

NANDA 在其出版的护理诊断手册中，每一个护理诊断基本上由四部分组成，即诊断的名称、定义、诊断依据以及相关因素和危险因素。

（一）名称

名称（label）是对护理对象的健康状态或疾病产生反应的概括性描述。如："营养失调：低于机体需要量（消瘦）：与化疗厌食有关"，这表明现在已有营养失调方面的问题；"有营养失调的危险：高于机体需要量：与临睡前进食有关"，这表明该患者已经存在导致营养失调：高于机体需要量的危险因素"临睡前进食"，但尚不符合"营养失调：高于机体需要量"的诊断标准，如不采取相应的护理措施，改变临睡前进食习惯，该患者就会发展为营养失调。

新的护理诊断分类法 Ⅱ 规定护理诊断的名称可以由 7 个部分组成（但不是每个护理诊断的名称必须包括全部的 7 个部分），NANDA 分类委员会将之称为"多轴系"结构。这 7 个部分组成，即 7 个轴系包括：① 诊断概念，是护理诊断的主要部分，是每个护理诊断必须有的部分，它确定护理诊断在分类 Ⅱ 中的所属领域和级别。NANDA 第 14 次会议确定了 104 个诊断概念，如护理诊断"营养失调：低于机体需要量"的诊断概念是"营养"（见本章附录表格）。② 时间，表示护理问题持续的时间或发生的间隔，包括急性、慢性、间断性和持续性，如"急性疼痛"。③ 护理单位，是指护理诊断所适用的对象，包括个体、家庭、群体和社区。护理单位也是每个护理诊断必须具备的部分，缺如时默认护理单位为个体。如"营养失调：低于机体需要量"的护理单位是个体，而"社区应对无效"的护理单位是社区。④ 年龄，是指个体所处的成长发展时期，如婴儿、青少年等。⑤ 健康状态，即表示护理诊断是现存性的、危险性的、还是健康性的。⑥ 修饰语，对护理诊断具有限定和具体说明的作用，护理诊断中，常用于描述问题变化的修饰用词有：受损（impaired）、增加（increased）、减少（decreased）、无效（ineffective）、缺乏（deficit）、紊乱（disturbed）、功能障碍（disfunctional）、过多（excessive）、增强的趋势（readiness for enhanced）等。⑦ 部位，是指护理问题所涉及的组织器官或功能，常用的有皮肤、口腔黏膜、排尿、排便等，如皮肤完整性受损。

根据护理诊断名称所代表的健康状态，可将护理诊断分为以下类型：

1. 现存性护理诊断（actual nursing diagnosis）　是指个人、家庭或社区对目前的健康状况或生命过程已经发生了反应的描述。如"清理呼吸道无效"、"焦虑"等。

2. 危险性护理诊断（risk nursing diagnosis）　是对一些易感的个人、家庭或社区对目前的健康状况或生命过程可能出现反应的描述。这类护理诊断主要描述护理对象目前虽然没有发生护理问题，但如果不采取护理措施就有可能发生，如"有感染的危险"、"有窒息的危险"就属于这一类护理诊断。

3. 健康性护理诊断（wellness nursing diagnosis）　是对个体、家庭或社区具有加强健康以达到更高水平潜能的描述。这一类诊断 1994 年才被 NANDA 认可，对这类护理诊断的应用，国内外护理界仍在探索中。在现代护理观的指导下，对健康的理解是生理、心理、社会各方面的完好状态，健康教育、健康促进也是护理工作的任务之一。健康性护理诊断是护士在为健康人群提供护理时可以用到的护理诊断，如"有增强调节婴儿行为的趋势"、"母乳喂养有效"等。

（二）定义

定义（definition）是对护理诊断的一种清晰、精确的描述，并以此与其他护理诊断相区别。NANDA 用定义的方式确定每一个护理诊断的特性。虽然有些护理诊断的名称十分相似，但仍可从它们各自的定义中发现彼此的差异。如"便秘"是指个体处于一种正常排便习惯发生改变的状态，其特征为排便次数减少和（或）排出干、硬便。"感知性便秘"是指个体自我诊断为便秘，并通过滥用缓泻剂、灌肠和栓剂以保证每天排便一次。

（三）诊断依据

诊断依据（defining characteristics）是对护理诊断具体特征的详细阐述，是做出该诊断的临床判断标准。在"现存性"和"健康性"护理诊断中一一列出诊断依据，它常常是该护理问题所具有的一组临床表现，如症状、体征及有关病史等。诊断依据有三种，第一种为"必要依据（critical defining characteristics）"，即做出某一护理诊断时必须具备的依据；第二种称"主要依据（major defining characteristics）"，即做出某一诊断时通常需要存在的依据（约80%～100%的病人会具备此依据）；第三种称"次要依据（minor defining characteristics）"，即对做出某一诊断有支持作用，但不一定每次做出该诊断时都存在的依据（约50%～79%的病人会具备的依据）。但这种诊断依据的分类在 NANDA2001 年出版的《NANDA 护理诊断：定义与分类 2001～2002》中已经取消。护士在做出某个护理诊断时，不是凭想当然，而一定要参照诊断依据。例如："营养失调：高于机体需要量"的诊断依据是：①体重超过理想体重的20%；②三角肌下缘皮脂厚度，男性超过 15mm，女性超过 25mm。

（四）相关因素和危险因素

相关因素（related factors）是指使护理诊断成立和维持的原因或情境。现存性和健康性护理诊断有相关因素，而危险性护理诊断则为危险因素（risk factors）。危险因素是指增加个体、家庭、社区对某一护理问题易患性的因素，如生理、心理、遗传、化学因素及不健康的环境因素等。护理诊断的相关因素或危险因素往往不只来自一个方面，可以涉及多个方面，如睡眠型态紊乱的相关因素可以是手术伤口疼痛、焦虑、连续 24 小时输液、或环境改变等，在儿童也可以是独自睡眠害怕引起等等。总之，一个护理诊断可以有不同的相关因素或危险因素，明确诊断的相关因素和危险因素对有针对性地制定解决问题的措施是十分必要的。相关因素和危险因素可以来自于以下几个方面：

1. 疾病方面　如"体温过高"的相关因素可能是炎症、脱水、排汗能力下降或不能排汗。

2. 与治疗有关　如行气管插管进行机器通气的患者可出现"语言沟通障碍"问题。

3. 心理方面　如"营养失调：低于机体需要量"，可能是由于心理因素致使长期不能摄入、消化或吸收营养所造成的。

4. 情境方面　即涉及环境、有关人员、生活经历、生活习惯、角色等方面的因素。如"角色紊乱"可能是由于护理对象承担着过多的角色和责任，而一时出现角色冲突等。

5. 发展方面　是指与年龄相关的各个方面，包括认知、生理、心理、社会、情感的发展状况，比单纯年龄因素所包含的内容更广泛（如老年人发生便秘常与活动少、肠蠕动减慢有关）。

三、护理诊断与合作性问题及医疗诊断的区别

（一）合作性问题——潜在并发症

临床护理实践是一个不断变化的、复杂的过程，在临床中护士常遇到一些情况和面临的病人问题无法完全包含在 NANDA 认可的护理诊断中，而这些问题确实需要护理提供干预，因此，1983 年 Lynda Juall Carpenito 提出了合作性问题（collaborative problem）这个概念。她把护士需要解决的问题分为两大类，一类是经护士直接采取措施就可以解决的，属于护理诊断；另一类是要与其他健康保健人员尤其是医生共同合作解决的，护士在解决问题的过程中主要承担监测职责，这部分属于合作性问题。

合作性问题是需要护士进行监测，以便及时发现其身体并发症的发生和情况的变化，是要护士运用医嘱和护理措施共同处理以减少并发症发生的问题。需要注意的是并非所有的并发症都是合作性问题，有些可以通过护理措施预防和处理的并发症则属于护理诊断，如咳嗽无力可造成"清理呼吸道无效"；只有那些护士不能预防和独立处理的并发症才是合作性问题，如因凝血功能障碍造成的产后出血，护理措施无法预防其发生，因此对这一问题应提出"潜在并发症：出血"，护士的主要作用是严密观察是否有出血发生，一旦发生应及时与医生共同合作解决问题。

合作性问题有其固定的陈述方式，即"潜在并发症（potential complication）：×××"。可简写为 PC。例如，潜在并发症：电解质紊乱；或 PC：电解质紊乱。在书写合作性问题时，护士应注意不要漏掉"潜在并发症"，否则就无法与医疗诊断相区别。

合作性问题在一般情况下，相关因素部分是不陈述的。然而，有时一个特定的原因可更准确地指导制定护理计划，也就是说，并发症是被疾病过程中特定的情景引起的时候，相关因素应予陈述。

例 1：潜在并发症：产后出血，与残余胎盘滞留有关。

例 2：潜在并发症：心律紊乱，与低钾有关。

一旦诊断了潜在并发症，就提醒护士这个护理对象有发生这种并发症的危险或可能正在出现这种并发症，护士应注意病情监测，及时发现并发症的发生，及早与医生配合处理。

（二）护理诊断与合作性问题的区别

护理诊断和合作性问题的区别在于，对前者护士需要做出一定处理以求达到预期的结果，是护士独立采取措施能够解决的问题；后者需要医生、护士共同干预，处理的决定来自

护理和医疗双方面。处理合作性问题的护理措施较为单一，重点在于监测。

（三）护理诊断与医疗诊断的区别

明确护理诊断与医疗诊断的区别十分重要，因为这关系到如何确定各自的工作范畴和应负的法律责任。医疗诊断是医生使用的名词，用于确定一个具体疾病或病理状态，侧重点在于对患者的健康状态及疾病的本质做出判断，特别是要对疾病做出病因学诊断、病理解剖诊断和病理生理诊断。护理诊断是护士使用的名词，用于判断个体和人群对健康状态、健康问题的综合的反应，这种反应可以是已经存在的，也可以是由于某些危险因素的存在使发生的可能性增加。每个患者的医疗诊断数目较少且在疾病发展过程中相对稳定，而护理诊断数目较多，并可随着患者病情发展的不同阶段和不同反应而随时发生变化。例如："乳腺癌"是医疗诊断。医生关心的是乳腺癌患者的进一步诊断和治疗。而护士关心的是患者患乳腺癌后的反应。如患者可能出现"恐惧"、"知识缺乏"、"预感性悲哀"、"身体意象紊乱"等护理诊断。

四、形成护理诊断的过程

护理诊断过程实质上是一个运用评判性思维进行判断、选择和决策的过程，即首先分析、综合所收集的资料，然后进行归纳和演绎推理，最后做出判断。诊断过程包括4个方面：即组织和整理资料、分析资料、分析问题、形成对诊断的描述（图10-3）。

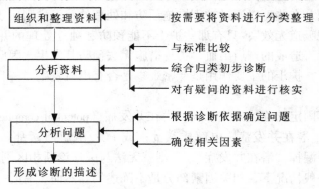

图10-3 护理诊断形成过程示意图

五、书写护理诊断时的注意事项

（一）使用统一的护理诊断名称

书写护理诊断应尽量应用NANDA认可的护理诊断名称，最好不要随意编造护理诊断，这样有利于护理人员之间的交流与探讨，有利于与国际接轨，有利于护理教学的规范。如果在现有的NANDA认可的护理诊断中确实无法找到与之对应的护理诊断，可以护理问题的方式提出。

（二）贯彻整体护理观念

针对某一护理对象的护理诊断应包括生理、心理、社会各方面。在考虑护理对象存在问题时应全面，对列出的护理诊断、诊断依据和相关因素或危险因素都应该体现整体护理的观念。

（三）明确找出每一个护理诊断的相关因素

相关因素往往是造成问题的最直接原因，也是护理计划中制定措施的关键。对于相关因素的陈述，应使用"与 …… 有关"的陈述方式。相关因素应具体而有针对性，应该是护理能够处理的因素，以便于制定具体的护理措施。如"清理呼吸道无效：与体弱、咳嗽无力有关"就比"清理呼吸道无效：与肺气肿伴感染有关"要更为直接、更具针对性，且体弱、咳嗽无力可以通过护理措施改善其咳嗽的有效性，而感染则需要医生进行抗感染治疗，因而不属于护理的职责范围。另外，同一护理诊断可因相关因素不同而具有不同的护理措施。例如："清理呼吸道无效：与术后伤口疼痛有关"和"清理呼吸道无效：与痰液黏稠有关"这两个护理诊断虽然均为"清理呼吸道无效"的问题，但前者的护理措施是在如何保护伤口、不加重疼痛的前提下将痰咳出，后者是如何使痰液稀释易于咳出。由此可见，只有相关因素正确，才能选择有效的护理措施。

（四）有关"知识缺乏"这一护理诊断的陈述

"知识缺乏"在陈述上有其特殊之处，应为"知识缺乏：缺乏……方面的知识"。如知识缺乏：缺乏母乳喂养的知识；而不使用"与……有关"的陈述方式。

（五）在护理诊断的陈述中避免临床表现与相关因素混淆

如，"睡眠型态紊乱：与易醒和多梦有关"，易醒是睡眠型态紊乱的一种表现形式，而非相关因素。

第四节　护　理　计　划

制定护理计划（nursing planning）是护理程序的第三步，是以护理诊断为依据，系统地拟定护理措施的过程。其目的是要确定护理对象的护理重点，明确预期目标，提供护理评价标准，设计护理措施的实施方案。一个全面的、具体的护理计划能充分体现出护理工作的组织性和科学性。

护士在为护理对象做出护理诊断后，就需要根据护理诊断制定护理计划，以便预防、减缓和消除护理问题。制定护理计划的过程包括：排列护理诊断的优先顺序；设定护理对象的目标或预期效果；制定护理措施；护理计划成文。

一、排列护理诊断的优先顺序

一般情况下，护理对象可以存在多个护理诊断，在实际工作中需要确定解决问题的优先顺序，因而需要对这些诊断及合作性问题进行排序，然后根据问题的轻、重、缓、急合理地安排护理工作。

1. 护理诊断的优先顺序分类　一般按照对生命活动的影响程度常将护理诊断分为首优、中优和次优三类：

（1）首优问题（high - priority problem）：是指直接威胁护理对象的生命、需要立即采取行动去解决的问题。如昏迷病人的"清理呼吸道无效"，休克病人的"体液不足"、"心输出量减少"，小儿因各种原因导致的"体温过高"等问题，如果不及时采取措施，将直接威胁病人的生命。急危重病人在紧急状态下，常可能同时存在多个首优问题。

（2）中优问题（medium - priority problem）：是指虽不直接威胁病人的生命，但也能导致身体上的不健康或情绪上变化的问题。如"有感染的危险"、"便秘"、"压力性尿失禁"等。

（3）次优问题（low - priority problem）：是指与此次发病关系不大，不属于此次发病所反应的问题。这些问题并非不重要，而是指在安排护理工作时可以稍后考虑。如小儿"惊厥"的患儿在疾病急性期可能存在"营养失调：高于机体需要量"或"父母不称职"等与此次发病没有直接联系的护理问题，在急性期护士会把这些问题列为次优问题，待病人进入到恢复期后再进行处理。

在对护理诊断进行排序时，要考虑到护理诊断的紧迫性和重要性，要把对病人生命和健康威胁最大的问题放在首位，其他的依次排列。

2. 护理诊断排序的优先原则

（1）危及护理对象生命活动的问题优先解决，如不能自主呼吸、严重体液不足等。

（2）按照 Maslow 需要层次论排列优先顺序，优先解决生理需要，但 Maslow 的学说并未区别各种生理需要的优先顺序，因此，应以对护理对象生命构成危险的生理需要为首优问题，例如：对氧气的需要优先于对水的需要，对水的需要优先于对食物的需要等。

（3）如果护理对象主观感觉最为迫切需要解决的问题，在与护理原则无冲突时，可考虑优先解决。

（4）现存的问题优先解决，但对于危险性护理诊断和潜在并发症并不一定都不是需要首优解决的问题，例如：大面积烧伤病人在休克期，有体液不足的危险，如不能及时预防，将会严重危及生命，应列为首优问题。

3. 护理诊断排序时注意事项

（1）将护理诊断排序，并不意味着只有前一个护理诊断完全解决之后才能开始解决下一个护理诊断。在临床实际工作中，护士可以安排同时解决几个问题，但其护理重点及主要精力还应放在需要优先解决的问题上。在排序中也要注意从护理的角度判断问题的主次，如安全性、可利用的资源、病人的合作态度等，有时也会影响解决问题的顺序。

（2）护理诊断的先后顺序并不是固定不变的，是随着疾病的进展、病情及病人反应的变化而发生变化的。因此，护士应该充分运用评判性思维的方法，创造性地进行工作。

（3）危险性护理诊断和"潜在并发症"排序 这两类问题虽然目前没有发生，但并不意味着不重要，有时，它们常常地被列为首优问题而需立即采取措施或严密监测。

二、制定目标

目标是护理计划中很重要的一部分，每一个护理诊断都要有相应的目标。如何制定合适的、可行的目标有时并非易事。

1. 目标的定义和意义 目标是期望护理对象在接受护理后在功能、认知、行为及情感（或感觉）方面发生改变。现举例如下：

（1）功能改变：如"活动无耐力：与长期卧床有关"，目标：1 周后患者行走 200m 而不出现心慌、气短、头晕等表现；"有感染的危险：与服用免疫抑制剂有关"，目标：住院期间患者不发生感染。

（2）认知改变：如"知识缺乏：缺乏预防胰腺炎复发的知识"，目标：2 日内患者能够复述出引起胰腺炎再发的 2 个因素；"营养失调：高于机体需要量：与饮食结构不合理有关"，目标：2 日内患者能够说出自己喜爱的食物中哪些是高脂饮食。

（3）行为改变：如"体液过多：与心功能不全导致体循环淤血有关"，目标：3 日后患者能自觉摄入低盐饮食。

（4）情感（或感觉）改变：如"焦虑：与心绞痛反复多次发作有关"，目标：4 日后患者主诉不安、担心的感觉减轻；"疼痛：与肺癌有关"，目标：1 日后患者诉说疼痛减轻或感到疼痛持续的时间缩短。

每一个护理诊断可同时包括功能、认知、行为或情感方面的多个目标，如："便秘：与痔疮致排便疼痛有关"，目标：患者能够①说出导致便秘的相关因素；②学会减轻排便时疼痛的方法；③自诉在排便时疼痛减轻；④保证每 1～2 天排便一次。

制定目标的意义在于，设置目标可以明确护理工作的方向，指导护士为达到目标中期望的结果去设计护理措施，并且可以用目标作为评价标准对护理效果进行评价。

2. 目标的种类 根据实现目标所需的时间长短可将护理计划的目标分为短期目标和长期目标。

（1）短期目标（short-term goals）：又称近期目标，是指在相对较短的时间内（几小时或几天）要达到的目标，如"24 小时后患者排出大便"、"3 天后患者能顺利咳出痰液"等。

（2）长期目标（long-term goals）：又称远期目标，是指需要相对较长时间才能实现的目标，如接受化疗的白血病患者，存在"有感染的危险"的护理诊断，其目标是"化疗期间患者不发生感染"，为达到这个目标需要护士严格做好预防感染的工作，而且整个化疗期间要连续做好这些工作才能保证目标实现，这个目标即为长期目标。有时长期目标中期望的结果往往需要一系列短期目标才能更好地实现。如"营养失调：高于机体需要量"的病人，长期目标是半年内体重下降 12kg。这一目标需要一系列相同的"每月体重减轻 2kg"的短期目标来实现。另外，长期目标也可以包括一系列渐进性的短期目标，例如，长期目标是"7 天后能够自我护理人工肛门"，短期目标如下：

1 天内患者能够说出学会自己护理假肛的重要性。

1 天后在护士为患者护理假肛时，患者不回避注视伤口。

3 天后在护士为患者护理假肛时，患者能给予配合协助。

5 天后患者在护士协助下完成假肛的护理。

7 天后患者能够自己护理假肛。

长期目标往往需要一系列短期目标才能更好地实现，一系列的短期目标不仅可以使护士分清各阶段的工作任务，也可以因短期目标的逐步实现而增加患者达到长期目标的信心。长期目标和短期目标在时间上没有明显的分界，所谓"长期"、"短期"是一个相对的概念。有些诊断可能只有短期目标或长期目标，有些则可能同时具有长、短期目标。

3. 目标的陈述方式 目标的陈述包括：主语、谓语、行为标准及状语（时间和条件）。

（1）主语：目标是期望护理对象所能发生的改变，因此目标的主语应是护理对象，包括患者、孕妇、产妇、病人家属等。主语也可以是患者的生理功能或患者机体的一部分，如患者的皮肤、体重。虽然有时在目标陈述中会省略主语，但句子的逻辑主语一定是护理对象。

（2）谓语：指护理对象将要完成的动作，也就是行为动词。

（3）行为标准：即行动后所要达到的程度。

（4）条件状语：指主语完成某行动时所处的条件状况。条件状语不一定在每个目标中都出现。

（5）时间状语：限定护理对象应在何时达到目标中陈述的结果，即何时对目标进行评价，这一成分的重要性在于限定了评价时间，可以督促护士尽心尽力地帮助患者尽快达到目标。

下面以几个目标为例，分析一下以上各个成分：

例1： 出院前 患者 学会 皮下注射胰岛素
　　　时间状语 主语 谓语 行为标准

例2： 出院前 产妇 学会 给新生儿洗澡
　　　时间状语 主语 谓语 行为标准

例3： 一周后 患者 借助双拐 能 行走 100 米
　　　时间状语 主语 条件状语 谓语 行为标准

4. 书写护理目标时的注意事项

（1）目标要有明确的针对性：一个目标只能针对一个护理诊断，即与护理诊断的问题或相关因素相对应，当目标达到后，护理对象的该问题应得到解决或预防。

（2）目标必须具有现实性、可行性：目标主体行为、行为条件、完成期限等的设定，不仅要考虑临床的实际条件、护理的专业能力，还要考虑护理对象的身体心理状况、智力水平、既往经历及经济条件等，要在护理对象能力可及的范围内。

（3）目标必须是可测量、可评价的：其中一个目标只能使用一个行为动词，行为标准应尽量具体，避免使用含糊、不明确的词句，如"增强"、"正常"等不可测量的词语。

（4）目标应是护理范畴内的，是通过护理措施可以达到的。

（5）应让护理对象参与目标的制定，这样可使护理对象认识到自己的健康不仅是医护人员的责任，也是护理对象的责任，护患双方应共同努力以保证目标的实现。

（6）关于潜在并发症的目标：潜在并发症是合作性问题，有些潜在并发症通过护理措施可防患于未然，但有的潜在并发症通过护理措施往往无法阻止其发生，护士的主要责任在于监测并发症的发生及发展。潜在并发症的目标可以这样叙述：护士能及时发现并发症的发生并积极配合处理。如"潜在并发症：出血"的目标是"护士及时发现出血的发生并配合抢救"。应注意这时目标不能是"住院期间患者不发生出血"，因为仅仅依靠护理措施是无法保证不发生"出血"这一并发症的。

三、制定护理措施

护理措施描述的是护士为帮助护理对象达到预定目标所需采取的具体方法。护理措施的制定是以护理诊断所陈述的相关因素为基础、结合评估所获得的护理对象的具体情况，运用专业知识和经验做出决策的过程。

1. 护理措施的类型　护理措施可分为以下三种类型：

（1）依赖性护理措施：即执行医嘱的措施，如"遵医嘱给药"。

（2）相互依赖的护理措施：这类护理措施要求护士与其他健康保健人员相互合作采取的行动。如患者出现"营养失调：高于机体需要量"的问题时，护士为帮助患者恢复理想体重而咨询营养师或运动医学专家，并将他们的意见纳入护理计划中。

（3）独立的护理措施：指不依赖医生的医嘱，护士能够独立提出和采取的措施。包括：①帮助患者完成日常生活和协助自理活动，如协助洗漱、进食、如厕等自理活动。②治疗性护理措施，如饮食营养护理、吸氧、吸痰、导尿管、"T"管等引流管道的护理。护士即使是在遵医嘱提供治疗性护理时，也应发挥独立功能，如遵医嘱静脉输入升压药时，护士不仅仅是按剂量输液，还需要观察患者用药后的效果、副反应，定期测量血压，指导病人不要擅自调快滴速等独立措施。③对患者病情和心理社会反应进行监测和观察，为病人提供心理支持。④为患者及其家属提供健康教育和咨询。⑤危险问题的预防，如保护护理对象的安全措施，预防感染的措施等。⑥制定出院计划。

2. 各种护理诊断中护理措施关注的焦点

（1）现存性护理诊断：排除或减少相关因素；监测状态的发展；预防新问题的发生。

（2）危险性护理诊断：排除或减少危险因素；监测问题的发生；预防问题的发生。

（3）健康性护理诊断：指导个体、家庭和社区，或采取相应的干预措施，使其健康状态达到更高的水平。

（4）合作性问题：与其他人员合作，监测和预防并发症的发生与发展，并予以治疗。

无论那一类护理诊断，措施中都可包括观察、连续性评估、预防措施、治疗（医疗、护理）措施和健康促进等内容。

3. 制定护理措施时的注意事项

（1）护理措施应该有针对性：制定护理措施的目的是为了达到预定的目标，因此应针对目标制定。措施还应针对护理诊断的相关因素，否则即使护理措施没有错误，也无法促使目标实现。如肺炎患者有"清理呼吸道无效"的问题，目标是患者能顺利咳出痰液，但如果措施是教病人预防肺炎就不合适了。

(2) 护理措施应切实可行：措施的制定需考虑：①患者的具体情况，护理措施应符合患者的年龄、体力、病情、认知情况以及患者自己对改变目前状况的愿望等，即整体护理中所强调的要为患者制定个体化的方案。②医院病房现有的条件、设施、设备等是否能实施护理措施。③护理人员的情况，是否有足够的人员，人员的知识水平、技术水平是否能胜任实施所制定的措施等。

(3) 护理措施不应与其他医务人员的措施相矛盾：如果护理措施与医疗计划相互矛盾，容易使患者不知所措，并产生不信任感。制定措施时应参阅其他医务人员的病历记录、医嘱，意见不同时应一起协商，达成共识。

(4) 护理措施应具体、有指导性：只有这样才能使护士和服务对象均能准确、容易地执行措施。如对于体液过多需摄入低盐饮食的患者，正确的护理措施是：①向护理对象及家属解释控制饮食中钠的重要性。②告诉护理对象及家属每日摄盐量应 <5g，即相当于可乐瓶盖的一半，含钠多的食物除咸味食品外，还包括发面食品、罐头食品、熟食和含味精的食物等。③护理对象进餐时，应注意观察和监督其饮食是否符合低盐要求等等。不正确的护理措施是：①告诉病人及家属每日摄盐 <5g。②叮嘱患者不要进食含钠多的食物。

(5) 护理措施应有科学依据：每项护理措施都应有措施依据，措施依据来自于自然科学、行为科学、人文科学的知识，禁止将没有科学依据的措施用于患者，护理措施的前提是一定要保证患者的安全。在临床工作中，为节约案头书写的时间，一般不要求护士在制定护理计划时每项护理措施都写出措施依据，但对于初学护理程序的护士及在校护生，往往要求这样做，以便于他们掌握护理计划的制定及将所学理论知识与临床实践相结合。

四、护理计划成文

护理计划成文是将护理诊断、预期目标、护理措施以一定的格式记录下来。完整的护理病历和护理计划是对护理对象的问题做出诊断和处理的记录，体现出护理对象病情发展情况，也是护士之间以及护士与其他医务人员之间相互交流信息资料的工具。它们应成为正式文件存入病案中，有利于总结护理临床实践的经验和教训。护理计划具体的书写格式，因不同医院有各自具体的条件和要求，不同的科室、病房有各自的特点，所以书写格式也是多种多样。但无论采用何种成文格式，只要能够真实反映护理对象的情况和问题，能够促进护理工作，方便使用就可采用。下面介绍两种护理计划的书写格式。

1. 个体化的护理计划 针对病人的具体情况，做出个体化的护理诊断、目标和措施（表10-1）。

表 10 - 1 护理计划表

姓名＿＿＿＿床号＿＿＿＿科别＿＿＿＿病室＿＿＿＿住院号＿＿＿＿

开始日期	护理诊断	护理目标	护理措施	效果评价	停止日期	签名
1月5日	营养失调：高出机体需要量：肥胖，与摄入量过多有关	1.1 周内体重下降 0.5~1kg	1. 控制每日摄入量在 6.8MJ 内 2. 鼓励户外散步，每日至少 0.5 小时 3. 进行一次合理饮食的健康教育	体重下降 0.5kg	1月12日	王红
		2.10 日内会制定低脂肪食谱	1. 每日指导患者制定食谱一次 2. 告之患者哪些食物属于低脂食物	能独立制定低脂肪食谱	1月10日	王红

2. 采用标准护理计划的方式　即事先制定出某类病人常见的护理计划，包括某病常见的护理诊断、相应的目标和措施，如表 10 - 2。在护理具体患者时，以此为标准，从中挑选出适合该病人的部分，标准护理计划中未包括的内容，可在相应的写有"其他＿＿＿＿＿＿＿"的位置上进行补充。

表 10 - 2 剖宫产术后标准护理计划表

护理诊断	预期目标	护理措施
1. 进食、穿着/修饰、沐浴/卫生、如厕自理缺陷：与剖宫产手术、术后输液有关	基本生活需要得到满足	1. 在自理能力恢复以前，协助进食，休息，穿着，如厕及照顾婴儿 ①提供产妇喜欢吃的食物，并保持食物合适的温度 ②提供良好的进餐环境，如疼痛影响食欲可在进餐前缓解疼痛 ③饭前饭后做好口腔清洁，饭前饭后应洗手 ④协助洗脸，如褥汗多时可擦澡 ⑤1‰新洁尔灭 Bid 冲洗会阴 ⑥协助穿衣及修饰 ⑦及时提供便器并及时倾倒排泄物 ⑧做好婴儿护理，协助母乳喂养 2. 鼓励早下床活动，术后 24 小时尿管拔出后即可下床 3. 鼓励生活自理，扶行如厕，如有头晕心慌立即休息 4. 教会产妇护理婴儿及母乳喂养 5. 观察输液情况，保证输液管道畅通
2. 疼痛：与剖宫产手术伤口有关	1. 产妇疼痛减轻或消失 2. 产妇呈舒适感	1. 取舒适卧位，如硬膜外麻醉去枕平卧 6 小时后改半卧位 2. 及时系腹带，减轻伤口张力 3. 指导产妇有效咳嗽，咳嗽时轻按伤口 4. 采取听轻音乐等方法转移疼痛的注意力 5. 遵医嘱给予止痛剂 6. 观察伤口情况，如有无渗液和渗血

护理诊断	预期目标	护理措施
3. 腹胀：与手术、麻醉有关*	1. 腹胀减轻或消失 2. 排气排便	1. 产妇早下床活动以促进肠蠕动，尿管拔出后即下床活动 2. 免糖，免奶，以防产气过多，少量多餐半流质饮食促进肠蠕动 3. 予腹部热敷，轻轻按摩腹部 4. 医嘱给予新斯的明肌注或穴位封闭 5. 服排气中药 6. 使用开塞露，肛管排气 7. 行体位排气，如膝胸位
4. 知识缺乏：缺乏剖宫产术后保健知识	产妇能复述剖宫产手术后注意事项	1. 耐心解答产妇的问题 2. 讲解术后可能出现的不适及应对措施 3. 讲解术后保健知识 ①饮食：排气后可进普食，进食高蛋白，高维生素，高热量，易消化食物，多进汤类如鸡汤、鱼汤等，以利于体质恢复和乳汁分泌 ②休息：保证睡眠9～10时/天，以利于乳汁的分泌，学会与婴儿同步睡眠 ③锻炼：早期下床活动以利子宫恢复、恶露排出及早期排气。产后4天可做产后体操以利于体型恢复 ④卫生：注意会阴清洁卫生，使用消毒卫生巾，勤换内衣裤，褥汗应多注意清洁干燥，室内空气新鲜，每日通风2次，每次30分钟，产褥期禁盆浴，禁性生活 ⑤母乳喂养：早开奶，麻醉清醒后即可开奶，学会正确哺乳，婴儿有效含接 4. 提供适合产妇需要的学习资料

　　* NANDA155项护理诊断中没有关于外科手术后肠蠕动降低和肠胀气的护理诊断，但腹胀是腹部手术患者常见的问题，因此以护理问题提出。

　　这两种形式的书写方式各有利弊。第一种护理计划是护士根据患者的具体资料制定的个体化方案，在制定过程中护士要不断运用所学知识，积极思考，但其缺点是需要花费较多时间书写。另外，这种方式对于专业知识不够丰富的护士来说不易掌握，因而被更多地用于护理教学。第二种方式虽克服了第一种的不足，较适合临床实际，但容易使护士只顾按标准施护，而忽视患者的个体性。

第五节　实　　施

　　实施是执行护理计划的过程。所有的护理诊断都要通过实施各种护理措施得以解决。实施护理措施不仅要求护士具备丰富的专业知识，还要具备熟练的操作技能和良好的人际沟通能力，才能保证护理对象得到高质量的护理。一般来讲，实施应发生于护理计划完成之后，包括实施前准备、实施和实施后记录三个部分。在某些特殊情况下，如遇到急诊患者或病情突然变化的住院患者，护士只能先在头脑中迅速形成一个初步的护理计划，立即采取紧急救护措施，事后再补上完整的护理计划。

一、实施前的准备

这一阶段要求护士思考与实施有关的几个问题，即解决问题的 5 个"W"。

1. 做什么（What） 包括回顾自己制定好的护理计划，保证实施的措施与患者目前情况相符合，是合适的、科学的和安全的。之后，将准备给患者实施的措施进行组织。虽然护理计划中措施是对应于每个护理诊断的，但实施时，每一次接触患者，护士要执行多项措施，而且这些措施可能对应着不同的护理诊断，因此在实施前应将它们集中组织起来。如到患者床旁准备按顺序做以下工作（括号内是措施针对的护理诊断）：评估昨晚睡眠情况（睡眠型紊乱）、查看受压部位皮肤（有皮肤完整性受损的危险）、行静脉穿刺点滴抗生素（气体交换受损）、记录患者尿量（体液过多）。

2. 谁去做（Who） 确定某些护理措施是由护工做还是由护士或辅助护士做。如果是护士，由哪一层次或级别的护士做，是一个护士做还是多个护士做。

3. 怎样做（How） 即实施时将使用什么技术或技巧，如需用到基础护理操作或仪器操作，则应将操作步骤回顾一下；如需用到沟通技巧，则应考虑在沟通中可能出现哪些问题，如何应对。

4. 何时做（When） 选择执行护理措施的时机，如有关患者饮食指导的教育可安排在家属探视时进行。

5. 在何地（Where） 确定实施护理措施的场所也是十分必要的，对于涉及护理对象隐私的操作，更应注意选择环境。

二、实施

此阶段是护士运用操作技术、沟通技巧、观察能力、合作能力和应变能力去执行护理措施的过程。这一过程不仅使护理诊断得以解决，也培养了护士的能力，增长了他们的工作经验，并有利于护士和患者之间建立良好的护患关系。同时，还可以对患者的病情及患者对疾病的反应进行评估，以及对护理照顾的效果进行评价。因此，实施阶段也是评估和评价的过程。

三、实施后的记录

护士对其所执行的护理措施及执行过程中观察到的问题进行记录是一项很重要的工作。其意义在于：①是患者接受护理照顾期间的全部经过。②有利于其他医护人员了解该患者的情况。③可作为护理质量评价的一个内容。④为以后的护理工作提供资料和经验。⑤是护士辛勤工作的最好证明。

记录要求及时、准确、真实、重点突出，可采用文字描述、填表或在相应项目上打"√"的方式。目前各地没有统一规定，比较常用的是采用 PIO 的方式记录护理活动。PIO的含义是：P（Problem）代表问题，I（intervention）代表措施；O（outcome）代表结果。参见表 10-3 所示：

表 10－3   护理记录单

姓名_____ 床号_____ 科别_____ 病室_____ 住院号_____

日期	时间	护理记录（PIO）	签名
1/12	8a.m.	患者高烧 2 天，诊断为肺炎住院，咳嗽时胸痛，肺炎性质不详，已用 两天青霉素 #1 P：体温过高：39℃，表现为脸红，皮肤触之热 　　I：①遵医嘱静滴红霉素 1g，Bid 　　　②酒精擦浴，头部敷冷毛巾 　　　③每 4 小时测体温 #2 P：有体液不足的危险：与高热及入量少有关 　　I：①保证每日静滴液体 2000ml 　　　②保证病人喝果汁 2～4 杯 　　　③记出入量 #3 P：胸痛：咳嗽时疼痛 　　I：按医嘱服用镇咳药，指导病人注意体位放松	
			孙琳
	4p.m	#1 O：体温 37.8℃，皮肤潮红好转，潮湿有汗 #2 O：已静滴液体 1200ml，无脱水征 #3 O：疼痛无变化	孙琳

四、实施过程中应注意的事项

1. 护理活动的核心是整体的人，在实施护理措施时尽可能适应患者的需要，应全面考虑患者各个方面的情况，如信仰、价值观、年龄、健康状况和环境。如：进行饮食营养方面的指导和护理时，了解患者的习惯、信仰情况十分必要，否则，可能会造成不良的影响。

2. 护理活动的实施应以科学知识和护理科研为基础，使每一项的措施都具有科学性。在制定和实施护理措施的过程中，必须以科学知识为依据。例如：协助产妇进行口腔清洁护理时，应该用科学的知识和科研的结果为依据，进行宣传教育。

3. 护士在执行医嘱时，应明确其意义，对有疑问的医嘱应该在澄清后执行。

4. 护理措施必须保证安全，预防并发症的发生。

5. 应鼓励病人积极地、主动地参加护理活动，在实施过程中应注意与患者交流，适时给予教育、支持和安慰，因为患者对护理活动的理解和合作有助于提高护理活动的效率。

6. 护士在实施计划时，不能只是机械地完成任务，而要把病情观察和收集资料贯穿在实施过程中，根据病情灵活实施计划。

第六节　评　价

评价（evaluation）是将实施护理计划后患者的健康状况与护理计划中预期的护理目标相比较并做出判断的过程，通过评价可以了解患者是否达到预期的护理目标，患者的需要是否得到满足。虽然它是护理程序的最后一步，但这并不意味着护理程序的结束，通过评价可以发现新问题、做出新的诊断和计划，或对以往的方案进行修改，而使护理程序循环往复地进行下去。

一、评价的方式与内容

（一）评价方式

1. 护士自我评价。
2. 护士长与护理教师的检查评定。
3. 护理查房。

（二）评价内容

1. 护理过程的评价 检查护士进行护理活动过程是否符合护理程序的要求。如护理病历质量、护理措施实施情况等。

2. 护理效果的评价 为评价中最重要的部分。核心内容是评价患者的行为和身心健康状况的改善是否达到预期目的。

二、评价的步骤

（一）收集资料

收集有关患者目前健康状态的资料，资料涉及的内容与评估所包含的内容一致。

（二）对比标准评价目标是否实现

在护理计划中，详细介绍了患者的预期目标，这些预期目标就是判断护理是否有效的标准。根据判断目标是否实现或实现的程度可分三种：①目标完全实现。②目标部分实现。③目标未实现。用目标陈述中所规定的期限，将病人目前的健康状况与目标中预期的状况进行比较，衡量目标实现与否。例如，预期目标为"患者2个月后体重减少5千克"，2个月后的评价结果为：

患者体重减少了5千克——目标实现。

患者体重减少了3千克——目标部分实现。

患者体重增加了5千克——目标未实现。

如果目标部分实现或未实现，应该探寻导致的原因。护士可从以下几方面分析：

1. 所收集的资料是否准确、全面 评估是护理程序的第一步，其准确性的高低势必影响其他步骤的进行。例如，护士评估患者的饮食情况时，只了解了患者的每日的进食量，而未了解患者的饮食种类，因而资料收集不全面，导致护理措施的针对性差，所定的目标也就难以实现了。

2. 分析护理诊断是否正确 如果护理诊断不正确，护理措施自然就不能解决患者目前的问题。导致护理诊断不正确的原因常包括：①资料收集不够准确，出现偏差，这可以是护士对患者的主观资料没有认真核实，也可以是护士收集的客观资料有问题。②护士没有严格按照诊断依据判断患者是否存在问题。③寻找的相关因素不正确。④"危险性护理诊断"和

"潜在并发症"相混淆。

3. 制定目标是否正确 目标不科学、不切合实际，一方面超出了护理专业范围，另一方面超出了患者的能力和条件，从而导致无法实现目标。

4. 分析护理措施的设计是否恰当

5. 执行是否有效 如果计划得很全面，措施也一一对应问题的相关因素，但是在执行过程中出现问题，也会造成失败。

6. 患者是否配合 在护理程序的论述中强调病人参与的意义，如果在具体实施时，患者对计划中任何一部分的拒绝，或计划实施中的不配合，都会影响目标的实现。

（三）重审护理计划

评价的目的就是及时发现问题，不断对护理计划进行修订。对护理计划的调整包括以下几种方式：

1. 停止 目标全部实现的护理诊断，也就是护理对象的问题已解决，这时应停止此诊断，同时包括停止其相应的措施。

2. 修订 针对目标部分实现和未实现的护理诊断，应重新收集资料，分析造成效果不佳的原因，找出症结所在，然后对护理诊断、目标、措施中不恰当的地方加以修改。

3. 删除 针对不存在或判断错误的诊断。经评估收集资料，若分析或实践验证不存在，则应予以删除。

4. 增加 针对未发现或新出现的护理诊断。评价本身也是一个再评估过程，所得到的资料若表明病人出现了新的护理诊断，应将这一诊断及时加入到护理计划中。

三、评价与护理程序中其他步骤的关系

评价是一个十分重要的部分，它相当于开放系统中的反馈。没有评价也就没有改进，护理程序也就无法体现其连续性的特点。有关评价与护理程序各部分的关系在第一节的内容中已有所体现，图 10－1 也显示了评价与评估、诊断、计划和实施的关系。在评价中两个关键性的问题需要注意，一是评价的基础是评估，只有评估获得真实全面的资料，才能开始有效的评价；二是评价标准的制定，不难看出，护理计划中预期目标的重要性，标准不准确、不科学、不可行，导致评价时判断失误，进一步影响护理计划的修订。

护理程序作为一种科学的工作方法和指导框架，对临床护理实践、护理管理、护理教育、护理科研等方面都产生了积极的作用，护理程序本身也是护理学作为一门专业的重要标志之一。

【思考题】

1. 何谓护理程序？护理程序的基本步骤有哪些？

2. 简述护理诊断的组成部分。

3. 如何区别护理诊断与合作性问题及医疗诊断？

附 NANDA 分类法 II：领域、级别、诊断概念 及 155 项护理诊断（2001～2002）

领域 1 促进健康（Health Promotion）
康强或功能正常的意识以及用以维持控制和增强康强或功能正常的策略

1 级 健康意识（Health Awareness）	对正常功能和康强的认识
2 级 健康管理（Health Management）	识别、控制、实施和综合各种活动以达到维持健康和康强的目的

诊断概念	护理诊断
执行治疗方案（Therapeutic regimen management）	执行治疗方案有效（Effective therapeutic regimen management） 执行治疗方案无效（Ineffective therapeutic regimen management） 家庭执行治疗方案无效（Ineffective family therapeutic regimen management） 社区执行治疗方案无效（Ineffective community therapeutic regimen management）
寻求健康行为（Health‐seeking behaviors）	寻求健康行为（具体说明）（Health‐seeking behaviors［specify]）
保持健康（Health maintenance）	保持健康无效（Ineffective health maintenance）
持家能力（Home maintenance）	持家能力障碍（Impaired home maintenance）

领域2 营养（Nutrition）
摄入、吸收和应用营养素的活动以达到维护组织、组织修复，和产生能量的目的

1 级 摄入（Ingestion）	将食物或营养素摄入到机体中

诊断概念	护理诊断
婴儿喂养型态（Infant feeding pattern）	无效性婴儿喂养型态（Ineffective infant feeding pattern）
吞咽（Swallowing）	吞咽障碍（Impaired swallowing）
营养（Nutrition）	营养失调：低于机体需要量（Imbalanced nutrition：Less than body requirements） 营养失调：高于机体需要量（Imbalanced nutrition：More than body requirements） 有营养失调的危险：高于机体需要量（Risk for imbalanced nutrition：More than body requirements）

2 级 消化（Digestion）	将食物转化成可以吸收和同化的物质的物理和化学活动
3 级 吸收（Absorption）	通过身体组织获取营养素的活动
4 级 代谢（Metabolism）	在生物体内和有生命的细胞内，为了发展和应用原生质、产生废物和能量，并为整个生命过程释放能量所发生的化学和物理作用
5 级 水和电解质（Hydration）	摄入或吸收液体和电解质

诊断概念	护理诊断
体液（Fluid volume）	体液不足（Deficient fluid volume）， 有体液不足的危险（Risk for deficient fluid volume）

体液过多（Excess fluid volume）

有体液失衡的危险（Risk for fluid volume imbalance）

领域 3　　排泄（Elimination）　　从体内分泌和排泄废物

1 级　　泌尿系统（Urinary System）　　分泌和排泄尿液的过程

诊断概念	护理诊断
排尿（Urinary elimination）	排尿障碍（Impaired Urinary elimination）
尿潴留（Urinary retention）	尿潴留（Urinary retention）
尿失禁（Urinary incontinence）	完全性尿失禁（Total urinary incontinence）
	功能性尿失禁（Functional urinary incontinence）
	压力性尿失禁（Stress urinary incontinence）
	急迫性尿失禁（Urge urinary incontinence）
	反射性尿失禁（Reflex urinary incontinence）
	有急迫性尿失禁的危险（Risk for urge incontinence）

2 级　　胃肠系统（Gastrointestinal System）　　从肠道内排泄和排出废物

诊断概念	护理诊断
排便失禁（Bowel incontinence）	排便失禁（Bowel incontinence）
腹泻（Diarrhea）	腹泻（Diarrhea）
便秘（Constipation）	便秘（Constipation）
	有便秘的危险（Risk for constipation）
	感知性便秘（Perceived constipation）

3 级　　皮肤黏膜系统（Integumentary）　　通过皮肤分泌和排泄的过程

4 级　　呼吸系统（Pulmonary System）　　从肺部和支气管中排除代谢废物、分泌物和异物

诊断概念	护理诊断
气体交换（Gas exchange）	气体交换受损（Impaired gas exchange）

领域 4　活动/休息（Activity / Rest）　　能量的产生、转化、消耗或平衡

1 级　　睡眠/休息（Sleep / Rest）　　睡眠，休息，放松，或不活动

诊断概念	护理诊断
睡眠型态（Sleep pattern）	睡眠型态紊乱（Disturbed Sleep pattern）
	睡眠剥夺（Sleep deprivation）

2 级　　活动/锻炼（Activity / Exercise）　　移动身体某个部分（活动），工作，或经常性地（并非总是）实施某些抵抗阻力的活动

诊断概念	护理诊断
废用综合征（Disuse syndrome）	有废用综合征的危险（Risk for disuse syndrome）
活动（Mobility）	躯体活动障碍（Impaired physical mobility）
	床上活动障碍（Impaired bed mobility）
	借助轮椅活动障碍（Impaired wheelchair mobility）
转移能力（Transfer ability）	转移能力障碍（Impaired transfer ability）
行走（Walking）	行走障碍（Impaired walking）
娱乐活动（Diversional activity）	缺乏娱乐活动（Diversional activity deficit）
漫游状态（Wandering）	漫游状态（Wandering）

自理缺陷（Self – care deficit）	穿着/修饰自理缺陷（Dressing/grooming self – care deficit） 沐浴/卫生自理缺陷（Bathing/hygiene self – care deficit） 进食自理缺陷（Feeding self – care deficit） 入厕自理缺陷（Toileting self – care deficit）
术后康复（Surgical recovery）	术后康复迟缓（Delayed surgical recovery）

3级　能量平衡（Energy Balance） 能量的摄入和消耗处于一种动态和谐的状态

诊断概念	护理诊断
能量场（Energy field）	能量场紊乱（Disturbed energy field）
疲乏（Fatigue）	疲乏（Fatigue）

4级　心血管/呼吸反应（Cardiovascular / Pulmonary Responses） 支持活动/休息的心肺机制

诊断概念	护理诊断
心输出量（Cardiac output）	心输出量减少（Decreased cardiac output）
自主呼吸（Spontaneous ventilation）	自主呼吸受损（Impaired spontaneous ventilation）
呼吸型态（Breathing pattern）	低效性呼吸型态（Ineffective breathing pattern）
活动耐受性（Activity tolerance）	活动无耐力（Activity intolerance） 有活动无耐力的危险（Risk for activity intolerance）
撤离呼吸机（Ventilatory weaning）	功能障碍性撤离呼吸机反应（Dysfunctional ventilatory weaning）
组织灌注（Tissue perfusion）	组织灌注无效（具体说明类型：肾脏、大脑、心肺、胃肠道、外周）（Ineffective tissue perfusion［specify type: renal, cerebral, cardiopulmonary, gastrointestinal, peripheral]）

领域5　感知/认知（Perception/Cognition） 人类信息处理系统包括注意、定向、感觉、感知、认知和沟通

1级　注意（Attention） 精神上处于引起注意和观察的准备状态

诊断概念	护理诊断
单侧性忽视（Unilateral neglect）	单侧性忽视（Unilateral neglect）

2级　定向力（Orientation） 对时间、地点和人的意识

诊断概念	护理诊断
认识环境（Environmental interpretation）	认识环境障碍综合征（Impaired environmental interpretation syndrome）

3级　感觉/感知（Sensation / Perception） 通过触、味、嗅、视、听和运动等感觉来获得信息，和对感觉资料的理解所产生的命名、联想和/或型态识别

诊断概念	护理诊断
感知（Sensory perception）	感觉紊乱（具体说明：视觉、听觉、运动觉、味觉、触觉、嗅觉）（Disturbed sensory perception［specify: visual, auditory, kinesthetic, gustatory, tactile, olfactory]）

4级　认知（Cognition） 应用记忆、学习、思维、解决问题、抽象、判断、洞察、智力、计算和语言

诊断概念	护理诊断
知识（Knowledge）	知识缺乏（具体说明）（Deficient knowledge［specify]）
意识障碍（Confusion）	急性意识障碍（Acute confusion） 慢性意识障碍（Chronic confusion）

记忆（Memory） 　　　　　　　　　　记忆受损（Impaired memory）

思维过程（Thought processes） 　　　　思维过程紊乱（Disturbed thought processes）

5级　沟通（Communication） 　　　　发送和接收语言的和非语言的信息

诊断概念 　　　　　　　　　　　　　**护理诊断**

语言沟通（Verbal communication） 　　语言沟通障碍（Impaired verbal communication）

领域6　自我感知（Self-perception） 　关于自我的意识

1级　自我概念（Self-concept） 　　关于整体自我的感知

诊断概念 　　　　　　　　　　　　　**护理诊断**

认同（Identity） 　　　　　　　　　　自我认同紊乱（Disturbed personal identity）

无能为力感（Powerlessness）

有无能为力感的危险（Risk for powerlessness）

无望感（Hopelessness）

孤独（Loneliness） 　　　　　　　　　有孤独的危险（Risk for loneliness）

2级　自尊（Self-esteem） 　　　　　一个人对自身价值、能力、重要性和成功的评估

诊断概念 　　　　　　　　　　　　　**护理诊断**

自尊（Self-esteem） 　　　　　　　　长期自尊低下（Chronic low self-esteem）

情境性自尊低下（Situational low self-esteem）

有情境性自尊低下的危险（Risk for situational low self-esteem）

3级　自我形象（Body Image） 　　　一个人对自身身体的一种精神上的映像

诊断概念 　　　　　　　　　　　　　**护理诊断**

自我形象（Body image） 　　　　　　自我形象紊乱（Disturbed Body image）

领域7　角色关系（Role Relationship）

人与人之间或一群人之间积极的或消极的关系以及显示这些关系的方式

1级　照顾角色（Caregiving Role） 　社会上对提供照顾的非医疗卫生专业人员期待的行为模式

诊断概念 　　　　　　　　　　　　　**护理诊断**

照顾者角色紧张（Caregiver role strain） 　照顾者角色紧张（Caregiver role strain）

有照顾者角色紧张的危险（Risk for caregiver role strain）

父母行为（Parenting） 　　　　　　　父母不称职（Impaired parenting）

有父母不称职的危险（Risk for altered parenting）

2级　家庭关系（Family Relationships） 血缘上相关或经选择相关的人群之间的关系

诊断概念　　护理诊断

家庭运作（Family processes） 　　　　家庭运作中断（Interrupted family processes）

家庭运作功能不全：酗酒（Dysfunctional family processes：Alcoholism）

依恋（Attachment） 　　　　　　　　有亲子依恋受损的危险（Risk for Impaired parent/infant/child attachment）

3级　角色功能（Role Performance） 在社会期望的行为模式中发挥功能的质量

诊断概念 　　　　　　　　　　　　　**护理诊断**

母乳喂养（Breastfeeding） 　　　　　母乳喂养有效（Effective breastfeeding）

	母乳喂养无效（Ineffective breastfeeding）
	母乳喂养中断（Interrupted breastfeeding）
角色功能（Role performance）	无效性角色行为（Ineffective role performance）
	父母角色冲突（Parental role conflict）
社交（Social interaction）	社交障碍（Impaired social interaction）

领域 8　性（Sexuality）　　　　　　性别的认同，性功能和生殖

**　1 级　性别认同**（Sexual Identify）　成为具有某一具体性别特征的人
**　2 级　性功能**（Sexual function）　　参与性活动的能力

诊断概念	**护理诊断**
性功能（Sexual function）	性功能障碍（Sexual dysfunction）
性生活型态（Sexuality patterns）	无效性性生活型态（Ineffective sexuality patterns）

**　3 级　生育**（eproduction）　　　　产生新的个体的任何过程

领域 9　应对/应激耐受性（Coping / Stress Tolerance）　　　　与生活事件/生活过程的斗争

**　1 级　创伤后反应**（Post – Trauma Responses）　创伤后身体或心理发生的反应

诊断概念	**护理诊断**
迁居应激（Relocation stress）	迁居应激综合征（Relocation stress syndrome）
	有迁居应激综合征的危险（Risk for relocation stress syndrome）
强暴创伤（Rape – trauma）	强暴创伤综合征（Rape – trauma syndrome）
	强暴创伤综合征：隐匿性反应（Rape – trauma syndrome：Silent reaction）
	强暴创伤综合征：复合性反应（Rape – trauma syndrome：Compound reaction）
创伤后反应（Post – trauma response）	创伤后综合征（Post – trauma syndrome）
	有创伤后综合征的危险（Risk for post – trauma syndrome）

**　2 级　应对反应**（Coping Responses）　处理环境应激的过程

诊断概念	**护理诊断**
恐惧（Fear）	恐惧（Fear）
焦虑（Anxiety）	焦虑（Anxiety）
	对死亡的焦虑（Death anxiety）
悲伤（Sorrow）	长期悲伤（Chronic sorrow）
否认（Denial）	无效性否认（Ineffective denial）
	预感性悲哀（Anticipatory Grieving）
	功能障碍性悲哀（Dysfunctional grieving）
调节（Adjustment）	调节障碍（Impaired adjustment）
应对（Coping）	应对无效（Ineffective coping）
	无能性家庭应对（Disabled family coping）
	妥协性家庭应对（Compromised family coping）
	防卫性应对（Defensive coping）

社区应对无效（Ineffective community coping）
有增强家庭应对的趋势（Readiness for enhanced family coping）
有增强社区应对的趋势（Readiness for enhanced community coping）

3级　神经行为性应激（Neurobe-havioral Stress）　反映神经和大脑功能的行为反应

诊断概念　　　　　　　　　　**护理诊断**

反射（Dysreflexia）　　自主性反射失调（Autonomic dysreflexia）
　　　　　　　　　有自主性反射失调的危险（Risk for autonomic dysreflexia）

婴儿行为（Infant behavior）　婴儿行为紊乱（Disorganized infant behavior）
　　　　　　　　　有婴儿行为紊乱的危险（Risk for disorganized infant behavior）
　　　　　　　　　有增强调节婴儿行为的趋势（Readiness for enhanced organized infant behavior）

适应能力（Adaptive capacity）　颅内适应能力低下（Decreased intracranial adaptive capacity）

领域　10　生活准则（Life Principles）
针对认为真实或具有内在价值的行动、习惯或制度而采取行为、思维和举止时所遵循的原则

1级　价值（Values）　　对认为可取的行为模式或终末状态的认同和分级
2级　信念（Beliefs）　　对于被认为是真实的或具有内在价值的行动，习惯或制度所持的观点、期望或判断

诊断概念　　　　　　　　　　**护理诊断**
精神健康（Spiritual well – being）　有增强精神健康的趋势（Readiness for enhanced spiritual well – being）

3级　价值/信仰/行动的一致性（Value/Belief/Action Congruence）　在价值、信仰和行动之间取得呼应或平衡

诊断概念　　　　　　　　　　**护理诊断**
精神困扰（Spiritual distress）　精神困扰（Spiritual distress）
　　　　　　　　　有精神困扰的危险（Risk for spiritual distress）
抉择冲突（Decisional conflict）　抉择冲突（具体说明）（Decisional conflict【specify】）
不依从行为（Noncompliance）　不依从行为（具体说明）（Noncompliance【specify】）

领域 11　安全/防御（Safety / Protection）
没有危险、机体损伤或免疫系统的损伤，免受损失，保障安全

1级　感染（Infection）　　病原体侵入后导致的宿主反应
诊断概念　　　　　　　　　　**护理诊断**
感染（Infection）　　有感染的危险（Risk for infection）
2级　身体损伤（Physical Injury）　身体的伤害或伤痛
诊断概念　　　　　　　　　　**护理诊断**
口腔黏膜（Oral mucous membrane）　口腔黏膜受损（Impaired oral mucous membrane）
受伤（Injury）　　有受伤的危险（Risk for injury）

	有围手术期体位性损伤的危险（Risk for perioperative – positioning injury）
	有摔倒的危险（Risk for falls）
外伤（Trauma）	有外伤的危险（Risk for trauma）
皮肤完整性（Skin integrity）	皮肤完整性受损（Impaired skin integrity）
	有皮肤完整性受损的危险（Risk for impaired skin integrity）
组织完整性（Tissue integrity）	组织完整性受损（Impaired tissue integrity）
牙齿（Dentition）	牙齿受损（Impaired dentition）
窒息（Suffocation）	有窒息的危险（Risk for suffocation）
误吸（Aspiration）	有误吸的危险（Risk for aspiration）
清理呼吸道（Airway clearance）	清理呼吸道无效（Ineffective airway clearance）
神经血管功能（Neurovascular function）	有外周神经血管功能障碍的危险（Risk for peripheral neurovascular dysfunction）
防护（Protection）	防护无效（Ineffective protection）

3 级　暴力（Violence）　使用过多的力量或能量导致损伤或虐待

诊断概念	护理诊断
自伤（Self – mutilation）	自伤（Self – mutilation）
	有自伤的危险（Risk for self – mutilation）
暴力行为（Violence）	有对他人施行暴力的危险（Risk for other – directed violence）
	有对自己施行暴力的危险（Risk for self – directed violence）
	有自杀的危险（Risk for suicide）

4 级　环境危害（Environmental Hazards）　在环境中有危险的因素存在

诊断概念	护理诊断
中毒（Poisoning）	有中毒的危险（Risk for poisoning）

5 级　防御过程（Defensive Processes）　自我保护过程

诊断概念	护理诊断
乳胶过敏反应（Latex allergy response）	乳胶过敏反应（Latex allergy response）
	有乳胶过敏反应的危险（Risk for latex allergy response）

6 级　体温调节（Thermoregulation）　调节体内热量和能量的生理功能以达到保护机体的目的

诊断概念	护理诊断
体温（Body temperature）	有体温失调的危险（Risk for imbalanced body temperature）
体温调节（Thermoregulation）	体温调节无效（Ineffective thermoregulation）
	体温过低（hypothermia）
	体温过高（hyperthermia）

领域 12　　舒适（Comfort）　　感觉精神、身体和社会的完好状态或放松状态

1 级　身体舒适（Physical Comfort）　完好和轻松的感觉

诊断概念	护理诊断
疼痛（Pain）	急性疼痛（Acute Pain）
	慢性疼痛（Chronic pain）
恶心（Nausea）	恶心（Nausea）

2级　环境舒适（Environmental　　　　　对生活环境的一种完美和轻松的感觉
　　　Comfort）

3级　社会舒适（Social Comfort）　　　　对社会情境的一种完美和轻松的感觉
　　　诊断概念　　　　　　　　　　　　　　**护理诊断**
　　　社交孤立（Social isolation）　　　　　　社交孤立（Social isolation）

领域 13　成长/发展（Growth / Development）
　　　身体大小及器官系统的增大与年龄相适应，和/或达到发展的里程碑

　1级　成长（Growth）　　　　　　　　　　身体的增大或器官系统的成熟
　　　诊断概念　　　　　　　　　　　　　　**护理诊断**
　　　成长（Growth）　　　　　　　　　　　　成长发展迟缓（Delayed growth and development）
　　　心身衰竭（Failure to thrive）　　　　　成人心身衰竭（Adult failure to thrive）
　2级　发展（Development）　　　　　　　　达到、未达到或没有出现发展的里程碑
　　　诊断概念　　　　　　　　　　　　　　**护理诊断**
　　　发展（Development）　　　　　　　　　　有发展迟滞的危险（Risk for delayed development）
　　　　　　　　　　　　　　　　　　　　　　有成长比例失调的危险（Risk for disproportionate growth）

（摘自邹恂、吴瑛的《现代护理诊断手册》第 3 版）

第十一章

护 理 理 论

护理学作为一个专业和一门独立的学科，除了引用其他学科，如社会学、心理学和医学科学的理论外，还必须建立护理学科独特的知识体系来指导护理实践。人类认识客观世界的一般途径是通过形成一系列概念、模型和科学理论来近似地描绘客观现实，并且通过实践检验其真理性，如此循环往复，达到人类的认识日益接近客观现实的目的。护理学经过了100多年的摸索，终于意识到必须通过建构护理学的概念、模型和科学理论，才能丰富护理知识、建立起护理学独特知识实体。

第一节 概 述

一、建构理论的常用术语

（一）概念及其定义

概念（concept）是描述物体、属性或事件的一些词组。概念的形成过程是对感性材料进行加工的过程，通过比较、分析、综合、抽象和概括等方法完成。人们在科学实践中，对那些感兴趣的现象或事物的属性进行分析，从对象的许多属性中，抽出其特有属性进行分类和概括，然后用适当的词或词组命名和表达，形成概念。因此概念是关于对象的概括的认识。概念可根据其所代表的物体、属性或事件在现实世界中能够观察的程度分为三类：

1. 经验性概念 是指那些在现实世界中容易被观察到的事物、属性或事件，如一张桌子、一把椅子、某人在某一天特定时间的体温等。

2. 推理性概念 是指那些能够间接观察到的属性或事件，如疼痛和体温升高。

3. 抽象概念 是指一种抽象的观点，是不能也不可能在现实世界中观察到的，如适应、动态平衡等都是抽象概念。

概念是人类思维的基本单位，是人们进行命题和推理的基本要素，人类的科学认识成果需要通过形成各种概念加以总结和概括，才能构成理论。因此，概念又是建构理论的基本要素，并且反映一个理论的主题，如心理学理论常包含"人格、智力、认知"等概念，生物学理论的概念可能包括"原生质、细胞、核素"等；而护理学理论应该包括"人、健康、疾病、环境和护理"等概念。

由于受原有概念的影响，每个人对同一对象所感知的形象和属性是不同的，因而形成的概念也有差别；同样，不同个体对同一概念也会有不同的解释。一个理论中的概念是理论家本人所感知的现实世界及其属性，因此理论家必须对这些概念的意义进行明确的定义，使读者明白理论家应用这些概念的含义，这样，在学习和应用理论时，才能对理论有正确的理解。

理论中概念的定义（definitions）有两种：① 概念性定义（conceptual definitions），又称理论性定义（theoretical definitions），是关于概念一般含意的陈述。如"疼痛"是一个概念，它的概念性定义是"一种主观感受到的不愉快的经历"。② 操作性定义（operational definitions），是指测量某一结构或一个变量所必需的具体的"操作活动"。如"疼痛"的操作性定义是"用 0~10 的等级来测量疼痛"。

（二）前提和假设

前提（assumptions），又称为假定，是一种没有证据证实的、但认为是正确的陈述，是进行逻辑推理的依据。如塞里的人类应激理论是在动物研究的基础提出的，其理论的主要观点是"人类处理应激的能力受应激能量的调节"，提出这个理论的前提是：①动物研究的结果完全可以推广到人类。②在哺乳动物身上测得的应激与人类经历的应激相同。③ 每个人的应激能量是有限的，当能量耗竭时，人就会死亡。因此，要应用塞里的应激理论正确解释人的应激反应，必须首先接受上述 3 个前提。前提是不需要验证的，且在大多数情况下无法验证，如一个人一生中的能量有多少是无法测量的。如果你认为这 3 个前提本身就不能成立，那么在这 3 个前提条件下提出的理论也就不能成立。

假设（hypothesis）是以已有的事实材料和科学理论为依据而对未知的事实或规律提出的一种推测性说明。与前提不同，假设必须从事实材料出发，根据已证实的科学理论，进行逻辑的论证；同时假设提出后必须得到实践的证实，才能成为科学原理。

（三）模型和理论

科学认识活动总是在两个水平上展开的，一是经验水平，通过观察和实验对被研究的事物过程进行直接或间接的考察，以求确立描述事物运动状态以及状态变化的规律；另一个是理论水平，通过创造性地运用各种思维技巧，深入探究和挖掘事物的内在机制，以求建立一个能够解释事物变化规律的理论体系。这两个水平的认识活动既是科学中的两种不同的认识方式，也是同一认识过程的两个先后相继发生的发展阶段。在护理学中，护理理论家常根据理论所处的不同发展阶段冠以"模型"或"理论"。

1. 模型（models） 模型一词有两种用法，其一是指某一对象（原型）的复制品或替代物，如护理学中常用的人体模型、器官模型等；其二是指与某一对象（原型）具有一定相似性的系统，理论模型就是属于这一类。当人们对研究对象的内在机制无法直接观察时，便借助于想像和猜想，构想出关于系统内部结构的图像。因此，理论模型是用文字符号再现复杂的客观现实（原型），是对客观现实某些方面的一种示意性的表达方法。在护理理论，模型就是指理论模型，这种理论模型在我国一直被称为模式，它是一组关于概念之间联系的语言陈述，说明各个概念是如何互相关联的，并初步提出如何应用这些内容进行解释、预测和评价各种护理行动。

2. 理论（theory） 理论模型形成后，如果在以后的科学发展中，这种想像的理论模型能够很好地与所观察到的新事物相吻合，这一想像的理论模型便逐步转化为理论。护理理论由一组概念、概念的定义和假设命题（propositions）组成，用于描述、解释、预测和控制护理现象。由于人们不可能观察到护理现象中的所有新事物，因此，著名护理理论评论家史蒂文斯（Stevens）认为，理论仍然具有一定程度的不确定性，对现实世界的预测仍然只是一种猜测，并不是一组已知的、不可否认的客观事实。

模型和理论都由一组表示关系的陈述组成，试图对现象和系统进行描述和解释。在护理理论中，两者的主要区别在于概念的抽象程度和广度以及概念间的联系被经验事实证实的程度。模型是对本学科研究领域中整个客观现象提出的一种解释方案，包含的概念比较抽象，概念间的联系具有一定的经验事实和实验依据，但是，现有的依据仍不足于充分证明这种关系的正确性，在本学科中被接纳的程度比理论差，还需要在实践和实验中进行不断地验证和修正，发展成为较完善的理论，因此，模型是理论发展的早期形式。理论中的概念比较具体，包含完整的概念定义（包括操作性定义）和连接概念的命题，同时，理论只解释本学科研究领域中的部分现象，比模型展示更为具体的现象，更详细地解释所推测的关系，因而理论具有更强和更为可靠的预测性。

二、护理理论的基本特征

美国护理理论评论家朱莉娅·乔治（Julia George）提出了护理理论应具备以下 7 个基本特征。

1. 理论应能将各种概念以某种方式联系起来，为观察和认识特定的现象创造一种不同方法 如奥瑞姆的自理缺陷护理理论中，在明确"自理"、"治疗性自理需求"、"自理缺陷"和"补偿"等概念的基础上，通过"当个体的自理能力低于治疗性自理需求时，护士补偿其自理或自理缺陷"这一命题将这四个概念联系起来。根据这一理论，护士在护理实践中，必须首先评估病人的自理能力是否能够满足其自理需求，并在不能满足时给予补偿，这为护理实践提供了新的视角和新的方法。

2. 理论必须有逻辑性 理论是一个具有层次结构的演绎系统，它是通过引入某种关于事物深层结构的假定作为逻辑推理的前提，从中推导出其必然的逻辑结果，因此，其推理过程必须具有严密的逻辑性。

3. 理论应相对简单且能推广 当一个理论比较简单和容易理解时，才有可能在护理实践中广泛应用。

4. 理论可作为假设的基础而经受检验 理论应提供测量或观察理论中一些概念（尤其是比较抽象的概念）的方法，以便能够设计出研究方案，来检验此理论在预测各种关系方面的准确性，以增强理论的意义和重要性。

5. 理论可以通过验证性研究来丰富学科的知识体系 当一个理论提出后，人们总是要想方设法去验证它。一个较完善的理论有助于研究假设的形成，在寻找肯定或否定证据的过程中使学科的知识得到大大地丰富。

6. 理论能被实践者用以指导和改进实践　这是理论最重要的一个特征。如果理论设计的一些规律是切合实际的，那么，实践者在按理论的提示为病人提供护理后，就可以达到预期的目标，并能为今后不断改进护理实践提供方向。

7. 理论必须与其他已证实的理论、定律和原理相一致，但留有进一步探讨的空间　如果一个理论中的一些观点与其他已证实的理论、定律和原理相违背，那么这个理论就不能成立。但是，理论只是对客观现实的一种近似性的描述和解释，因此，理论总会遇到一些过去未曾面对的新问题，从而促使新理论的建构，如此循环往复，使科学认识不断地逼近客观真理。

三、护理理论的发展过程及意义

（一）护理理论的发展过程

护理学最早的理论是现代护理学的创始人南丁格尔创建的"环境理论"。南丁格尔是一位优秀的统计学家，她将在克里米亚战争中收集的大量资料进行系统的统计分析，写下了著名的《影响英军健康、效率与医院管理的要素摘记》。100 多年来，南丁格尔的"环境理论"一直是护理实践的重要理论依据。

由于传统的护理学被定位为从属于医学的一种职业，护理的重点是执行医嘱和实施各种护理操作，因此在南丁格尔之后的 100 多年中，护理理论的发展处于停滞状态。直到 20 世纪 50 年代，美国护士的持续短缺引起了美国联邦政府的重视，带来了高等护理教育的大力发展。在美国政府的支持下，许多其他专业的博士项目开始向护士敞开大门，为护理专业培养了大批具有科研能力和博士学位的护理师资。受其他学科的影响，护理学开始借鉴社会学和心理学等学科的理论，如"人类需要层次论"、"成长与发展理论"、"应激与适应理论"和"一般系统理论"等，用于指导护理实践。

20 世纪 60 年代，美国护理界开始意识到从其他学科借来的概念和理论并非护理所特有，护理作为一门独立的学科，应该发展自己的理论体系。20 世纪 70 年代以后，美国涌现出一批护理理论家，陆续发表了自己的护理模型（式），如莱温（Levine，1967）的护理实践守恒模型（式）、罗杰斯（Rogers，1970）的生命过程模型（式）、罗伊（Roy，1970）的适应模型（式）、奥瑞姆（Orem，1971）的自理缺陷护理理论、金（King，1971）的互动结构和达标理论、纽曼（Neuman，1972）的系统模型（式）和约翰逊（Johnson，1980）的行为系统模型（式）。以后，护理理论家又对自己的理论模型进行了反复的修订和完善。

护理理论的发展促使了知识的积累和护理学科的发展，但最终的目的在于应用于实践，对实践起指导作用，使实践更为有效。因此，从 20 世纪 90 年代开始，护理理论的发展重点转向了在实践中应用和验证护理理论。护理理论在实践中的应用主要有 3 个方面：① 从疾病的角度论述护理理论在实践中的应用。② 从护理的专科领域、护理的种类和健康的种类方面阐述如何应用护理理论。③ 从护理措施和护理角色方面说明护理理论在实践中的应用。

(二) 建构护理理论的意义

理论是人类对客观现实进行科学认识的一种成果，是解释客观现实变化规律的体系，建构护理理论的意义包括以下几个方面：

1. 护理理论可以规范护理人员的思想和行为　一般来说，护理理论能够为护理人员提供评估、诊断和干预的目标。如在第二节奥瑞姆的自理缺陷护理理论指导下，护理的目标是维持健康和促进自理，那么，护士的评估内容应包括护理对象目前的健康水平，自理的需要和能力，诊断也就与这些内容有关，并在此范围内计划干预措施。

2. 护理理论是使护理实践更加有效的一种工具　在实践中运用理论可加强护理专业的自主性和护理人员的责任心，并以科学的原则进行护理，这样可以使护士正确地预测护理的结果和病人的反应。当行动的结果和预期的结果相吻合时，不但可以加强我们的责任感，还能加强对实践的控制，增加护理的自主性。

3. 护理理论可以促进护理学科的发展　护理理论可以从以下 4 个方面促使护理学科建立其科学基础：①以理论为基础，对观察到的现象和有关事实进行解释。② 以理论为指导把研究结果联系起来，使科学知识得以积累。③为研究概念和变量提供理论框架，使这些概念和变量在研究的现象中获得特殊的意义。④为解释预期研究结果以外的研究发现提供理论框架，从而扩充学科的知识基础。

第二节　奥瑞姆的自理缺陷护理理论

奥瑞姆（Dorothea Orem）是美国著名护理理论家，1914 年出生于美国马里兰（Mary Land）州，1934 年毕业于华盛顿普鲁维修斯医院的护士学校，1939 年获美国天主教大学护理学学士学位，1945 年获天主教大学护理教育硕士学位，1976 年获乔治城大学荣誉博士，并于 1980 年获得天主教大学校友会护理理论成就奖，1984 年退休。奥瑞姆一生从事过护理临床、护理教育、护理管理和护理理论的研究和创建工作，丰富的护理实践和严谨的科学态度为自理缺陷护理理论的创建奠定了基础。奥瑞姆于 1971 年出版了《护理：实践的概念》（Nursing: The Concept of practice）一书，详细阐述自理缺陷护理理论（self-care deficit nursing theory），并在 1971 年到 2001 年的 30 年时间里，对《护理：实践的概念》一书进行 5 次修订，使自理缺陷护理理论更加完善。

一、奥瑞姆对护理四个基本概念的论述

(一) 人

奥瑞姆认为人是一个有别于动物的，具有生理、心理、社会需要（needs）的整体。人为了生存，维持健康和适应环境，就自然存在自己满足上述需要的必要，即自理的必要（requisites），而人的这种自己满足需要的能力称为自理能力。人与动物的最大差别是人能反

映自身及其周围环境，能够表达自己的体验，总结经验，使用符号进行思维和交流，因此，人能够学习，人的自理能力可以通过学习不断得到发展。

（二）环境

奥瑞姆认为环境是存在于人周围的所有因素。人与环境是统一的，环境能够影响人的自理能力，而人也能够利用环境来满足个体的需要。人的环境可分为物质环境和社会文化环境两大类。奥瑞姆通过分析社会环境中社会价值观与自理能力的关系，得出了现代社会中具有两种价值观，可以影响人的自理能力的结论：①人生活在社会中，都希望能够照顾自我，并对自己的健康及其依赖者（如未成年的子女或自理能力严重受损的家人）的健康负责任。②人们能够接受那些因为疾病等原因而不能满足自理需要的人，并愿意根据各自的能力提供帮助。可见，自我照顾和帮助他人都是社会认可的有意义的活动，而护理正是体现了这种价值观。因此，护理是社会非常需要的活动。

（三）健康

奥瑞姆支持 WHO 的健康定义，强调健康是指没有疾病，没有损伤，没有自理缺陷的状态。

（四）护理

奥瑞姆认为护理是帮助护理对象克服自理局限性，预防自理缺陷发展，或为不能满足自理需要的个体提供照顾活动。随着个体健康的恢复，或个体已经学会自我照顾时，个体对护理的需要也就逐渐减少直至消失。护理的最终目标是促使病人负担起自理的责任。

二、自理缺陷护理理论的内容

奥瑞姆的自理缺陷护理理论由三个相互关联的理论构成，即自理理论、自理缺陷理论和护理系统理论。

（一）自理理论

自理理论（theory of self－care）奥瑞姆认为自理活动是个体为了满足自身的需要而采取的有目的的行动。在正常情况下，人有能力满足自己的各种需要，即人有自理能力。而自理理论则描述和解释了什么是自理以及人有哪些自理需要。

1. 自理（self－care）　自理即自我照顾，是个体为维持生命、健康和完整而需要自己采取的有目的的行动。包括进食、穿衣、洗漱等日常生活，也包括社会交往，适应环境变化等方面的个体活动，还包括疾病预防，寻求帮助和治疗服药等患病时的行动。对于儿童和老人等不能自理的个体，由其父母或照顾者完成维持生命、健康和功能完好等一系列活动，奥瑞姆把这种情况称为依赖性照顾（dependent－care）。

2. 自理能力（self－care agency）　是指为了调节其自身的功能和发展，个体满足其持续性需要所具备的能力。简单地说，是指个体完成自理活动的能力。一般情况下，人都有自理能力，但是，自理能力存在个体差异，即使是同一个人，在不同的生命阶段或处于不同的健康状况下，自理能力也会发生变化。

许多因素可以影响人的自理能力。由于每一种具体的自理活动都涉及一系列环节，任何因素，只要影响任何一个环节的有效进行，就会降低个体的自理能力。例如，拿最简单的进食自理活动来说，个体需要完成从采购、储藏、烹调到咀嚼、吞咽等一系列动作，任何一个环节不能有效进行，都会使个体的自理能力受到限制，影响机体对营养需要的满足。一般情况下，大多数健康成人都有能力完成食物的采购、烹调、咀嚼和吞咽等一系列活动，但也有一部分人可能需要营养知识或烹调技能的指导。高龄老人、小孩和病人在独立完成全部活动时会有一定困难，需要提供帮助；而昏迷病人连咀嚼和吞咽都不能有效进行，因此，就需要鼻饲或经静脉维持营养。

日常生活中贯穿着许多自理活动，个体的自理能力通过实践和学习而不断得到发展。影响个体自理能力的因素除了年龄、发展状态和健康状况以外，还受家庭、社会、文化、信仰、习俗和生活方式等影响。

3. 自理需要（self - care requisites）　是人们为了调节其功能和发展的各个方面而采取必要行动所要达到的目的，所以又称为自理的目标（goals of self - care）。如人为了维持生命，必须通过维持有效呼吸，以达到维持足够的吸入氧气的目标，在这里，"维持有效呼吸"是人们采取的必要行动，"维持足够的吸入氧气"是"维持有效呼吸"所要达到的目标，因此，"维持足够的吸入氧气"就是一种自理需要。奥瑞姆把人的自理需要（或自理的目标）分成三个部分：

（1）一般的自理需要（universal self - care requisites）：是所有人在生命周期的各个发展阶段都存在的，是维持自身结构正常和功能完整所必须满足的需要，包括 8 个方面：空气、食物、水分、排泄、活动和休息（睡眠）、独处和社会交往、预防有害因素的侵袭、增进个体功能及发展潜力（民族文化系统、认知发展等）。

（2）发展的自理需要（developmental self - care requisites）：指在人的生长发育过程中，各个不同的发展阶段所存在的、或在特定的条件下产生的必须满足的特定需要。如人在进入老年阶段，在不断衰老过程中产生的生理心理调节需要；在上学、求职、结婚、生子、空巢、丧偶等特定条件下产生的心理适应、人际交往和生活调整等特殊需要。

（3）健康不佳时的自理需要（health deviation self - care requisites）：指在患病、创伤或诊断治疗过程中产生的、必须满足的需要，常包括以下几类：① 健康状态改变时及时就医。② 了解疾病过程和处理。③ 有效地执行治疗方案。④ 了解与治疗方案有关的潜在问题。⑤ 改变自我概念，接受患病的事实，适应病人角色。⑥ 患病后做出相应的生活方式改变，以适应健康状态改变和治疗方案的需要，预防疾病复发或恶化。

4. 治疗性自理需求（therapeutic self - care demand）　治疗性自理需求与自理需要是两个不同的概念，自理需要是指行动所要达到的目标；而治疗性自理需求是指为满足已知的自理需要而采取的所有的行动或措施，如上述关于呼吸的例子，"维持有效呼吸"就是一种治疗性自理需求，而"维持足够的吸入氧气"就是一种自理需要，是"维持有效呼吸"所要达到的目标。治疗性自理需求是运用奥瑞姆自理缺陷护理理论的关键概念之一，奥瑞姆将人的自理需要分为 3 个方面，因此，在评估病人的治疗性自理需求时，要充分考虑这 3 个方面的自理需要和所有可能采取的满足这些自理需要的方式或行动。

（二）自理缺陷理论

自理缺陷理论（theory of self - care deficit）描述和解释个体在什么时候和为什么需要护理帮助，即当个体由于某些限制而没有能力执行自理活动时，就需要护理帮助。自理缺陷是指自理能力不足时出现的治疗性自理需求与自理能力之间的差异，即当一个人的治疗性自理需求大于其自理能力时，就出现了自理缺陷。奥瑞姆认为，当个体的自理能力能够满足其治疗性自理需求时，个体处于平衡状态，是健康的；当个体的自理能力无法满足其治疗性自理需求时，即出现自理缺陷，平衡被破坏，此时，就需要护理提供帮助。护理的目的是弥补病人的自理能力不足，满足其治疗性自理需求，同时，帮助病人克服其自理局限性，发展自理潜能，提高自理能力，尽快恢复自理。因此，评估病人存在哪些治疗性自理需求以及评估病人当前的自理能力能否满足其治疗性自理需求，是判断病人是否存在自理缺陷的依据，也是决定采用哪一类护理方式，提供哪些护理帮助的关键。一旦确定自理缺陷存在，即可实施护理帮助（见图 11 - 1）。

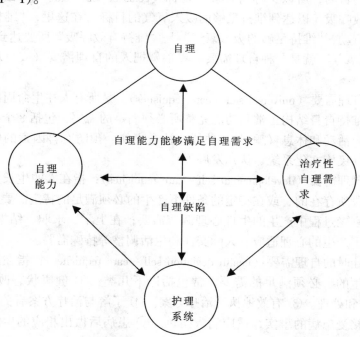

图 11 - 1　自理缺陷护理理论结构示意图

自理缺陷存在两种情况：一种是个体的自理能力无法满足自己的治疗性自理需求；另一种是照顾者的自理能力无法满足被照顾者的治疗性自理需求，如父母不能满足小孩的治疗性自理需求。

（三）护理系统理论

护理系统理论（theory of nursing system）主要描述和解释了运用什么护理方式帮助有自理缺陷的个体满足其治疗性自理需求。护理系统由病人、护士以及护士与病人之间的行动和相互作用组成。奥瑞姆提出了 3 种护理系统：

1. 完全补偿系统（the wholly compensatory system）　当病人完全没有能力满足其治疗性自理需求时，护理应采用完全补偿系统，给予全面的帮助。护理活动包括满足病人的全部治疗性需求，代偿病人在自理方面的无能为力，支持和保护病人并与病人家属保持密切联系等。完全补偿系统常应用于以下情况：

（1）病人在意识和体力上均没有能力从事自理活动：如昏迷病人。此时需要护士提供全面的护理帮助，满足所有的治疗性自理需求。

（2）病人意识清醒，知道自己的治疗性自理需求，但缺乏必要的体力：如高位截瘫病人以及医嘱限制其活动的病人。

（3）病人虽然具备体力，但存在严重精神障碍，无法满足治疗性自理需求：如精神分裂症病人。

2. 部分补偿系统（the partly compensatory system）　当病人的自理能力仅能完成部分治疗性自理需求，而另一部分需要护理提供帮助来完成时，应采用部分补偿系统。如下肢骨折卧床的病人，病人可以完成洗漱、穿衣、进食等自理活动，但需要别人帮助端水、端饭、提供便器等。同时也需要通过护理的教育和指导，提高病人的自理能力。如帮助病人适应卧床生活，指导病人的功能锻炼，防止关节僵硬、肌肉萎缩等并发症。

在部分补偿系统中，护理活动包括：① 根据病人的自理能力，提供帮助，满足治疗性自理需求。② 调整病人自理方式，逐步提高自理能力。病人活动包括提高自理能力以满足治疗性自理需求和接受护理帮助。

3. 支持 – 教育系统（supportive – educative system）　当病人有能力自己满足治疗性自理需求，但需要一些指导和支持时，应采用支持 – 教育系统。如糖尿病患者需要通过学习，掌握胰岛素自我注射的技术和饮食治疗的知识。支持 – 教育系统的护理活动，包括调整及完善病人的自理能力，提供支持和指导，帮助病人获得必要的知识和技能，提高自理能力。

以上 3 种护理系统的选择应根据病人自理能力和治疗性自理需求灵活掌握，对一个病人从入院到出院整个过程可采用不同的护理系统。如一个择期手术的病人，入院时可选择支持 – 教育系统；术前准备期采用部分补偿系统；术后麻醉未清醒时采用完全补偿系统；清醒后采用部分补偿系统；而出院前又可采用支持 – 教育系统。有时，在同一时期，对同一个病人可能需要同时采取两个甚至三个护理系统。因此可以认为，选择正确的护理系统就是选择正确的护理方法。

在奥瑞姆的三种护理系统中，护士和病人各自的行为见表 11 – 1。

表 11 - 1 　　　　　　　　　　　　　奥瑞姆护理系统

护理系统	护士行为	病人行为
完全补偿系统	完成病人全部治疗性自理需求 补偿病人自理能力的缺失	接受全部护理照顾
部分补偿系统	完成病人部分治疗性自理需求 补偿病人自理能力的不足 帮助病人克服自理局限性	接受部分护理照顾 完成部分治疗性自理需求 克服自理局限性
支持 – 教育系统	指导病人完成自理 帮助病人克服自理局限性	完成全部治疗性自理需求 克服自理局限性

三、奥瑞姆自理缺陷护理理论在护理实践中的应用

随着社会的发展和疾病谱的改变，慢性疾病将成为影响健康的主要问题。慢性疾病大多不能根治，成为终身疾病，治疗和护理主要围绕改善生活质量，控制疾病，预防并发症的目的进行。这就要求病人有一定的自我照顾能力。帮助病人适应疾病，克服疾病带来的不利影响，提高自理能力，是护理工作的重要任务。奥瑞姆的自理缺陷护理理论正好适应这一要求，在护理实践中得到广泛应用。

奥瑞姆的护理系统理论设计了 3 种护理系统，护理实践中应根据病人的自理能力选择合适的护理系统。原则是护士应在病人现有的自理能力基础上，补偿其自理的不足，同时帮助克服自理的局限性，从而提高病人的自理能力。护士不应无原则地包揽病人全部的自理活动，这样不利于病人的康复和发展。当然，提倡发挥病人的自理能力，并不是把护理工作推给病人和家属去做，护士应起到指导、教育和促进自理的作用。

奥瑞姆于 2001 年将在临床护理实践中应用自理缺陷护理理论的过程模式（process models）分为 3 个步骤：

1. 诊断　此期相当于护理程序的评估和诊断阶段，主要通过评估手段确定病人目前的和潜在的治疗性自理需求，病人的自理能力以及发展潜力，最后确定存在哪些自理缺陷。

2. 设计与计划（design and planning）　相当于护理程序的计划阶段，包括选择适合病人的护理系统，设计护理方案。

3. 实施与控制（production and control）　相当于护理程序的实施和评价阶段，包括实施护理方案，观察病人反应，评价护理效果。

四、奥瑞姆自理缺陷护理理论的应用实例

下面用一个临床实例来介绍如何在临床护理实践中运用奥瑞姆的自理缺陷护理理论（主要讨论在诊断阶段和设计与计划阶段如何运用自理缺陷护理理论）：

（一）病人资料

张某，男性，48 岁，汉族，已婚。大专文化程度，某合资企业经理，平时工作压力大，周末经常加班，个性较强，缺乏知心朋友，经常感到时间不够用："我的工作总也做不完"、

"没有人可以帮助我完成工作"，嗜好吸烟，平均两三天抽一包烟，喜欢吃肉，不喜欢吃蔬菜，体重在正常范围的高限，缺乏运动："我几乎没有时间锻炼身体"。有一个上初中三年级的儿子，学习成绩一般，夫妻在教育子女方面有矛盾，一度关系紧张："我妻子太溺爱孩子，我很担心孩子考不上重点高中。"患者无心脏病史："我平时身体健康，从不参加公司组织的身体检查。"

患者两天前突然心前区压榨样疼痛，面色苍白，出冷汗，恶心呕吐，急诊入院。心电图显示急性心肌梗死。查体：T 38.2℃，P 80，R 20，BP 140/90mmHg，意识清醒，24小时尿量1450mL。

（二）诊断

通过评估手段评估病人在一般性、发展性和健康不佳时三个自理需要层面的治疗性自理需求、自理能力以及发展潜力，确定自理缺陷。

1. 评估一般性自理需要层面的治疗性自理需求及自理能力，确定自理缺陷　包括8个方面。

（1）空气需要：急性期心肌缺血缺氧，吸烟史。需鼻导管给氧4L/min，戒烟。

（2）食物需要：①心肌急性缺血坏死，心功能低下，需限制钠盐摄入、不宜过饱，并增加新鲜蔬菜和水果防止便秘，以免增加心脏负担。②体重在正常高限，需控制总热量，进易消化低脂饮食。③急性期需卧床，且无家人陪住，不能自己获得食物，需协助进食。

（3）水分需要：①饮水不限。②心肌急性缺血坏死，心功能低下，静脉输液速度宜慢。③急性期需卧床，且无家人陪住，不能自己获得饮水，需协助进水。

（4）排泄需要：①急性期需卧床、需在床上排便，且不能用力，易发生排便困难或便秘，需在急性期训练床上排便，出现排便困难及时给缓泻剂。②卧床和限制活动，需及时提供便器。③心肌急性坏死，心功能低下，需注意观察尿量。④出汗增加，需观察出汗情况，保持皮肤清洁。

（5）休息和活动需要：①急性期，监护系统和监护室环境会影响病人的休息和睡眠，需保证病人的休息和睡眠。②急性期严格卧床休息，限制活动。③恢复期根据病情制定活动计划，逐步增加运动量。出院后，一般需在家休息2~6个月，逐步恢复工作，适当增加体育锻炼。

（6）独处和社会交往需要：夫妻关系紧张，缺乏知心朋友，需要克服自理的局限性和个性缺陷，改变对工作的认识，建立支持性的、能够缓解压力的朋友关系和家庭关系。

（7）预防危害的需要：心肌梗死急性期，需识别和预防再梗死、心律失常和心功能不全。

（8）增进个体功能及发展潜能的需要：患者有足够的自理能力，无自理缺陷存在。

2. 评估发展性自理需要层面的治疗性自理需求及自理能力，确定自理缺陷　患者处于中年期，承担丈夫、父亲、公司经理多种社会角色，需要处理好子女教育问题，调整夫妻关系。急性心梗带来较大心理压力，需要心理支持。康复期可以和病友及病友家庭建立联系，交换预防疾病发作，积极生活的体会，建立康复的信心。

3. 评估健康不佳时自理需要层面的治疗性自理需求及自理能力，确定自理缺陷 对健康不佳时的治疗性自理需求和自理能力的评估包括 6 个方面：

（1）健康状态改变时及时就医：从不参加公司组织的身体检查，需要改变其就医意识和就医行为。

（2）了解疾病过程和处理：①首次诊断为冠心病，突然发病，不了解疾病及处理。②有与医护人员进行有效沟通的能力，有学习疾病知识的能力，有预防疾病复发的动机。需让病人了解心梗的先兆症状和早期征象及处理措施，随身携带硝酸甘油，避免过于紧张和情绪激动。家庭成员应了解心脏骤停，心梗急性发作时的应急措施。

（3）有效地执行治疗方案：将长期服用治疗冠心病的药物，需确保患者坚持治疗，在心绞痛发作时进行自我处理，在心肌梗死发生时及时识别，采取正确的紧急处理措施和行动。

（4）了解与治疗方案有关的潜在问题：不了解扩血管药物的副反应及预防，需获得扩血管药物的副反应及预防方法的知识。

（5）改变自我概念，接受患病的事实，适应病人角色：认为自己身体健康，不能接受突发的改变，需使病人理解并接受急性心肌梗死后造成的限制，调整工作、生活和活动。

（6）改变生活方式，适应健康状态改变和治疗方案的需要：工作压力大，嗜好吸烟，喜欢吃肉，不喜欢吃蔬菜，几乎没有时间锻炼身体，病人需要长期戒烟、调整饮食习惯、增加锻炼、控制体重和将药物治疗整合到日常生活中。

（三）设计与计划

针对此病人情况选择护理系统：

1. 急性期采用完全补偿系统 病人绝对卧床，一切生活护理均由护士提供帮助，满足病人全部治疗性自理需求。并给予心理支持，建立良好护患关系。

2. 恢复期采用部分补偿系统 病人可床边活动，生活护理需要护士提供部分帮助，保证医嘱的正确执行，病人自己完成部分治疗性自理需求。及时给予鼓励和提供疾病好转的信息，与病人共同制定早期康复计划。

3. 恢复后期采用支持－教育系统 通过患者教育，补充病人相关知识的缺乏，使病人形成良好生活方式。如戒烟，适当运动，调整个性，低脂饮食，多食新鲜水果和蔬菜等，预防疾病复发。

第三节　罗伊的适应模型

罗伊（Sister Callista Roy）1939 年出生于美国加利福尼亚州洛杉矶市，1963 年获洛杉矶芒特圣玛丽学院护理学学士学位，1966 年获加利福尼亚大学护理学硕士学位，以后又获得加利福尼亚大学社会学硕士和博士学位。罗伊引用系统论、适应理论、应激理论以及人类基本需要理论的观点，提出人是有复杂适应能力的系统，能够不断适应内外环境的变化，阐述了人适应环境变化的调节机制和行为反应模式，于 1970 年正式发表于《护理展望》杂志上。

以后又进一步出版了论述适应模型的专著《护理学入门：适应模型》、《护理理论构建：适应模型》、《罗伊的适应模型》等。

一、罗伊对四个基本概念的论述

（一）人

罗伊认为人是一个复杂生命系统，是具有生物、心理和社会需要的整体。人是开放系统，与环境进行物质、信息与能量的交换。人具有适应能力，周围环境在不断变化，人为了维持自身的完整性，必须不断改变自己，与环境相互作用，持续适应环境变化。

罗伊还认为，人是护理的对象，护理对象可以进一步扩展为家庭、群体、社区或社会，但不管规模如何，在护理实践中都将其作为一个有适应能力的整体系统（adaptation system）看待。

（二）健康

罗伊认为"健康是作为和成为一个整体人和完整人的一种状态和过程"，人的整体性和完整性表现为有能力达到生存、成长、繁衍、主宰及自我实现。认为健康与疾病是人生中无法回避的一种状态，反映了人与环境的适应过程。如果人能够适应环境变化，表现出适应性的行为反应，就能有效维持系统的整体性和完整性，从而保持健康。反之，如果人不能适应环境变化，表现出无效反应，机体的整体性和完整性则受到破坏，失去健康，也就是处于疾病状态。

（三）环境

罗伊认为"环境是围绕并影响个人或群体行为与发展的所有情况、事件及因素"，环境因素可以是积极的，也可以是消极的，任何环境的变化都需要个体和群体付出更多的精力和能量去适应。罗伊将作用于个体的环境因素称为刺激，刺激是输入人体系统的信号，诱发人体的行为反应。并根据刺激对人体影响的大小，分成主要刺激、相关刺激和残余刺激3种。

（四）护理

罗伊认为护理的目标是促进人与环境之间的相互作用，增进人在生理功能、自我概念、角色功能和相互依赖4个方面的适应性反应。护士在了解个体的适应水平和所有作用于个体的环境刺激的基础上，通过控制个体面临的各种刺激，减小刺激强度，或通过扩展人的适应范围，提高人的适应水平，最终使所有刺激都落在人的适应范围之内，使人的适应水平高于刺激强度，从而能够从容应对刺激，促进适应性反应的发生。此外，罗伊还根据适应模型创造了独特的六步骤护理程序，以配合适应模型在护理实践中的运用。

二、罗伊适应模型的内容

(一) 适应模型的主要概念

1. 刺激（stimuli） 内外环境中促使个体发生反应的因素，包括信息、物质或能量单位。罗伊根据刺激在引发个体反应的过程中所起作用的不同，将刺激分成 3 种：

(1) 主要刺激（focal stimuli）：个体当前直接面临的、必须做出适应反应的内外刺激。

(2) 相关刺激（contextual stimuli）：环境中所有可对主要刺激所致行为产生正性或负性影响的其他原因。

(3) 残余刺激（residual stimuli）：罗伊于 1999 年将残余刺激定义为个体内外环境中可能影响主要刺激的所有其他现象，但其影响不确切或未得到证实。

2. 适应水平（adaptation level） 个体所能承受或应对的刺激范围和强度。由于不同的个体以及同一个体在不同时期，所具备的身体素质、经验、能力和其他可利用的应对资源是不同的，故适应水平具有个体差异性和变化性。

3. 应对机制（coping mechanism） 是指个体面对刺激时的内在控制和调节机制。应对能力既与先天因素和生物本能有关，又与后天学习和经验的积累有关。应对机制有两个亚系统：

(1) 生理调节机制（regulator）：与先天身体素质有关，通过神经 – 化学介质 – 内分泌系统的自主性反应进行调节的过程。

(2) 心理应对机制（cognator）：通过认知、信息加工、学习、判断、情绪情感控制来应对刺激的调节过程。

4. 适应方式（adaptive modes） 环境刺激作用于机体，通过生理和心理的调节机制，在 4 个层面表现出机体应对的行为变化。

(1) 生理功能（physiological function）：通过生理调节机制来适应内、外环境的变化，维持生理功能的稳定。包括与氧合、营养、排泄、活动与休息、体温调节、体液与电解质的平衡、神经与内分泌等需要和功能相关的适应性反应。生理功能适应方式反映个体的生理完整性。

(2) 自我概念（self – concept）：是个体对自己的看法，包括躯体自我（physical self）和个人自我（personal self）。躯体自我是个体对自己的外型、容貌、身体功能的感知与评价；个人自我是对自己能力、气质、性格、理想、道德、社会地位等心理社会方面的感知与评价。自我概念的适应方式主要通过改变认知，调整期望值等来适应环境的变化。自我概念适应方式反映人的心理完整性。

(3) 角色功能（role function）：指个体对其承担的社会角色应尽职责的表现。角色是个人所承担的社会责任，一个人同时可以承担多种角色。角色可分为三级：一级角色是最基本的角色，是由人的性别和年龄等不可选择的因素决定的角色。二级角色是在一级角色的基础上派生出来的，可选择的、较持久的角色。三级角色则是由二级角色派生的，可选择的暂时性角色。比如，某一青年女性，是一级角色；同时是护理学院的学生，属于二级角色；被选为班长或学习组长，这是三级角色。个体在角色功能的适应方式中，越是基本的角色越重要，是首先要适应好的角色。角色功能反映个体的社会完整性，角色扮演得好，则表示社会功能完整。

（4）相互依赖（interdependence）：指个体与其重要关系人和各种支持系统相互间的依存关系。包括爱、尊重、支持、帮助、付出和拥有。个体面对难以应对的刺激时，常需要从相互依赖的关系中寻找帮助和情感支持。相互依赖适应方式反映个体人际关系的完整性。

5. 应对结果 罗伊认为个体面对刺激时，通过调节和控制，在四种适应方式层面，产生适应性反应和无效性反应两种反应结果：

（1）适应性反应（adaptive responses）：如果应对行为能够促进人的完整性，满足人生存、成长、繁衍、主宰和自我实现的需要，则称为适应性反应。

（2）无效性反应（ineffective responses）：如果应对行为对人的生存、成长、繁衍、主宰和自我实现起威胁和阻碍作用，甚至破坏个体的完整性，则称为无效性反应。

（二）适应机制

罗伊将一般系统论中输入、输出、控制和反馈特征用来阐述人的适应过程，形成适应模式的基本概念框架，用于说明机体的适应机制。适应模型认为人是一个整体的适应系统，有两个次系统组成：① 控制过程，即机体的应对机制，包括生理应对和心理应对两种应对机制。② 效应器，包括生理功能、自我概念、角色功能和相互依赖四种适应方式，是机体进行生理、心理应对活动的表现。人在与环境互动过程中，环境中的各种刺激作用于人体，通过生理和心理两个应对机制的活动，在四个适应方式方面表现出各自的应对行为，这些行为变化最终又反馈给人体。如果行为变化得当，能够促进人的完整性，有利于健康的发展，则为适应性反应。适应性反应使人继续与环境保持平衡。如果行为变化不利于促进人体的健康，破坏人的完整性，则为无效性反应。此时，人必须改变原有适应方式，通过寻求帮助、改变认知或学习知识等方法，重新适应环境（图 11 - 2）。

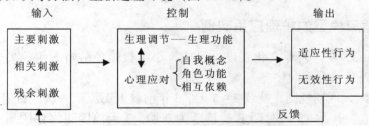

图 11 - 2 罗伊适应模型

三、罗伊适应模型在护理实践中的应用

罗伊以适应模型为基础，在护理实践中，采用其独特的六步骤护理程序，促进护理对象的适应性反应，以维持最佳健康状况。护理程序的步骤如下：

1. 一级评估（first level assessment） 又称行为评估（behavioral assessment）。通过观察、交谈、检查等方法收集病人生理功能、自我概念、角色功能和相互依赖 4 个方面的行为反应资料，然后判断其行为是适应性反应还是无效反应。主要的无效反应有：

（1）生理功能方面的无效反应：常表现为病理的症状和体征，如缺氧、休克、循环负荷过重、水和电解质紊乱、营养不良或过剩、恶心呕吐、腹胀腹泻、大小便失禁、尿潴留、废用性萎缩、失眠、昏迷、瘫痪、褥疮、运动和感觉障碍等。

（2）自我概念方面的无效反应：如自我形象紊乱、性行为异常、自卑、自责、焦虑、无能为力、自我评价过高或过低等。

（3）角色功能方面的无效反应：表现为不能很好承担起自己的角色责任，如角色差距、角色转移、角色冲突、角色失败等。

（4）相互依赖方面的无效反应：如分离性焦虑、孤独、无助、人际沟通和交往障碍等。

2．二级评估（second level assessment）　是对引起反应的刺激进行评估。收集有关影响因素的资料，识别主要刺激、相关刺激和残余刺激。例如：有一股骨颈骨折的老年病人，长期卧床并发肺炎。这里引起肺炎的直接原因是病原微生物的感染，因此，主要刺激是病原微生物的感染；而骨折后不得不卧床，促使肺炎的发生，因此，卧床是肺炎的相关刺激；年老体弱，营养不良，情绪焦虑等可能也与肺炎的发生有关，但不确切，有待证实，是肺炎的残余刺激。

3．护理诊断（nursing diagnosis）　是对个体适应状态的陈述，主要针对4个适应方式方面的无效性反应和引起反应的刺激，提出护理问题。

4．制定目标（goal setting）　是对病人实施护理干预后，预期的适应性行为表现的陈述。

5．干预（intervention）　主要通过控制各种刺激和提高个体的适应水平来达到护理目标。控制刺激不仅应针对主要刺激，还应注意对相关刺激和残余刺激的改变和控制；提高个体适应水平应了解其生理调节和心理应对的能力和特点，给予针对性的支持和帮助。

6．评价（evaluation）　检查护理干预对行为的影响，判断是否为适应性行为，是否达到护理目标。对尚未达到目标的护理问题，找出原因，以确定继续执行护理计划或修改护理计划。

四、罗伊适应模型的护理应用实例

王某，女性，31岁，大专文化程度，汉族，小学教师，结婚5年，丈夫是公司职员，夫妻感情和睦，婚后与公婆同住。

14岁月经初潮，周期规则，持续3~5天。3年前曾人工流产一次。目前怀孕32周，能按时进行产前检查，怀孕15周时经B超诊断为双胎。3天前因腹疼伴阴道点状出血入院，子宫胎儿监测器测得，每6~8分钟有一持续5~10秒的子宫收缩，胎儿情况尚可，胎心音正常。医疗诊断：先兆早产，采取保胎治疗。

根据罗伊适应模型的六步骤护理程序，需对王某进行评估、诊断和计划。

（一）一级评估

评估病人的行为反应。

1．生理功能　①住院安胎要求严格卧床休息，进食、排泄、个人卫生等一切活动需要他人照顾，王某感到非常不习惯，就采用控制饮水的方法来减少床上排尿的次数。②应用保胎药物后因呼吸心跳加快而感到不舒适。③整天卧床感到精神疲惫和头疼。④病人贫血，血红蛋白 8g，给予铁剂提高血红蛋白浓度，王某出现恶心反应。

2.自我概念　能够接受怀孕引起的身体外观的变化，有自豪感。希望能拥有两个健康的宝宝，但也非常担心胎儿的健康，担心早产或生下不健康的婴儿，害怕自己的理想破灭，心理压力大。

3.角色功能　非常渴望自己能成为两个孩子的成功母亲。医生告之早产儿存活率低，故非常担心早产，担心母亲角色失败，为了保证胎儿的健康，愿意为保胎治疗付出辛苦。

4.相互依赖　怀有双胎后，得到丈夫和公婆的特殊关心和照顾。住院以来，白天主要由婆婆照顾，王某既感激又不安。夜晚由丈夫陪伴，感觉很放松。希望白天也能得到丈夫的照顾，但又不希望影响丈夫的工作和事业发展，左右为难。

（二）二级评估

评估引起反应的刺激。

1.主要刺激　双胎妊娠 32 周，子宫收缩，先兆早产。

2.相关刺激　接受安胎治疗，卧床使生活不能自理、药物反应。

3.残余刺激　第一次住院，扮演病人角色，对丈夫的依赖，接受长辈照顾的压力，家人对孩子的渴望。

（三）护理诊断

针对病人行为中的无效性反应或不完善的适应性反应，提出护理诊断，以便采取护理措施。

1.焦虑　与担心胎儿健康有关。

2.舒适的改变　与卧床和药物反应有关。

3.进食、如厕、沐浴和卫生自理缺陷　与卧床有关。

（四）护理目标与护理措施

针对以上三个护理诊断，分别制定目标和措施。

诊断一　焦虑：与担心胎儿健康有关。

（1）目标：病人一周后说出心中的担心已减轻。

（2）护理措施：陪伴并鼓励病人说出心中的担忧和感受。刚入院时病人哭着述说，担心会失去孩子或生下不健全的孩子，责任护士握住病人的手，表示能充分体会她的心情。检测胎儿心率及子宫收缩情况，评估胎儿健康情况，及时告之正确信息，以增强信心。介绍保胎的有关知识和成功的例子。

诊断二　舒适的改变：与卧床和药物反应有关。

（1）目标：①病人能主动描述具体的不适，②能运用减轻不适的技巧。

（2）护理措施：向病人说明卧床休息的重要性，尽量侧卧位有利于胎儿的血液供应。指导在床上做肢体关节的活动，提供枕头支持身体，提高舒适度。教会病人做头部和颈部按摩，学会放松技巧。鼓励听音乐、看有兴趣的报刊以分散注意力。指导饭后服用铁剂，以减轻胃肠道反应。监测心率和呼吸，并告知病人已及时向医生反映她的不适症状。

诊断三　进食、如厕、沐浴和卫生自理缺陷：与卧床有关。

（1）目标：病人在家人的帮助下能学会床上生活自理的技巧。

（2）护理措施：将水杯、便器等日常用品放在方便病人取用的位置。鼓励多饮水，进食动物蛋白、新鲜蔬菜和水果等富有营养的食物，纠正贫血、预防便秘和泌尿道感染。强调卧床的必要性，对病人的进步给予鼓励。将病人受长辈照顾的不安感受告之病人家属，鼓励病人说出感激之情，促进相互间的沟通。

（五）评价

一周后子宫收缩减轻，B超显示胎儿发育正常，但体重偏低。病人表示要多吃营养丰富的食物，增加两个胎儿的体重，有信心分娩两个健康的宝宝。病人已适应卧床休息，白天不需要家属陪伴，将日常用品放置床边，基本生活能自理。

第四节　纽曼的系统模型

纽曼（Betty Neuman）1924年出生于美国俄亥俄州（Ohio）。1947年毕业于俄亥俄州护士学校，1957年获护理学士学位，1966年获加尼福利亚大学精神保健硕士学位，1985年获华盛顿大学临床心理学博士学位。纽曼在精神保健护理领域开创了独特的护理教育和实践方法，为系统模型（system model）的发展奠定了基础。1972年在美国《护理研究》杂志上首次公开发表自己的护理学说，1982年正式出版，1988年再版的《纽曼系统模型在护理教育与实践中的应用》（The Neuman Systems Model：Application to Nursing Education and practice）比较完善地阐述了她的护理观点。

一、纽曼对四个基本概念的论述

（一）人

纽曼认为人是一个整体，是一个生理、心理、社会文化、生长发育和精神5个变量相互关联的、动态的综合体；人是一个开放系统，不断与环境相互作用，并且发生持续的变化；人有抵御环境中各种应激源侵袭的能力。纽曼将人的概念扩展到家庭、群体和社区，因此，纽曼系统模型不仅适用于人，也适用于家庭和社区。

（二）环境

纽曼认为环境是所有影响人的内外因素的总和。纽曼将环境中能改变系统稳定的因素称为应激源（stressors），应激源又分为个体内因素、人际间因素和个体外因素三种。个体内应激源与内环境相关，个体外应激源和人际间应激源构成人的外环境。

除了机体的内环境和外环境，纽曼还提出了自生环境的概念（created environment）。自身环境是指护理对象在面对环境中各种应激源时，自发地动员系统所有 5 个变量的力量以达到系统的完整和稳定，因此，自身环境反映了护理对象的防御系统对应激源做出的反应。

（三）健康

纽曼认为健康是系统的最佳稳定状态。当系统的需要得到满足时，系统生理、心理、社会文化、生长发育和精神信仰 5 个方面与系统整体相协调，机体处于最佳稳定状态，这种状态就是健康。反之，系统的需要得不到满足，则机体的健康水平下降。纽曼重视机体能量与健康的关系，认为机体应对环境中的应激源时需要消耗能量，当机体产生和储存的能量多于消耗时，个体的完整性、稳定性增强，健康水平提高；而当能量的产生与存储不能满足机体需要时，则完整性与稳定性减弱，健康水平下降。

（四）护理

纽曼认为护理是一门独特的专业。护理的任务是帮助护理对象保存能量，使系统储存的能量能够满足机体应对应激源时的消耗，减轻应激源造成的危害，维持和促进系统的稳定，或者重建和恢复系统的稳定。要达到这一目的，她主张早期采取护理干预，并提出护理干预就是预防，而护士的行动就是重建的概念。纽曼将护理措施分为一级预防、二级预防和三级预防。

为了促进系统模型在护理实践中的应用，纽曼将护理过程分成 3 个步骤：护理诊断、护理目标和护理结果。她的护理方法反映了系统论的思想，认为系统进程和护理措施都是有目的、有方向的活动。

二、纽曼系统模型的内容

纽曼系统模型主要包括 3 个部分：机体防御机制、应激源、反应与护理干预。

（一）机体防御机制

纽曼将机体抵抗有害应激源的侵袭，维持系统自身的稳定和完整的复杂机制归纳成 3 种防御线：

1. 应变防御线（flexible lines of defense）　应变防御线是一种动态易变的、位于机体最外层的防御力量（图 11 - 3）。它首先接触应激源，阻止有害因素入侵，同时又允许对机体发展有利的因素穿过正常防线，进入机体。因此，应变防线对正常防线起缓冲和过滤作用，保护正常防线的完整。

2. 正常防御线（normal line of defense）　每个个体都具有一个对环境发生反应的正常范围，纽曼将此反应的正常范围称为正常防御线，或称为通常的健康状态或稳定状态，它是个体在应激源突破应变防御线时进行调整后所达到的稳定状态。正常防线位于应变防线和抵抗防线之间（图 11 - 3），是人的第二层防御力量。如果机体经过应对和调整后不能达到稳定状态，机体就发生应激反应，出现症状和体征，这时，正常防线被应激源突破，并威胁到抵抗防御线。因此，维持正常防线的完整是健康的标志，可以作为测量健康变化的标准。

3. 抵抗防御御线（lines of resistance）　抵抗防御线是机体最内层的防御力量，具有维持机体基本结构正常运转，维护生命的功能。

应变防御线在机体的最外层，容易被破坏，常处于波动之中，它具有缓冲和过滤的作用。正常防御线居中，它是防御系统的主体，通过生理、心理、社会文化、生长发育和精神信仰5个方面的变化适应应激源的作用，保持系统的稳定。抵抗防御线位于最里层，保卫系统的基本结构不被破坏。三层防御力量的防御机制，既有先天赋予的，也有后天获得的。其防御强度受生理、心理、社会文化、生长发育和精神信仰5种变量相互作用的影响，也与基本结构的特征，能量供应是否充足有关（图11－3）。

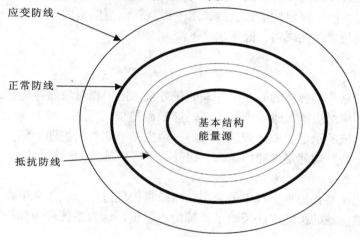

图11－3　纽曼系统模型示意图

机体的基本结构是由生物体共存的基本因素组成，包括基因类型、解剖结构和生理功能，也包括个性特点等。基本结构通过不断的新陈代谢，持续产生能量，供机体维持生命活动和生长发育的需要，以及适应环境，抵抗各种应激源侵袭的需要。故纽曼将基本结构又称为能量源。

（二）应激源

应激源是指内、外环境中所有可引起紧张和威胁人体稳定与平衡的因素。这些因素在生理、心理、社会文化、生长发育和精神信仰5个层面上影响人体。纽曼认为应激源可以来自于体内，也可以来自于体外；可以单独存在，也可以多个应激源同时作用于机体。纽曼具体将应激源分成3种：

1. 个体内（intrapersonal）**应激源**　指来自于体内的应激源。如头痛、恶心、失眠、体温升高等生理性因素以及焦虑、愤怒、自我评价过低等心理性因素。

2. 人际间（interpersonal）**应激源**　指来自于人与人之间的应激源。如夫妻关系、家庭关系、邻里关系、同事关系、护患关系等人际间关系的紧张、不协调或沟通障碍。

3. 个体外（extrapersonal）**应激源** 指来自于身体外的应激源。如气候变化、地理和社会文化环境变化、失业、经济困难等机体外因素。

当应激源过强，或几种因素综合作用时，就可以超过人的防御能力，突破正常防线，破坏系统的稳定；进一步突破抵抗防线，则损害机体的基本结构，威胁生命。同时也指出，应激源产生的作用是不确定的，因人而异的，因时间、质量和数量的不同而不同。因此，系统模型要求护士仔细评估特定的应激源对特定系统的意义。

（三）反应与护理预防措施

应激源穿透正常防线导致系统的不稳定则为反应。针对个体应对应激源时所产生的反应强度，纽曼提出了三级预防措施：

1. 一级预防（primary prevention） 当应激源可疑存在，或应激源已经确定，应变防线正抵抗应激源的侵袭，但没有明显的应激反应出现时，护士应采取预防措施减少个体与应激源接触的可能性，或增强个体应对应激源的能力，增强应变防线的抵抗能力，保护正常防线的完整，防止发生反应。

2. 二级预防（secondary prevention） 当正常防线被应激源突破，发生反应和出现症状时，护理应采取二级预防措施。二级预防措施是一种治疗措施，主要是积极处理出现的症状并增强抵抗防线的防御能力，减轻反应以及反应造成的危害。

3. 三级预防（tertiary prevention） 在实施二级预防后，病情基本稳定时采取的措施，主要强调通过调整使系统重获稳定状态，恢复健康。

三、纽曼系统模型在护理实践中的应用

纽曼将护理程序分成诊断、目标和结果 3 个步骤：

1. 护理诊断 在诊断阶段，护士运用评估手段收集资料，并进行分析，做出具体的护理诊断。

（1）评估：纽曼于 1995 年指出需从以下 7 个方面对护理对象进行系统的评估：①评估个体基本结构和能量源的状况及强度。②评估个体的防御能力，主要评估三条防御线的特征、潜在的反应、反应及反应后重建的潜能。③确定和评价潜在或现存的应激源。④评估护理对象与环境之间潜在的和/或现存的个体内部、人际间和个体外的互动，在评估时需考虑所有的 5 个变量。⑤评价护理对象既往、目前和将来的生命过程和应对方式对其系统稳定性的影响。⑥确定和评价有利于护理对象最佳健康状态的现有的和潜在的内部和外部资源。⑦确定和解决照顾者与护理对象之间的认识差异。

（2）做出护理诊断并排序。

2. 护理目标 包括制定护理目标和选择干预方式两个方面，后者即选择不同层次的预防措施（表 11-2）。

表 11 - 2 三级预防的选择、目的及性质

	一级预防	二级预防	三级预防
应激源	潜在的或已存在的	明显的、已存在的	遗留的，可以明显，也可以隐蔽
机体反应	可能发生，但尚未发生	发生应激反应，出现症状和体征	遗留症状
干预目的	防止发生反应，维持和促进个体的稳定性和完整性	减轻反应的程度	巩固治疗效果，重新获得系统的稳定并维持尽可能高的健康水平
措施性质	预防性干预	治疗性干预	康复性干预

3. 护理结果

（1）评价是否达到预期目标。

（2）结束护理程序或修订目标和措施。

四、纽曼系统模型的护理应用实例

张某，男性，50 岁，初中文化程度，工人，糖尿病史 5 年，不规则服药，血糖控制不稳定。右足背因蚊虫叮咬后感染，逐渐加重，溃烂 1 月余入院。其母有糖尿病史。查体：双下肢皮肤苍白，主诉有麻木。右足背创面 8cm×7cm×2cm，有大量渗出，伴有恶臭。实验室检查：空腹血糖 289mg/dl，餐后血糖 325mg/dl，血酮体（－）。

患者平时爱好吃肉，不爱吃蔬菜和水果，认为糖尿病除不能吃甜食以外，其余食物可以随便吃。无运动习惯，认为上班很累，上班就是运动。工厂效益不好，医疗费不能及时报销，同时担心病假时间长会失去工作。患者与家人沟通、互动关系良好，妻子是同厂的退休工人，有一上高中的女儿，妻子和女儿每日都到医院探视。

第一步：确定护理诊断

1. 评估

（1）基本结构：有糖尿病家族史，基本结构可能有先天缺陷，具有糖尿病易患倾向。患糖尿病 5 年，血糖控制不稳定，有糖尿病足症状，已造成基本结构的改变。

（2）防御能力：防御能力的评估包括三方面：

①应变防线：由于对糖尿病的认识不足，对患病事实的接受度差，不能坚持服药，认为药物的副反应大，对糖尿病饮食治疗、运动和足部护理的知识缺乏，导致应变防线被应激源穿透。

②正常防线：血糖高，下肢溃疡，出现症状和体征，说明系统的稳定性破坏。

③抵抗防线：被激活，保卫系统基本结构的完整性。

（3）应激源：

①个体内应激源：生理方面有血糖升高，足背溃疡；心理方面有担心疾病预后、医疗费用负担以及失去工作等的焦虑。

②人际间应激源：目前没有明显的人际间应激源。

③个体外应激源：工厂不景气，医疗费不能及时报销，可能失去工作。

（4）应对方式与可利用资源：与家人关系密切，遇事愿意与妻子商讨。家人一直能给予关爱和支持，是恢复健康的可利用资源。患病后相信民间治疗糖尿病的饮食偏方，有时会延误糖尿病的正规治疗。

2. 诊断

（1）皮肤完整性受损：与血糖过高，不能正确处理伤口有关。

（2）知识缺乏：缺乏糖尿病饮食、服药、皮肤护理、运动等相关知识。

（3）焦虑：与担心疾病预后，经济负担过重等有关。

第二步：制定护理目标

该病例的应激源是明显的，已经突破应变防线，侵犯正常防线，发生反应和出现症状，因此，护理应采取二级预防措施。主要是积极处理出现的症状并增强抵抗防线的防御能力，减轻反应以及反应造成的危害。

诊断一 皮肤完整性受损：与血糖过高，不能正确处理伤口有关。

（1）目标：

①创面不继续扩大，并保持创面清洁。

②一周后创面缩小，有新鲜肉芽组织生长。

③出院前会正确进行足部护理。

（2）措施：包括遵医嘱服用降糖药，加强饮食护理，控制血糖，清创换药，抬高患肢和指导病人进行足部护理的练习等措施。

诊断二 知识缺乏：缺乏糖尿病饮食、服药、皮肤护理、运动等相关知识。

（1）目标：

①能与护理人员共同制定糖尿病护理计划。

②能说出糖尿病服用降糖药、饮食治疗、运动、足部皮肤护理的目的、原则和注意事项。

③能在行为方面有改变，达到自我照顾，控制血糖，预防并发症的目的。

（2）措施：

①利用糖尿病健康教育手册，结合患者病情，与患者一起学习讨论糖尿病的病因、表现、治疗和护理措施，重点介绍药物治疗、饮食治疗、足部护理的具体方法和重要性。

②与患者共同制定护理计划。

诊断三 焦虑：与担心疾病预后，经济负担过重等有关。

（1）目标：情绪稳定，能平静地接受治疗和护理。

（2）措施：

①多在床边陪伴，了解患者的期望和担忧，解释血糖控制后症状可以缓解，每次换药后及时向患者和家属反馈创面好转的信息，树立治愈疾病的信心。

②鼓励和支持家属的陪伴。

③向医生反映患者的担心，选用价廉效优的药物，以降低经济负担。

第三步：评价护理结果

一周后右足背创面缩小至 5cm×4cm×1cm，渗出减少，开始有新鲜肉芽组织生长。血糖控制在正常范围内。

与护理人员共同制定糖尿病护理计划，并能认真执行。在得知即将出院时，能主动向护士索取糖尿病健康教育宣传材料，表示回家后要严格遵医嘱服药，遵守饮食治疗原则。能口述糖尿病日常食品交换方法和足部护理的注意事项。

情绪平稳，对溃疡愈合，控制血糖，预防并发症有信心。

通过以上评价，得出患者基本达到护理目标。再进一步根据患者目前情况，制定出院后的健康教育计划，采用三级预防措施。目标是巩固治疗效果，重新获得系统的稳定和维持尽可能高的健康水平。

【思考题】

1. 概念是如何形成的？为什么护理理论家应对理论中出现的概念进行明确的定义？

2. 请比较模型和理论的异同点？

3. 一个完善的护理理论应具备哪些特征？

4. 为什么护理学需要建构自己的理论？

5. 试在护理实践中应用奥瑞姆的自理缺陷护理理论、罗伊的适应模型和纽曼的系统模型各护理一个具体的病人。

6. 总结护理的体会，并评价三个护理理论（模型）在护理实践中的意义和局限性。

第十二章

健 康 教 育

第一节　健康教育的概念与意义

古往今来，任何时代和民族都把健康视为人生的第一需要。我国宪法明确规定，维护全体公民的健康和提高各族人民的健康水平，是社会主义建设的重要任务之一。

随着科学技术的发展，医学模式的转变，人们的健康观念发生了重大的改变，人们对于健康提出了更高的要求。过去，人们把健康视为疾病的反义词，认为没有疾病就是健康，或有疾病就是不健康。现在我们认为那是一种消极的健康观。1946 年，世界卫生组织（WHO）提出了所谓的三维健康观，即"健康不仅仅是没有疾病和身体缺陷，还要有完整的生理、心理状态和良好的社会适应能力。"

另一方面，医学科学技术的进步和经济、生活水平的提高带来了病因学的改变，影响人类健康的因素已经从过去以生物学因素为主转变为以行为和生活方式因素为主。所谓行为和生活方式因素是指由于人们自身的不良行为和生活方式给个人、群体乃至社会的健康带来直接或间接的危害。行为和生活方式因素的涉及面非常广泛，包括日常行为和日常生活的各个方面，如不合理的饮食、吸烟、酗酒、缺乏体力活动和锻炼、性伴侣杂乱、吸毒、药物依赖、缺乏交通安全意识和不遵守交通安全的行为等。关于不良行为和生活方式在前 10 位死因疾病的致病因素中所占比例的研究报道显示，美国高达 50%，中国为 44.7%。因此，改变人们的不良行为和生活方式将是预防疾病和促进健康的最强有力的措施之一。而以个人和群体的行为改变为着眼点的健康教育，自然地将成为新世纪健康干预的主要手段。

一、健康教育的概念

健康教育作为一门年轻的学科，目前正处于发展的起始阶段，因此，对于健康教育尚无一致的定义。我国学者对健康教育的定义：健康教育（health education）是通过信息传播和行为干预，帮助个人和群体掌握卫生保健知识，树立健康观念，自愿采取有利于健康的行为和生活方式的教育活动与过程。其目的是预防疾病，增进健康。

（一）健康教育是有计划、有组织、有系统的社会和教育活动

健康教育的关键是促使个人或群体改变不良行为与生活方式。然而，行为与生活方式的改变并非易事，许多不良的行为是个人、家庭、社会等多方面作用的结果，并不是个人有了

健康知识和愿望就可以改变的。因此，行为和生活方式的改变，还必须依赖于充分的资源，良好的社区管理、有力的社会支持和有效的帮助技能等等，这就需要一系列有计划、有组织、有系统的社会和教育活动，才能达到改变不良行为，促进健康的目的。

（二）健康教育是一项干预措施

从学术研究的角度，健康教育是一门学科，但实质上，健康教育是一种干预措施，通过传播和教育手段，向社会、家庭和个人传授改变行为和生活方式所必需的卫生保健知识，提高自我保健能力，纠正不良行为，养成健康行为，消除危险因素，防止疾病发生，促进人类健康，提高生活质量。

（三）健康教育与卫生宣传

至今，仍有很多人认为健康教育就是卫生宣传，其实，两者是有差别的。卫生宣教是指卫生知识的单向传播，其对象比较泛化，内容常常没有针对性，不关注反馈信息和行为改变效果。毋庸置疑，通过知识和信息的传播，让个体、家庭和社区得到有关健康的知识是非常必要的，但对树立健康的价值观和培养健康的行为和生活方式，仍然存在差距。而健康教育除了传播健康知识外，更注重于促使人们树立健康信念，采取有利于健康的行为和生活方式。因此，实际上卫生宣教是实现特定行为目标的一种重要手段，是健康教育的一部分。

二、健康教育的意义

（一）健康教育是疾病谱转变的根本对策

目前，影响人类健康的主要因素已不再是传染病和营养不良，而是与不良的生活方式、精神心理因素、职业和环境因素等有关的心脑血管疾病、肿瘤、精神疾病等。而其中，不良行为和生活方式是导致这些慢性疾病发病和病情加重的主要因素。因此，降低这些疾病的发病率或者使疾病逆转或延缓疾病的进展和恶化，关键在于消除不良行为和生活方式，这已不是预防接种或药物可以解决的。实践证明，通过健康教育可以促进人们自觉地接受健康的生活方式和行为，摒弃不良的生活方式和行为，降低致病的危险因素，促进健康。据一些发达国家的研究发现，通过健康教育使冠心病和脑血管疾病的病死率分别下降了 1/3 和 1/2。我国专家预测，通过大力开展健康教育和健康促进，我国的心脑血管疾病死亡率将下降25% ~ 50%。因此，健康教育是疾病谱转变的根本对策。

（二）健康教育是实现初级卫生保健任务的关键

1978 年，国际初级卫生保健大会上发表的《阿拉木图宣言》把健康教育列为初级卫生保健八项任务之首，并指出健康教育是所有卫生问题、预防方法及控制措施中最为重要的。实践证明，健康教育是完成初级卫生保健其他七项任务的基础和先导，是实现初级卫生保健目标所需的最根本性条件（如领导重视，群众参与，部门协作）的有力保证。因此，健康教育是能否实现初级卫生保健任务的关键，是实现所有健康目标、社会目标和经济目标的基础和保证。

（三）健康教育可以有效地降低医疗费用

开展健康教育不需要购置昂贵的医疗仪器，不需要对健康教育对象进行一系列的检查和实施一系列的药物和介入性治疗手段，它是通过一系列有计划、有组织、有系统的社会活动和教育活动使健康教育对象自愿放弃不良的行为和生活方式，减少自身造成的危险，追求健康目标，因此，是一项投入少、产出高、效益高的保健措施。同时，通过健康教育，可以降低发病率、延缓疾病的发展或使疾病逆转，因此，可以减少诊断和治疗的费用。由此可见，开展健康教育可以降低医疗费用。

（四）健康教育有利于护理学科的发展

护理理念的转变和整体护理的实施，要求护理关注健康－疾病的全过程；关注从生到死整个生命过程；关注整个人群的健康。因此，护士的工作重点从单纯执行医嘱扩大到通过改变护理对象的不良行为和生活方式来预防疾病和促进健康，健康教育也就成了护理的主要手段之一。健康教育是护理的独立功能，涉及到医学、护理学、预防医学、健康心理学、健康行为学、教育学、社会学等多学科领域，这就要求护理人员不断扩展自己的知识结构，培养独立分析问题和解决问题能力，并且需要通过研究来回答健康教育中所面临的问题，因此，开展健康教育可以促进护理学科的发展。

三、健康教育的实践领域

由于健康教育是以个体、家庭和群体为对象，向个人、家庭和社会传授卫生保健知识，使个人和社会人群养成良好行为和生活方式，因此，健康教育的领域非常广泛，可以说，只要有人的地方，就需要进行健康教育。按照健康教育的目的或场所可以将健康教育分为社区健康教育、学校健康教育、工作场所的健康教育和医院健康教育。

（一）社区健康教育

社区健康教育（community health education）是指以社区为单位，以社区人群为教育对象，以促进社区居民健康为目标所采取的有组织、有计划、有评价的健康教育活动。其目的是发动和引导社区居民树立健康意识，关心自身、家庭和社区的健康问题，积极参与健康教育和健康促进规划的制订和实施，养成良好的卫生行为和生活方式，以提高自我保健能力和群体健康水平。

（二）学校健康教育

中外健康教育的发展多从中小学开始，然后扩展到大学和社会。学校健康教育（school health education）是指通过综合性学校健康项目（comprehensive school health program），促使学生获得健康行为。所谓综合性学校健康项目是指一系列有计划、有顺序、依托于学校的策略、活动和服务，强调通过学校、家长和学校所属社区内所有成员的共同努力，给学生提供完整的、积极的经验和知识结构，包括设置正式和非正式的健康教育课程、创造安全健康的学习环境，提供合适的健康服务，促进学生在身体、心理和社会各方面的最佳发展和健康。

（三）工作场所的健康教育

工作场所的健康教育（Worksite health education）包括两个方面：其一是根据不同职业人群的职业特点，针对所接触的职业危害因素所进行的卫生知识和防护知识的教育，以便个人和群体都能树立和提高自我保健意识，从而促使其自觉主动地采取预防措施，防止各种职业危害因素对健康造成损害；其二是根据单位职工的行为习惯和生活方式，通过一系列的健康促进活动，如戒烟、应激的处理、减肥、营养、锻炼、安全生产等活动，促使职工自觉放弃不良的行为和生活方式，从而达到消除危险因素、预防疾病和促进健康的目的。

（四）医院健康教育

狭义的医院健康教育（hospital health education）又称患者健康教育（patient health educa-tion），简称患者教育（patient education），有时又称为病人指导（patient teaching），是指以病人为中心，针对到医院接受医疗保健服务的患者及其家属所实施的健康教育活动，其教育目标是针对患者个人的健康状况和疾病特点，通过健康教育，实现三级预防和促进心身康复的目的。广义的医院健康教育是以健康为中心，以医疗保健机构为基础，为改善患者及家属、社区成员和医院职工的健康相关行为所进行的有组织、有计划、有目的的教育活动。其教育对象已经由患者扩展到社区群体和医院职工，包括患者教育、社区卫生服务中的健康教育、社会性宣传教育和医护人员的教育4个方面，因此，患者健康教育仅是医院健康教育的组成部分。

患者教育是指与具体的健康问题或疾病有关的健康教育，是一个促使个体获得维持和促进健康所需的知识、态度和技能以及影响病人行为的过程。根据实施患者教育的场所不同可以分为门诊教育、病房教育和随访教育。

1. 门诊教育 是指对病人在门诊诊疗过程中实施的健康教育活动，门诊患者教育的形式主要有：

（1）候诊教育：通过宣传栏、黑板报、卫生科普读物、广播和闭路电视等形式，针对候诊知识和本科常见病对候诊患者所进行健康教育活动。

（2）随诊教育：是在病人诊疗过程中针对患者的具体情况所进行的简短的讲解和指导，目前我国的随诊教育主要由医生承担。

（3）门诊咨询教育：是针对患者及家属提出的有关疾病和健康问题进行解答。

（4）门诊专题讲座和培训班：定期将患有同种疾病的病人或需要接受相同保健服务的人集合起来，进行疾病保健知识的讲座或某些技能的培训，如孕期保健、围生期保健等。

2. 住院教育 住院教育是指在患者住院期间所进行的健康教育，由于住院患者与护理人员的接触时间较长，有利于对患者进行有计划、有系统、有针对性的个体化健康教育。

3. 随访教育 又称出院后教育，是住院教育的延伸和继续，也是医院开展社区服务的一项内容。针对有复发倾向、需长期接受健康指导的慢性疾病患者，通过书信往来、定期或不定期家访、电话咨询等方式，给患者以长期、动态的健康咨询和指导。

有史以来，护理就承担了维护人类健康与提供保健服务的责任。《中华人民共和国护士管理办法》中已明确规定，健康教育是护士应尽的义务。随着护理角色的扩展和实践场所的扩大，护理人员已经在这些健康教育领域中发挥越来越重要的作用。本章主要介绍患者教育的理论基础、方法和步骤。

第二节　患者教育的理论基础

健康教育是多门学科相互渗透、相互补充的综合性学科体系，是一门以研究知识传播和行为改变的理论、规律和方法以及健康教育的组织、规划和评价的理论与方法为重点的应用科学，因此，健康教育的主要理论基础来自于教育学、健康心理学和健康行为学的相关理论。本节重点介绍患者教育常用的理论基础。

一、教育学理论与原理

（一）教与学的过程

依据教育学的理论，构成教学过程的基本要素包括教育者、受教育者和教育手段。在患者教育中，护士是教育者，而病人则是受教育者，教育者（护士）的职责是促进受教育者（病人）的学习行为，并对受教育者的学习效果做出评价。受教育者（病人）的职责是积极地参与学习，并通过学习不断地完善自己的行为。教育者为了有效地传播保健知识、促使受教育者改变信念和行为所选择的教学内容、教学方法和教学设施（教具、教学器材、设备等）称为教育手段。

教学过程是分阶段进行的，不同的教学过程理论家有不同的观点。现代教育派代表人物杜威从其实用主义哲学观出发，提出了教学过程的 5 个阶段学说：

1. 暗示　即为受教育者创造一个真实的经验情境，使受教育者从正在从事的活动中产生困惑、迷乱和怀疑等情感体验。

2. 问题　受教育者在上述疑难的情境内部产生一个急需解决的问题，作为思维的刺激。

3. 假设　为受教育者提供必要的知识资料，使其能够提出一系列设想作为解决上述问题的假设。

4. 推理　受教育者根据假设进一步考察事实，推断每一个假设的结果，确定解决问题的方法。

5. 验证　要为受教育者提供通过应用来检验其想法，明确这些想法意义，并且发现是否有效的机会。

（二）教学模式

教学模式是指反映特定教学理论的，为保持教学的相对稳定而采用的教学活动结构，任何一种教学模式均包括以下 4 方面的内容：步骤安排（教学活动的顺序安排）、师生交往系统（教师和学生在教学活动中扮演的角色）、反馈方式（教师对学生的评价）、支持系统（教学中必备的一些特殊条件如图像资料）。根据师生交往系统的不同，可将教学模式分为 3 种。

1. 以教育者为主的教学模式　这是我国传统的教学模式。主要特点是由教育者传授教学内容，受教育者被动的接受。在患者教育中，这种模式适用于以护士为主导的集体教育活动。例如，高血压病人的健康教育，糖尿病病人的健康教育，孕妇的产前指导等。可以将具有共同学习需求的护理对象集中起来，以讲座的形式向护理对象传授健康知识。其优点是形式简单方便，容易实施，护士可以很好地控制教学时间和教学内容。缺点是护士与护理对象之间没有交流和互动，护理对象只能被动的接受，而且护理对象的年龄、文化程度、性格等各方面的个体差异，使得护理对象的接受能力参差不齐，可能影响教学效果。

2. 以受教育者为主的教学模式　在这种模式中，是以受教育者自学为主，教育者仅仅起到指导或辅助的作用。在患者教育中，适用于学习需求高，学习积极主动，有一定文化程度的护理对象。例如，护士指导护理对象阅读一些有关疾病预防知识的材料或书籍，护理对象有不懂的问题可以向护士提问。其优点是护理对象可以根据个体的需求自行掌握学习的时间及学习内容，而且护理对象对亲身经历和实践所学习到的知识和技能有切身体会，掌握深刻。同时，护士只是作为辅助人员，提高了护士的工作效率。缺点是没有强有力的监督，有些护理对象可能缺乏学习的自觉性，适用范围小，大部分的护理对象不能通过这种方式获得健康的行为。而且这种放任自流的学习，使得学习的进度和学习效果很难控制。

3. 教育者和受教育者共同参与的教学模式　这种教学模式综合了前两种教学模式的优点，是最理想的教学模式。在教育者和受教育者共同参与的整个教育过程中，通过两者之间的沟通和交流，教育者可以了解到"为什么教"、"教什么"和"怎样教"，受教育者可以了解到"为什么学"、"学什么"和"如何学"。在患者教育中，护士通过和护理对象的交流，可以全面了解护理对象的学习需求，从而更能满足护理对象的需要。但由于这种模式需要护患双方共同策划，共同制定教学目标和教学计划，因此，护患之间在教学态度、知识水平和教学理念上的差异，可以使教学计划的制定难以达成一致意见，一方面会影响教学效果，另一方面会增加了护士的工作量，比较耗时耗力。

（三）教学目标

自 20 世纪 50 年代开始，美国以布卢姆（B.S. Bloom）为首的一批教育家和心理学家对教育目标进行了长期研究，根据学生智能活动的过程，从知识（认知领域）、态度（情感领域）和技能（动作技能领域）三个领域中提出了教育目标的分类，在患者教育中，我们借鉴这一理论将患者教育中的教育目标分为以下几类。

1. 认知领域（cognitive domain）　认知是指人对客观世界的认识能力，即人们看待事物的方式。认识过程包括感觉、知觉、记忆、想像和思维等心理现象，主要与智力有关。布卢姆将其分为 6 个层次水平。

（1）知识：即对知识的记忆，是认知领域的初级水平。

（2）领会：是对知识的理解能力。

（3）运用：是将掌握和理解的知识正确地运用到具体的实践中，来解决实际问题的能力。

（4）分析：是指将所学到的概念和原则，分析为各个构成的部分，或找出各部分之间的相互关系。

（5）综合：是指把所学到的片断概念、知识、原理、原则统合成新的整体的能力。

（6）评价：是指以统一的标准做出价值判断的能力，评价是认知领域的最高层次。

我国学者又把这六级目标归纳为两个范畴，第一个范畴是知识的记忆，第二个范畴是知识的领会和运用，运用又分为简单运用（相当于布卢姆的运用）和综合运用（包括布卢姆的分析、综合和评价）。

例如：通过对糖尿病患者的教育，患者了解到糖尿病饮食有关的知识（知识），进而能用自己的话说出糖尿病饮食有关的注意事项（理解），然后能运用知识指导自己日常的饮食（运用），更深入的了解，患者可以分析出糖尿病饮食与糖尿病之间的关系（分析），并且能举一反三，知道哪一类的食物是禁止食用的（综合），最后能评价控制饮食后对于糖尿病的治疗作用（评价）。

2. 情感领域（affective domain）　情感是人对某种事物是否符合人的需要而产生的态度和体验。情感包括态度、信念和价值观等。布卢姆将情感领域的教育目标分为接受、反应、价值判断、价值组织和价值的定型 5 个层次。在进行患者教育中，根据护理对象教育的特点，可分为 3 个层次。

（1）接受：指护理对象能接受某种治疗的过程。如患者能接受插胃管过程中的恶心感觉。

（2）反应：指护理对象能做出自觉的反应，配合治疗过程。如患者能配合插胃管的过程。

（3）评价：可以做到按价值准则进行活动，而且活动后获得满意感或愉快感并对行为赋予价值。如患者能从插胃管对于疾病的治疗作用中体会到这项操作的价值，不和内心的价值观产生冲突。

3. 动作技能领域（psychomotor domain）　又称精神运动领域，是关于人在实践过程中形成的对某种运动技能和操作技能的熟练程度。如跳高、跳远、写字等。在该领域中，布卢姆将教育目标分为领悟、准备、模仿、操作、熟练和创造 5 个层次。患者教育可结合护理对象教育的特点分为 3 个层次。

（1）模仿：指护理对象能模仿护士示范的动作。如患者能模仿护士的动作做出有效咳嗽。

（2）操作：指护理对象能在模仿的基础上，独立的完成操作过程。如糖尿病病人能进行自我胰岛素注射。

（3）自动化：指操作的熟练程度提高。如哮喘病人能很熟练地进行药物吸入。

二、健康相关行为改变的理论

健康相关行为是指个体或团体的、与健康和疾病有关的行为，包括促进健康行为和危害健康行为。在健康教育中常用的健康相关行为改变理论有知信行模型和健康信念模型。

（一）知信行模型

知信行模型（knowledge，attitude，belief，practice，KABP）是有关行为改变的比较成熟的理论模型。知是指知识和学习，是行为改变的基础；行是目标，包括产生促进健康行为、消除危害健康行为等行为的改变过程。但是，人从接受知识转化为行为的改变是一个复杂的过程，有了健康的知识并不一定带来行为的改变，"明知故犯、知而不行"的现象比比皆是，因此，在向个体或群体传授保健知识后，还必须以确立信念和转变态度为前提，方能实现行为改变的目标。

（二）健康信念模型

健康信念模型（health belief model，HBM）是用社会心理学的方法解释健康相关行为的重要理论模型，是 20 世纪 50 年代由一组美国心理学家为了解释人们为什么采用或不采用健康服务而建立的理论模型。健康信念模型认为个体的主观心理过程如期望、思维、推理和信念对行为具有主导作用，强调健康信念是人们接受劝导、改变不良行为和采纳健康促进行为的关键。健康信念的形成一般需要经历 3 个阶段：

1. 获得"暗示" 即个体从媒体的宣传、医护人员的教育中得到行动的"暗示"，如一位 40 岁的女性在听了护士关于乳房自检与乳腺癌的健康教育（暗示）后就会考虑自己患乳腺癌的可能性，这是形成健康信念的起始。

2. 知觉到威胁 即让人们对自己目前的不良行为感到害怕，包括两个方面：① 知觉到易患性，即患者建立起不良行为与疾病的联系，形成疾病易患性的信念。如通过让上述患者综合分析自己的年龄、月经史、生育史、家族史及朋友、同事的经历等，得出自己可能会患乳腺癌的结论。② 知觉到严重性，设法使病人意识到疾病会引起的严重后果，如死亡、残废、失业等。在这两个因素的作用下，患者就会产生威胁感，即知觉到威胁。

3. 对行为效果的期望 包括两方面：① 知觉到利益，即让人们坚信一旦他们改变不良行为，就能得到非常有价值的结果。如让上述患者了解和相信乳房自我检查可以早期发现乳腺癌，从而可以降低严重性。② 知觉到困难，即认识到在改变行为过程中可能会遇到的困难，如上述患者会想到做乳房自检需要花时间，而且常常会忘记。这时，患者就要分析和权衡采取健康行为（乳房自检）的利益和困难，决定是否要采取健康行为（乳房自检）。如患者知觉到降低威胁的利益大于所遇到的困难，就会采取健康行为，反之则不会采取健康行为。

第三节　患者教育的方法与步骤

患者教育与其他人群健康教育的最大差异在于患者教育注重病人的个体性，更加强调"对症下药"。患者教育是护理的重要组成部分，是解决护理问题、达到护理目标的重要措施之一。因此，患者教育的程序遵循护理程序的工作方式，包括评估、诊断、计划、实施和评价5个步骤。在临床护理工作中，患者教育的程序是在病人的整体护理程序中完成的。

一、评估

（一）患者教育的评估手段

患者教育的评估是护理评估的一部分，由于患者教育的评估需对患者的健康保健知识、健康信念、态度和行为进行全面而客观的评估，因此，除了通过临床会谈、观察等常规的护理评估手段收集与患者教育有关的资料外，还需要采用一些特殊的评估手段，如问卷法、心理测量法等。

1．问卷调查　针对患者的情况，可以设计不同的问卷，通过对问卷的归纳和整理，了解患者的学习需求。这种方法适用于有一定文化水平的成年患者。

2．心理测量　主要运用心理学量表来测量患者的心理反应和情绪状态，以便利用患者的积极情绪，消除消极情绪，进行及时有效的心理指导。

（二）评估的内容

患者教育的评估内容包括患者的学习需求、学习时机、学习能力和方式、学习障碍和学习资源5个方面。

1．患者的学习需求　由于患者教育的对象包括病人及其家属或陪护人，因此，对病人学习需求的评估应同时包括病人及家属或陪护人。评估内容包括客观需求和主观需求两个方面：

（1）客观需求：即评估病人及其家属对目前的疾病或健康问题的知识、认识与行为表现，以便了解在客观上需要对教育对象进行哪些知、信、行方面的健康教育干预。由于健康教育的原则之一是"简单性"，所以，在进行患者教育时应避免面面俱到。这就要求护士在进行患者教育以前首先对病人已经具备的知识、信念和行为进行评估，对比患者进行自理和采取健康行为所需的知识、信念和行为，从客观上评估患者需要学习的内容。

（2）主观需求：即病人的学习愿望和动机。根据患者教育所依据的理论和原理，当患者知觉到自己需要学习某些知识、并且在主观上产生学习的愿望时，学习的效果最好。因此，除了评估病人应该学习的知识外，还需对病人的学习愿望和动机进行评估。当病人应该学习的知识与病人想要学习的东西不相符时，或病人根本就没有学习的愿望时，就需要护士设法创造一种情景，使病人知觉到学习的需求，产生学习的愿望。

2．患者的学习时机　对患者学习时机的评估也就是评估患者的学习准备状态。学习的准备状态除了上面提及的学习愿望和学习动机外，还需要评估患者在身体上和心理上是否处于有利于教育和学习的状态：① 生理状态：如意识障碍、剧烈疼痛、身体不适、极度疲劳、病情危重时患者的学习愿望和学习能力均下降，不宜进行健康教育。护士应选择在疾病恢复期、病情比较稳定、身体比较舒适的情况下进行健康教育。② 心理状态：影响患者学习效果的心理反应有恐惧、否认、愤怒等，此时不宜进行健康教育。焦虑对患者学习效果的影响具有两面性：在患病初期，患者常常由于关注自己的疾病和健康而产生焦虑情绪，如果为轻度焦虑，患者常迫切希望获得有关疾病的知识，有强烈的学习动机和浓厚的学习兴趣，是护士进行健康教育的有利时机；但当患者处于中度或以上的焦虑时，由于注意力、接受信息能力和沟通能力的下降，使患者的学习能力大大降低，不利于进行健康教育。

3. 患者的学习能力和学习方式　学习能力包括患者文化水平、阅读能力、理解能力及动手能力，学习能力将决定健康教育的方法。学习方式是指患者比较偏爱的学习方法，有的人偏爱自学、有的人喜欢听讲解、有的人希望学完后有实践和动手的机会等。研究表明，人们对看到的东西可以记住 3/4，对听到的东西只能记住 1/10，而听与看结合时，则能够记住 9/10 的内容。因此，在进行健康教育时要注意在讲解的同时提供相应的与患者的文化程度和阅读能力相符的书面材料。另外，研究也表明，当成年人在教育活动中积极参与时其学习效果最好，同时成年人都希望有机会实践新学会的技能，因此，应为患者提供积极参与和实践的机会。

4. 患者的学习障碍　评估病人是否有任何感觉和认知缺陷，如视力障碍、听力障碍、注意力障碍、沟通障碍等影响信息的接收和处理的因素。若要进行动作技能的指导，还要评估病人有无影响操作的身体缺陷存在，如要教会糖尿病病人注射胰岛素，首先需要评估病人是否患有严重的关节炎从而导致手的严重畸形和功能障碍。当病人有学习障碍存在时，就需要考虑采用特殊的教学手段。

5. 患者的学习资源　包括家庭经济状况和家庭成员的支持程度。一般来说，经济状况好的患者学习的积极性较好，同时，较多的或强有力的家庭及朋友的支持会使患者增加学习的信心，有利于学习。

（三）评估的注意事项

1. 评估患者的学习需求应针对病情和健康状况，时刻抓住 5 个问题：患者现有的健康知识、态度和行为是什么？患者需要哪些知识？需要形成或改变哪些态度、认识和行为？需要学习哪些技能？影响患者态度和行为改变的因素有哪些？

2. 评估要贯穿患者住院的全过程。在住院的不同的阶段，及时收集患者的有关资料，根据不同阶段患者的特点，调整教育计划，随时满足患者的学习需求。

3. 评估时需收集的资料，各个医院可根据自己的情况制定统一的标准表格，这样既可以节省护士的时间，又不容易遗漏，还可以和其他的整体护理项目一起进行。

二、诊断

在对患者的情况进行评估之后，护士就可以运用 NANDA 的护理诊断对患者及其家属或陪护者所需的健康知识做出诊断。一般对于患者教育的诊断大部分是"知识缺乏"的护理诊断，陈述为：知识缺乏：缺乏······方面的知识。如：知识缺乏：缺乏母乳喂养的知识和技能。

三、计划

制定教育计划是为了对患者教育的教学目标、教学内容、教学结构和教学方法做出规定，是对患者实施系统化健康教育的依据。

（一）制定教育目标

患者教育的目标应侧重于患者所需要学习的知识、养成的行为和掌握知识及行为动作的熟练程度，目标陈述的形式同其他护理诊断的目标陈述方式，即主语＋谓语＋行为标准＋条件状语，在这里，主语应该是患者或患者家属或陪护者。如对于一位新近发生心力衰竭的患者会存在"知识缺乏：缺乏心力衰竭的预防知识和技能"，护士为患者制定的教育目标之一可以是"一周内患者至少能够列举6个心力衰竭的诱发因素"。

1. 患者教育目标的种类　根据布卢姆的教育目标分类和健康教育的知、信、行模型，患者健康教育的目标分为知、信、行三级目标。

（1）知识目标：指患者对所需接受的健康知识要达到的目标。目标陈述形式如"患者能复述×××"、"患者能解释×××"、"患者能比较×××"等。

（2）态度目标：指患者通过健康知识的学习和理解产生的健康态度形成和改变的目标。如"患者能配合×××"、"患者能接受×××"等。

（3）技能目标：指患者通过护士的讲解、示范和指导而掌握某种技能及熟练程度的目标。如"患者能演示×××"、"患者能操作×××"、"患者能使用×××"等。

例如，高血压患者健康教育的三级学习目标的陈述分别为：

患者能说出患高血压病的危险因素（知识目标）。

患者能配合降压药的服用（态度目标）。

患者或其家属能使用血压计正确测量血压（技能目标）。

2. 制订目标的注意事项

（1）患者教育目标的主语是患者或其家属，而非护士。是通过护士的健康教育活动，使患者或家属能够达到的结果。如上述心力衰竭患者的健康教育目标不能写成"一周内至少教授患者6个心力衰竭的诱发因素"。

（2）制定目标的基础是评估所得的资料。根据患者的学习需求、学习时机、学习能力和方式、学习障碍以及学习资源，分阶段制定目标，做到由简到繁，循序渐进，分阶段进行。而且制定的目标要符合患者的实际情况，是患者通过努力能够实现的目标。

（3）制定的目标要明确，有针对性。

（4）目标应由护士与患者或其家属共同制定，以便调动患者的积极性，使目标与患者的学习需求、学习愿望相一致。同时制定的目标应与各阶段的治疗和护理要求相一致。

（5）制定的目标应是能够观察到的，并且有可测量、可评价的客观指标作为评价的标准。

（二）确定教学内容

护士根据对患者的学习需求评估、确立的教育诊断（即护理诊断）和制定的教育目标，选择合适的教学内容。通常患者教育的内容包括以下几个方面。

1. 疾病的防治知识　根据不同的患者和不同的病种进行相应的指导。包括疾病的病因、危险因素、诱发因素、发病的机理、主要的临床表现、并发症、预后、预防措施、疾病的自我检查及急救措施等。

2. 日常生活起居　包括患有不同疾病的患者需要在饮食、睡眠、活动、清洁卫生等方面的调整，如高血压病人进低盐低脂饮食，糖尿病病人进低糖或无糖饮食，肝昏迷病人进低蛋白饮食，心血管病人要根据心功能的情况循序渐进地进行活动，骨科病人手术后的康复活动等。

3. 心理健康　包括正确对待疾病、控制情绪的方法和建立良好的人际关系等，使患者在疾病的治疗过程中保持乐观情绪，处于最佳的心理状态，积极配合治疗。

4. 合理用药　包括患者所用药物的适应证、禁忌证、毒副作用、用药方法、用药时间和药品保管等。强调遵医嘱服药的重要性，避免滥用药物。

5. 特殊检查和治疗的教育　对于需进行特殊的检查或治疗的患者应做好相应的教育指导。主要内容包括：检查治疗的适合范围、注意事项、并发症、配合要求等。如对肝穿刺病人的术前、术中、术后的教育；对外科手术病人的术前、术后的教育等。

6. 健康行为的干预　是指针对性地协助患者学习和掌握必要的技能，改变不良的行为和习惯，采纳健康行为。如戒烟戒酒、康复训练、放松技巧、增强依从性等。

（三）确定健康教育的方法

为了使患者教育的内容更容易被患者所接受，产生良好的教育效果，达到患者教育的目标，需要选择适当的教学方式和方法。由于患者教育需要有较强的针对性，因此最常用的方式是一对一的教育方式（one－to－one education）。这种教育方式适用于需要讨论比较敏感或隐私性的话题，常常针对门诊就诊患者、住院患者和居家患者的具体健康问题进行。其优点是针对性强，可以根据每个患者的具体学习需求、愿望、能力、时机和学习障碍安排健康教育的内容，效果较好。缺点是不够经济，消耗护理人员的大量时间。对于具有相同学习需求的患者也可以采用集体教学的方式。集体教育又称小组教学（group teaching），其优点是经济，小组成员之间可以互相支持，而且可以从其他小组成员的提问中学到自己尚未想到的问题。缺点是针对性不强。教学方法是指教育者选择的向受教育者教授健康保健知识和技能的具体方法，包括：

1. 专题讲座　指护士对教育目标和教育内容相同的一类患者进行的健康教育形式。适用于相同病种或同样治疗方法的患者的集体学习。其特点是以语言为工具直接交流，通过护士的讲解增加患者对卫生知识的理性认识，优点是简单方便，工作效率高，不足之处是其针对性差。

2. 小组讨论　组织相同情况的患者在护士的指导下展开讨论，相对于专题讲座而言，小组讨论增加了双向交流的机会，促进了患者学习的积极性。不足之处是讨论可能被某个人控制或出现离题现象，而且比较费时费力。

3. 病例教学　可以采用患者现身说法或护士举例的形式。患者现身说法是一种非常受患者欢迎的行之有效的教学方法，对于患者的教育会起到事半功倍的效果。如对于一个对手术非常恐惧的患者，可安排另一个做过同样手术并且恢复得很好的患者现身说法，谈谈他自己的切身体会，帮助患者顺利地度过手术期。

4. 示教、训练和回示 也称实践技能培训，主要用于某种技能操作的教学。先通过护士的解释和示范某项技术操作的操作方法和步骤，然后让患者在护士面前模仿整个的操作过程，并且通过不断地练习使之达到熟练的程度，最后能自己独立的完成操作过程。如教会患者自测血糖、尿糖、乳房的自检、自我注射胰岛素、深呼吸、有效咳嗽等。

（四）教具和教学设备的选择

1. 书面材料 是通过一定的文字传播媒介来传递健康教育的内容，包括健康教育手册，宣传栏，医学科普读物，报纸杂志，仪器药物的说明书等。采用这种方式要求患者有一定的文化水平和阅读能力。

2. 多媒体工具 是运用现代化的声音、图像设备，向患者传授健康教育的知识，如采用电视机、电影机、幻灯机、投影仪、计算机多媒体等。这种方式形象逼真，发挥了视听并存的优势，使患者容易接受。

3. 实物工具 是通过各种实物器具、标本、模型、图片、照片等向患者传授健康信息。如血糖测定仪、尿糖试纸、注射器、呼吸练习器等。这种方式形象、直观、生动，患者容易理解和接受，可加深印象。

（五）教育时间和环境的选择

1. 教育时间 在选择患者教育的时间时，除了要考虑患者的学习时机外，还要考虑患者的病情和诊疗安排。一般宜将患者教育安排在与患者的治疗、检查、进食、探访等时间不相冲突的时间段进行；入院教育最好在入院 24 小时内完成；危重症患者的教育应安排在病情稳定期和恢复期；出院教育应尽量提前，一般在出院前 3 天开始进行出院指导，使患者有足够的时间学会各种自理和自我保健的知识和技能。

2. 教育环境 教育环境的选择和布置应以有利于教育活动的实施和减少分散注意力的刺激为原则。因此，实施教育活动的环境应安静，光线柔和，避免刺眼的光线或光线过暗，温度适宜，椅子舒适。如果是讨论敏感性或隐私性的话题，应为患者提供一个隐私的环境。

四、实施

实施是将患者教育计划中的各项教育内容落实到教育活动中的过程。在实施教与学的互动过程中，护士需要掌握各种专业理论知识和教育技巧，激发患者的学习动机，使患者或家属积极、主动、自愿地学习。另外护士还要尽量消除各种不利学习的因素的影响，提高健康教育的效果。

（一）教学原则

1. 患者需要优先原则 护士在对患者或其家属进行健康教育时，必须首先考虑患者的需要。在制定教育计划时，充分参考患者及其家属的意见，与他们共同协商制定。在患者疾病的急性期、危重期要首先满足患者的生理需要，维持生命。

2. 科学性原则 患者教育是一项科学、系统的工作，护士应以科学、严谨的工作态度严格要求自己,科学地将专业的保健知识准确地用患者能接受和理解的方法传授给患者,同时注意保持所述观点的前后一致性,激发患者的学习兴趣,保证教育效果。

3. 实用性原则 患者教育的内容丰富、形式多样,而患者最感兴趣的是和自己疾病密切相关的健康知识和技能,因此,在选择患者教育的内容时,要考虑患者的实际和需要,制定的教育目标要符合患者的实际情况,使患者容易接受。如对于糖尿病患者的教育,重点应放在饮食的调整、降糖药的服用、胰岛素注射技术和预防并发症等方面,使糖尿病患者能够进行自我护理。

4. 循序渐进原则 患者在住院的过程中,要经历疾病发展的不同阶段,需要接受的教育内容也非常繁多。护士应根据患者身心发展的不同阶段,按照一定的逻辑顺序,由知到不知、由易到难、由浅入深、由简到繁、循序渐进地进行教育活动。

5. 整体性原则 在患者教育过程中,要把患者作为一个生理、心理和社会的统一整体来进行教育。在教育内容上要把疾病的防治知识、心理卫生的指导和行为的干预结合起来,在教育对象上要注意把对患者的教育和对患者家属的教育结合起来。教会患者及家属一定的自我护理和家庭护理技巧,以促进健康,预防疾病,提高生活质量。

(二)实施过程的注意事项

护士在实施教育计划的过程中,要注意以下几点:

1. 对待患者的态度要热情,尊重患者的反应和感受,保护患者的隐私。

2. 为患者创造良好、愉快的学习环境,因人施教,灵活的安排教育的时间,使用患者能理解的通俗易懂的语言,避免使用医学术语。

3. 征求患者的意见,满足患者的学习需求,利用患者以往的学习经历,进行有针对性的教学。

五、评价

评价是患者教育的最后一步,是对教育的效果做出客观判断的过程。目的是测定教育目标有无实现,以便于修改和完善教育计划。

(一)评价的内容

1. 学习需求 包括患者的学习需求是否得到满足,患者是否积极参与到学习过程,是否与患者的其他需要产生冲突等。

2. 教学方法 包括教学的时机是否合适,教学工具是否适宜,教学方法是否合理,教育者是否称职,教学的进度、气氛如何。

3. 教育目标 教育目标是否实现。

4. 患者的知识、信念和行为 患者掌握知识的程度,患者的态度是否转变,患者的行为是否改善。

（二）评价的方法

1. 观察法 主要用于对患者行为的评价。利用护士的感官直接观察患者的健康行为，或者通过间接的途径如患者家属的描述、病历记录、影像记录等了解患者的健康行为。如患者能主动的配合治疗、有良好的卫生习惯、无不良嗜好、保持乐观愉快的情绪、有良好的人际关系、良好的适应能力等。

2. 评分法 用标准试卷的形式进行测评。护士可以根据教育目标，对患者应掌握的知识、技能用考试的方式来进行测评，然后给予一定的分数，从而了解患者的学习效果。

（三）评价的注意事项

1. 应用观察法时，要将直接观察法和间接观察法结合起来，可起到互补的作用。

2. 评价应贯穿于患者教育的全过程，在健康教育的过程中，护士应及时对患者教育的效果做出评价，以便及时修订教育计划，促进教育计划的实施。

3. 采用评分法进行评价时，试卷的设计要符合患者的实际情况，题目不宜太多，试题要通俗易懂，简练明确。另外还可以采用口头提问的方式，来对患者知识掌握的情况进行评价。

（四）影响患者教育效果的因素

健康教育作为一项有计划、有目标、有组织、有系统的教育活动，其基本要素包括教育者、受教育者和教育手段三个部分。因此，患者教育的效果受到护士（教育者）、患者（受教育者）和教育手段三方面因素的影响。

1. 护士因素

（1）护士素质：患者教育是一种科学的、系统的教育活动，要求护士不仅要有丰富的临床经验和专业理论知识，还要了解教育学、健康心理学和健康行为学等多方面的知识和技能。由于我国护理教育的起步较晚，长期以来，护士培养以中专教育为主，护士在临床实践中只是作为医生的辅助人员，加之受传统护理模式的影响，护士的健康教育意识淡漠，没有把健康教育纳入到自己的职责范围内。另外，护理专业教育课程体系中也没有健康教育的内容，因此，护士普遍缺乏开展健康教育所需的意识、知识水平和技能。为适应当前医学模式转变的需求，护士首先要转变认识，把健康教育作为自己应尽的义务，加强专业理论知识及技能的学习，拓宽知识面，提高自身素质。

（2）护士的工作量：由于我国临床护士严重缺编，且无明确分工，使护士不能投入较多的时间和精力来实施深入而细致的患者教育工作，影响患者教育的效果。为了提高患者教育的质量，使患者教育真正起到改变不良行为、建立健康的生活方式和学会自我保健技能的作用，有必要在护理人力资源管理方面进行一些开拓性的改革，解决护士缺编问题，并设立明确的护士级别制度，使一部分临床经验丰富、业务水平较高的护士能够腾出时间和精力从事患者教育的实践和研究工作。

2. 患者因素 包括患者的学习需求、学习时机、学习能力和方式、学习障碍以及学习资源等因素均可以影响患者教育的效果。详见评估部分。

3. 教育手段 包括护士为了有效地传播保健知识、促使患者改变信念和行为所选择的教学内容、教学方法、教学设施、教育时间和环境等。详见计划部分。

第四节 患者教育的技巧

健康教育是联系卫生知识和健康行为的桥梁，而患者教育是健康教育的重要组成部分。如前所述，患者教育几乎都是通过语言和文字形式，配合适当的教学器具向患者及其家属传播卫生知识，促使其转变信念，最后导致行为的改变。因此，只有熟练掌握并灵活运用人际传播、讲授和行为干预等健康教育基本技能，才能确保患者教育计划的顺利实施，不断提高患者教育的水平。

一、人际传播技巧

人际传播又称亲身传播，是指个人与个人之间的信息交流，是采用听、说、问、答和躯体语言来传递健康信息，使双方充分交流，达成共识。人际传播是护理人员最常用的患者教育方式，因此，人际传播技巧是护理人员必须掌握的基本功。

（一）沟通的技巧

在患者教育中常用的沟通技巧包括谈话技巧、倾听技巧、提问技巧、反馈技巧和非言语沟通技巧。详见第七章。

（二）组织小组讨论的技巧

当患者之间存在一些共同的学习需求时，如戒烟，护士也可以采用小组讨论的方式进行患者教育，通过小组成员共同学习、交流经验、互相帮助、互相鼓励和支持改变态度和行为。护士在主持小组讨论时，须具备一定的技巧，才能使小组讨论达到预期的效果。

1. 开始讨论的技巧 首先，护士要热情接待每一位来参加讨论的小组成员，在小组讨论正式开始前，可以谈论一些轻松的话题，使人们放松，尽快地熟悉起来。讨论正式开始时，护士应向大家说明讨论的目的和主题，并做好自我介绍。开场白应通俗易懂，简单明了，有幽默感，并表明每一位成员对于讨论都是十分重要的，使他们感到自己的作用和参加讨论的意义。

2. 促使小组成员建立关系的技巧 可以请每位小组成员进行自我介绍，使大家相互了解，有利于建立起和谐的关系。

3. 鼓励发言的技巧 可以通过提问的方式（开放式问题）来鼓励大家积极发言。对踊跃发言的患者应给予适当的肯定性反馈；而对发言不积极者可以通过个别提问、点名征求意见的方法促使其发言。

4. 打破僵局的技巧 小组讨论常常会出现与会者沉默不语的困境，尤其在刚开始讨论时。护士可预先设计一些组织讨论的方法来打破僵局，如可以播放一小段录像片，然后提出一个可以引起争论的开放式问题。

5. 控制局面的技巧 当讨论出现偏离主题的现象时，护士要及时提醒小组成员回到主题上来。若出现"一言堂"局面，护士要有礼貌地插话，如"您的想法的确很好，×××，您是怎么看待这个问题的?"这样，通过向他人提问来改变对话方向。当成员之间有争论时不要急于制止，待每个人都已表达了自己见解后再做出小结，并转向其他问题。

6. 结束讨论的技巧 讨论结束时，护士应对讨论的问题做出小结，并对大家的参与表示感谢。

二、讲授的技巧

讲授是健康教育中常用的方法，尤其是专题讲座。讲授是指通过叙述、描绘、解释等手段向护理对象传播卫生信息和知识，以帮助护理对象树立正确的健康态度和信念，理解和接受健康行为。如何把书本上的知识转变为自己的语言，抓住每一位听众的注意力，达到预期的效果，需要掌握一定的讲课和演讲技巧。

1. 充分备课 充分备课是讲好一堂课的关键和前提。与课堂教学相比，健康教育的备课有其独特的特点。护理人员需要评估患者的学习需求和影响学习的因素，针对患者的需求和兴趣以及目前的健康需要选择教学内容、制订教育计划，并编写相应的讲义，以促进患者对学习材料的理解和记忆。

2. 正确传递信息的技巧 为了确保护士在进行患者教育时正确地向患者及其家属传递健康知识，首先要求讲授的内容科学正确，观点明确，无论是对理论的叙述、数据的引用或是对观点的解释都应该准确可靠。其次，讲授要有系统性和逻辑性，根据内容各个部分之间的联系，由浅入深，条理清晰，层次分明，重点和难点要讲解透彻、明白。第三，避免使用医学术语，尽量采用通俗易懂、口语化的、患者易于理解的语言。如在向患者讲解一些操作性的术语时可换成口语化的语言，如肌肉注射——打针，备皮——刮汗毛，输液——打吊针等。第四，口齿清晰，声音洪亮，语速平稳，要让在场的每一个人都能听清楚，避免出现"嗯"，"啊"，"吧"，"啦"等口头禅。第五，灵活运用板书、幻灯、多媒体等辅助教学手段，一方面可以补充单纯听讲可能造成的误听，促进记忆；另一方面能够强化主题，加深印象，并能创造出生动活泼的讲课气氛。

3. 吸引听众的技巧 讲授的内容能否被听众接纳，其关键是能否在讲授过程中自始至终地吸引听众，激发听众对讲授内容的兴趣。一个精心设计的"开场白"可以以最快的速度吸引听众，同时在讲演过程中采用提问和反馈等技巧，启发和引导听众的思维，促进听众的参与和教学双方的互动。其次，在讲演过程中巧妙地运用语音、语调、语速和节奏的变化来表达不同的内容和情感，可以有效地避免听众产生听觉疲劳。另外，适当地使用比喻、幽默和重复等技巧可以起到调节气氛的作用，能够有效地抓住听众。最后，可以通过手势、目光、表情等非言语技巧来保持与听众在情感上进行交流，达到吸引听众的目的。

三、行为干预的技巧

患者教育的主要目标是使患者树立健康观念，改变不良的行为和生活方式，建立和巩固有利于健康的行为和生活方式，从而达到促进康复、预防疾病的恶化或发生新的疾病、增进健康的目的。为了有效地帮助患者改变不良的行为和生活方式，护士必须掌握行为干预的技巧，包括行为指导和行为矫正两个方面。

（一）行为指导

行为指导是指通过语言、文字、声像等材料和具体的示范指导，帮助教育对象形成健康态度，做出行为决策，学习和掌握新的行为方式。护理人员进行的患者健康教育活动中，大量的行为干预属于这一范畴，包括自理能力、疾病适应能力和康复运动技能三个方面，如母乳喂养指导，糖尿病病人自我注射胰岛素的指导等。进行行为指导的重要技巧是演示和技能训练。

1. 演示技巧　演示主要用于动作技能的教学和指导，如教会患者深呼吸、有效的咳嗽、注射胰岛素等技术。护士在进行演示时，既要正确地示范某一动作技能或操作，还要进行适当的说明和讲解。演示要安排适当的场地，注意适当地控制时间。如为小组教育或集体教育，应确保所有的参与者都能看到示范的每一个动作，人数过多时可分组进行。

2. 技能训练技巧　演示后要指导参与者反复练习，以加深印象，达到熟练掌握的程度。练习时可进行分解动作的练习，然后练习整个操作。最后需让患者或家属回示所学的动作技能或操作进行评价，并做出反馈。

（二）行为矫正

行为矫正（behavior modification）是按照一定的期望，在一定的条件下，采用一定的措施促使行为干预对象改变自身特定行为的行为干预过程。行为矫正是现代心理治疗的一种重要技术，采用条件反射的方法来消除或矫正行为干预对象的不良行为习惯，建立起新的行为方式。特别适用于戒除吸烟等成瘾性行为、减肥以及矫正儿童的不良行为。目前，行为矫正技术已经成为快速取得健康教育干预效果的一种有效手段。常用的行为矫正方法有脱敏法、强化法、消除法、厌恶法等。行为矫正的实施步骤包括：

1. 选择一个可以矫正的行为　如吸烟，在行为矫正时要注意，每次只选择一个不良行为加以矫正。

2. 建立准确的基线资料　在实施行为矫正技术前，应评估该行为的发生频度，如18岁开始吸烟，每天吸2包。

3. 制定行为矫正目标　如1个月后减少到每天吸1包。注意制定的目标一定要现实和可以达到（如在前20天每2天减少1根，后10天每天减少1根），遵循循序渐进的原则，并得到患者的认可，待上述目标实现后再制定进一步的目标。

4. 确定干预方法并实施行为矫正　针对上述目标，如患者每天能够达到目标，就给予连续的正向刺激；反之，则给予连续的合理的负向刺激，如用厌恶法矫正吸烟行为。

5. 目标行为转化为患者的日常行为　一旦达到预期要求，逐步减少各类刺激，直至目标行为转化为患者的日常行为。

【思考题】

1. 什么是健康教育？什么是患者教育？两者的异同点是什么？
2. 举例说明患者教育的程序。
3. 简述用于患者教育的主要技巧。

第十三章

护理与法律

第一节 卫生法概述

一、卫生法的概念

（一）卫生法的定义

卫生法是指由国家行政机关制定或认可，并由国家强制力保证实施的、在调整和保护人体健康的活动中形成的各种社会关系的卫生行政法规的总称。卫生法是我国社会主义法律体系的一个组成部分，其宗旨是保护和增进人民健康，促进卫生事业的发展。卫生法规定了所有卫生部门的组成、职责、权限、活动原则、工作程序和工作方法，规定了卫生部门与公民个人、社会群体在卫生活动领域的权利和义务，为国家卫生行政机关、医疗卫生单位在行使其职权及卫生业务开展方面提供了维护人民权益的法律依据和保障。

卫生法有狭义和广义之分。狭义的卫生法仅指由全国人民代表大会及其常务委员会所制定并通过的各种卫生法规。广义的卫生法，不仅包括上述各种卫生法规，而且还包括被授权的国家行政机关制定和颁布的从属卫生法律范畴，具有实效的规章，如卫生条例、规则、决定、标准、章程等，涉及宪法和其他法规中有关卫生的内容。

（二）卫生法的特征

1. 以保护公民健康权为根本宗旨 健康权是指人的心理、机体组织和生理功能的安全受到法律保护的权利，是公民的一项最基本的权利。我国各种卫生法规，都把保护公民的健康权作为立法宗旨。

2. 调整内容的广泛性 我国卫生法调整的内容几乎涉及到社会生活的各个领域和方面，关系到社会中的每一个人，范围非常广泛。

3. 调节手段的多样性 卫生法调节可通过立法机构监督、行政部门指导来调整卫生行政管理活动中的社会关系，可通过民事、经济等司法手段来处理医患关系，还可依照诉讼法、刑法等法律程序，有效地保护公民的健康权利。

4. 较强的科技性 卫生法是依据宪法由立法机构及国家、地方行政机关根据医学、生物学、药学等学科制定，并随着这些学科的发展而进一步修订，这就体现了卫生法有较强的科技性。

5. 社会共同性 在任何社会、任何国家，卫生和健康问题是人类共同面临的问题，是各国卫生法要解决和调整的共同问题。同时各国不断加强合作和交流，为人类共同的健康而努力。

（三）卫生法的调整对象

1. 调整人们在卫生管理活动中所形成的社会关系 卫生管理活动是指国家卫生行政机关根据国家相关的法律规定，对生产卫生、生活卫生及其他与人类健康、人类生存和发展直接相关的社会活动进行行政监督、检查等活动，其目的是预防、控制和消灭疾病、促进卫生事业发展。

2. 调整人们在卫生发展活动中形成的社会关系 卫生发展活动是指人们为改善个人和社会卫生状况而采取的有利于社会卫生事业发展的各种建设性活动。如环境污染的治理、卫生习惯的改变、饮食结构的调整等。

3. 调整人们在卫生服务活动中形成的社会关系 卫生服务活动是指卫生行政机关、医疗卫生单位以及有关的企事业单位和公民向人们提供一定的卫生咨询指导、医疗保健等各种服务活动。

二、卫生法律关系

（一）卫生法律关系的概念

法律关系是根据法律规范在调整人们之间的社会关系过程中所形成的法律上的权利义务关系。在社会生活中，个人和组织为了满足自身的各种需要，必然要从事各种社会经济活动，从而在相互之间发生各种社会关系。为了使社会关系的确立和发展符合绝大多数人的要求，国家运用各种法律来调整相应的社会关系，这种受法律调整的社会关系就是法律关系。每一个法律部门都调整特定方面的社会关系，卫生法作为一个独立的法律部门，同样调整着一定范围的社会关系。卫生法律关系就是国家机关、企事业单位、社会团体、公民个人在卫生管理和医药卫生预防保健服务过程中，根据卫生法律规范所形成的权利和义务关系。

（二）卫生法律关系的构成

1. 卫生法律关系的主体 卫生法律关系的主体是指依法享有权利、承担义务的法律关系的参加者。具体包括以下几种：

（1）国家机关：凡依法设立的各级卫生行政机关和其他国家机关，都可能成为卫生法律关系的主体。卫生行政机关是我国卫生法律关系最主要的主体，因为任何一种具体的卫生法律关系都是在国家的卫生行政管理活动中成立的。

（2）企事业单位：各级各类医疗机构、食品药品的生产经营单位等均可作为卫生法律关系的主体。

（3）社会团体：社会团体（如红十字会、中华医学会等）在为社会提供卫生咨询和卫生医疗服务时，就参与了卫生法律关系，成为了这种关系的主体。

（4）公民：包括受过专门医药卫生知识教育、依法从事防病治病、增进人民健康的各级各类卫生技术人员和普通公民。

2. 卫生法律关系的客体　卫生法律关系的客体是卫生法律关系主体的权利和义务所指向的对象。一般包括以下几个方面：

（1）公民的生命健康权利：卫生法律规范所确立的权利义务是以人的生命健康为对象，所以人的生命健康是卫生法律关系的主要客体。

（2）卫生行为：卫生法律关系的主体在卫生管理和医药卫生预防保健服务过程中所进行的活动。

（3）物：主要指各种医疗和卫生管理中所需的生产资料和生活资料，如药品、医疗器械等。

3. 卫生法律关系主体的权利和义务　卫生法律关系主体的权利是指我国卫生法赋予主体的权益，表现为主体有权做出一定的行为，或者要求别人做出一定的行为，或者抑制一定的行为。卫生法律关系主体的权利可分为公民的卫生权利和国家卫生行政机关及工作人员的职权。卫生法律关系主体的义务是指我国卫生法规定主体应履行的某种责任，表现为负有义务的主体必须做出一定的行为或抑制一定的行为。

三、卫生法律规范

卫生法律规范是由国家制定或认可的、体现统治阶级意志并以国家强制力保证实施的卫生行为规则。

卫生法律规范是由假定、处理和法律后果三个要素组成。

假定是卫生法律规范中关于适用该规范的条件和情况的规定，有人将它称为"条件"或"条件假设"。只有在符合卫生法律规范所规定的条件或出现了这一规范中所指出的情况时，该卫生法律才能适用。如"医务人员在医疗活动中发生或者发现医疗事故"就是该法律规范的假定部分。

处理是卫生法律规范中对权利和义务的规定，即卫生法律规范中关于允许做什么、禁止做什么、必须做什么的规定。如《医疗事故处理条例》第十三条："医务人员在医疗活动中发生或者发现医疗事故……应当立即向所在科室负责人报告……"。这个法律规定中"应当立即向所在科室负责人报告"就是卫生法律规范中的处理部分。

法律后果是卫生法律规范中对遵守或违反规则的行为给予肯定或否定的规定。分为肯定性和否定性的法律后果。肯定性法律后果是对某行为以及由此产生利益的确认。如《执业医师法》第十二条规定"医师资格考试成绩合格，取得执业医师资格或执业助理医师资格"。其中"取得执业医师资格或执业助理医师资格"是对"参加医师资格考试成绩合格"这一行为的确认和保护。否定性法律后果是对某行为以及由此产生利益的否认，甚至对行为人施以制裁。

四、卫生法渊源

卫生法渊源是指卫生法的具体表现形式，即一定的国家机关依照法定职权和程序制定或认可的具有不同法律效力和地位的卫生法的不同表现形式。我国卫生法渊源是指我国卫生法的具体表现形式。主要有以下几种：

（一）宪法

宪法是我国的根本大法，它是由我国最高国家立法机构——全国人民代表大会依照法定程序制定、颁布的，它规定了我国国家和社会生活中最基本、最重要的问题。在我国法律体系中，宪法具有最高的法律效力，是其他法律法规制定的依据。宪法中有关卫生方面的规定，就是我国卫生法的立法依据，也是我国卫生法的重要渊源。

（二）卫生法律

卫生法律是指由全国人民代表大会及其常务委员会依法制定的调整我国卫生法律关系的专门法律。它又可分两种，即由全国人民代表大会制定的卫生基本法和由全国人民代表大会常务委员会制定的卫生法规。

（三）卫生行政法规和卫生行政规章

卫生行政法规是指国务院制定颁布的有关卫生方面的专门行政法律。国务院是我国的最高行政机关，为了在全国范围内贯彻党的卫生工作政策，执行我国的卫生法律，完成国家的卫生工作任务和卫生管理职能，国务院有权依照宪法和法律发布或批准专门的卫生行政法规，其法律效力低于卫生基本法和卫生法律。如《医疗事故处理条例》、《精神药品管理办法》等。

卫生行政规章是由国务院卫生行政部门在其权限内发布的有关卫生方面的部门规章。卫生部是国务院的卫生行政部门，按照宪法规定，卫生部有权根据法律和国务院的卫生行政法规、决定和命令，在本部的权限内制定规章。卫生行政规章的法律地位和法律效力低于宪法、卫生法律和卫生行政法规。如《医疗事故分级标准（试行）》、《中华人民共和国药品管理法实施办法》等。

（四）地方性卫生法规和地方性卫生规章

地方性卫生法规是指省、自治区、直辖市以及省会所在地的市或经国务院批准的较大的市人大及其常委会依法制定、批准的卫生法律文件，可在本行政区域内发生法律效力，如《×××市医疗机构管理办法》等。

地方性卫生规章是由省级或省会所在地的市或经国务院批准的较大的市人民政府，依法在其权限内制定、发布的有关地区卫生管理方面的卫生法律性文件。地方性卫生规章仅在本地方有效，其法律效力低于宪法、卫生法律、卫生行政法规和地方性卫生法规，且不得同卫生部制定的卫生规章相抵触。

（五）国际卫生条约

作为我国卫生法渊源之一的国际卫生条约是指我国与外国缔结或者有我国加入并生效的国际卫生条约和公约。它不属于我国国内法的范畴，但对我国有约束力，是我国卫生法的渊源。

（六）卫生技术性规范

卫生技术性规范是由有权制定卫生法律、法规的国家机关确认或认可，有关单位和个人应遵循的技术标准和准则，它包括各种卫生技术规范、操作规程和卫生标准等。

五、卫生法的制定和实施

（一）卫生法的制定

卫生法的制定即卫生立法，是指有权制定卫生法的国家机关依照法定职权与程序制定、修改和废止卫生法律和其他规范性卫生法律文件的活动。这一概念包括三个方面：一是卫生法的制定既包括国家最高权力机关及其常设机关制定卫生基本法和卫生法律的活动，也包括国务院所属卫生行政机关以及地方权力机关和地方政府制定卫生行政法规、卫生行政规章和其他规范性卫生法律文件的活动；二是卫生法的制定不仅指有权制定卫生法的国家机关依法创建新法，还包括有权制定卫生法的国家机关对旧法的废除和修改；三是卫生法的制定是指有权制定卫生法的国家机关专门的活动，其他任何单位和个人无权制定卫生法，而且有权的国家机关还必须依照法定的程序制定卫生法，否则其立法活动也是无效的。

（二）卫生法的实施

卫生法的实施是指卫生法律规范在社会现实生活中的具体运用和实现。

我国卫生法实施的方式有两种，即卫生法的适用和卫生法的遵守。卫生法的适用是指国家专门机关、组织及其工作人员根据法定的职权和程序，将卫生法律规范运用于具体的人或事的专门活动。按照适用卫生法的国家机关、组织及其工作人员的不同，卫生法的适用又可分为卫生行政执法和卫生司法。卫生法的遵守即卫生守法，是指一切单位和个人严格依照卫生法律规定去从事各种事务和行为的活动。

卫生行政执法简称卫生执法，是指我国卫生行政执法主体依照卫生法律、法规处理具体卫生行政事务的活动。卫生行政执法主体是指有资格成为卫生行政执法权行使者的单位及其工作人员。

1. 我国卫生行政执法主体　我国卫生行政执法主体有三种：①行政机关，行政机关成为卫生执法主体必须具有外部卫生行政管理职权，并依法取得有关的卫生行政执法权，在法定职权范围内从事执法工作。我国卫生行政机关主要有各级卫生行政机关、药品监督管理机关、计划生育管理机关、国境卫生检疫机关。②法律法规授权组织，被授予执法权的组织必须是依法成立的，具有管理公共事务的职能，具有熟悉有关卫生法律、法规和业务的人员，具有相应的检查、鉴定能力并能独立承担法律责任的组织。我国行政执法中的法律、法规授权组织主要是各级卫生防疫机构。③受委托组织，是指受卫生行政执法机关委托，承担具体卫生执法任务的组织。在我国卫生执法实践中，卫生行政执法主体中的受委托组织主要是县级以上各级卫生防疫机构和近年来在各地相继建立的公共监督所、职业卫生监督等组织。

2. 卫生行政执法的方式　具体的卫生行政执法行为有以下几种主要方式：①卫生许可行为，指卫生行政执法主体根据管理相对人的申请，依法准许相对人从事某种生产经营或者服务活动的行为。②卫生行政处理，是卫生行政执法主体依职权对涉及相对人权益的卫生行政事务进行处理或裁定的一种具体行政行为，如对医疗事故的行政处理。③卫生行政处罚，是卫生行政执法主体在职权范围内对违反卫生法律、法规、规章的管理相对人，依照法律规定的种类、幅度和程序实施行政制裁的行政执法行为。④卫生监督检查，是卫生行政执法主体对管理相对人是否遵守有关卫生法律、法规、规章规定进行观察、了解和调查的执法活动。⑤卫生行政控制措施，主要指卫生行政机关及其工作人员对已经危害人群健康和社会利益的行为、物品以及特定人或场所，依法采取的一种紧急控制措施。如对疫区实行封锁。

六、卫生违法及其法律责任

（一）卫生违法的定义

卫生违法是指具有法定责任能力的组织或个人违反卫生法律规范，破坏社会公共卫生秩序和卫生关系的行为。

（二）卫生违法的构成

1. 卫生违法必须是违反卫生法律规范的行为　违反卫生法律规范的行为分为作为和不作为，作为是行为人实施卫生法禁止的行为；不作为是行为人不去实施卫生法要求其必须实施的行为。

构成卫生违法的行为必须是客观存在的，如果仅仅是内在的心理活动，没有转化为外在的行为，没有对外界产生危害后果，就不构成违法。

2. 卫生违法的主体必须是具有法定责任能力的公民、法人或其他社会组织　公民的责任能力主要考虑其年龄和精神状况，没有达到法定年龄的幼儿和不能正确理解和控制自己行为的精神病患者违反卫生法律规范时，不构成卫生违法。

3. 卫生违法的行为人主观上必须有过错，包括故意和过失　知道自己的行为会发生危害社会的后果，却仍采取此行为，导致危害后果，属于故意违法；因疏忽大意，应当预见危害后果而没有预见或虽然预见了危害后果可能发生，但轻信可以避免，最终导致危害后果的发生，属于过失违法。

（三）卫生违法的法律责任

根据行为人违反卫生法律规范的性质和对社会危害程度的大小，其所承担的法律责任也不同，可分为行政责任、民事责任和刑事责任。

1. 行政责任　行政责任是指行为人实施了违反卫生法的行为，破坏了卫生行政管理秩序，但尚未构成犯罪时所应承担的法律责任。包括要求卫生行政管理方撤销违法行为、履行职务或行政赔偿，以及对公民、法人或其他社会组织的行政处罚和行政处分。

2. 民事责任　民事责任是指行为人违反了民事义务所必须承担的法律责任。根据责任内容分财产责任和非财产责任；根据责任发生的原因，分为违反合同的民事责任和侵权的民事责任。

3. 刑事责任　刑事责任是指行为人的卫生行为构成犯罪时所承担的、由代表国家的司法机关依照刑事法所判定的法律责任。

七、卫生执法的法律救济

（一）卫生执法的法律救济概念

卫生执法的法律救济是指公民、法人或其他社会组织认为卫生执法行为使得自己合法权益受到损害，请求司法机关和其他国家机关给予补救的法律制度。卫生执法的法律救济包括行政复议与行政诉讼。

（二）卫生行政复议

卫生行政复议是指公民、法人或其他社会组织对卫生行政机关实施的卫生执法行为不服，依法向做出该执法行为的上一级卫生行政机关或人民政府提出申请，复议受理机关根据申请，依法对原卫生行政机关的卫生执法行为予以复查并做出裁决的法律制度。

（三）卫生行政诉讼

1. 卫生行政诉讼的概念　卫生行政诉讼是指人民法院通过司法审判工作，处理卫生行政案件，解决卫生行政纠纷的活动。是对卫生行政机关的具体行政行为进行外部监督的一种形式。

2. 卫生行政诉讼的程序

（1）卫生行政诉讼的起诉和受理：起诉是指公民、法人或其他组织，认为卫生行政机关的具体行为侵犯其合法权益，请求人民法院给予法律保护的诉讼行为。受理是指人民法院对公民、法人或其他组织提起的卫生行政诉讼请求进行初步审查，决定是否立案受理的活动。

（2）卫生行政诉讼案件的审理和判决：我国行政诉讼实行两审终审制。如果当事人不服一审人民法院裁判的，可以上诉。第二审法院的裁判是终审裁判，当事人如不服可以申诉，但二审裁判必须执行。卫生行政诉讼案件审判组织一般为合议制，开庭审理除涉及国家秘密和个人隐私外，一般实行公开审理，同合议庭进行法庭调查和双方当事人（代理人）辩论，在辩论终结后依法裁判。

（3）卫生行政诉讼案件的执行：执行是指当事人拒不履行已经发生法律效力的人民法院的判决、裁定和卫生行政机关的行政处理决定所确定的义务时，人民法院或者卫生行政机关，根据已经生效的法律文书，按照法定程序，迫使当事人履行义务，保证实现法律文书内容的诉讼活动。

3. 证据和举证责任

（1）证据的概念和种类：证据是指能够证明案件真实情况的一切事实。根据行政诉讼的规定，行政诉讼的证据有 7 种：①书证。书证是指以记载或表达某些情况并以内容或涵义来证明案件事实的文字、符号、图画等材料。②物证。物证是以其客观存在的形状、性质、规格等来证明案件事实的物品或痕迹。③视听资料。视听资料是指录音、录像放出声音、图像和电子计算机储存的资料来证明案件的事实。④证人证言。证人证言是指了解案件有关情况的非利害关系人关于案件事实的陈述。⑤当事人的陈述。当事人陈述是指当事人在诉讼中向人民法院所作的关于案件事实情况的叙述和承认。⑥鉴定结论。鉴定结论是指鉴定人运用自己的专业知识和技能，根据所提供的案件事实材料，对需要鉴定的专业性问题进行分析、鉴定后得出的结论。⑦勘验笔录、现场笔录。勘验笔录是指卫生行政机关的监督人员或人民法院的审判人员对现场或物品进行勘查、检验、测量、绘画、拍照，并就情况和结果制作的笔录。现场笔录是指卫生监督员进行当场处罚或其他紧急处理时作的笔录。

（2）举证责任：卫生行政诉讼的举证责任是卫生行政机关对其所做出的卫生监督行为，应当举出证据和规范性文件加以说明，如果提不出证据和规范性文件，或提出的证据不具有可采性，将承担败诉的后果。卫生行政诉讼的举证责任有两个特征：一是举证责任倒置原则，卫生管理相对人对于管理方做出的处理不可能全面了解，且由于管理体制方面的原因，无法收取到证据。而卫生行政机关比公民、法人和其他组织的举证责任能力强，卫生行政机关有权收集和调查取证，被告承担举证责任更有利于查清案件真实情况。②诉讼举证责任的内涵不限于事实根据，而且还包括卫生行政机关提出卫生监督行为的法律、法规及规范性文件根据。

（四）卫生行政复议和卫生行政诉讼的受理范围

1. 行政复议法和诉讼法规定，公民、法人或其他社会组织对拘留、罚款、吊销许可证和执照、责令停产停业、没收财物等行政处罚不服的，可以向复议机关申请复议或向人民法院提起诉讼。

2. 行政复议法和诉讼法规定，相对人对行政管理机关采取的强制隔离、查封、扣押、封存财产等强制措施不服，可申请行政复议或行政诉讼。

3. 卫生行政机关要求相对人履行义务时，需有法律依据，并按照法定的程序进行。如行政机关违法要求相对人履行义务，相对人认为依法不应履行该项义务时，可以申请行政复议或行政诉讼。

4. 认为符合法定条件申请行政机关颁发许可证和执照，卫生行政机关拒绝颁发或不予答复时，可申请复议或诉讼。

5. 申请卫生行政机关履行保护人身权、财产权的法定责任而卫生行政机关拒绝履行和不予答复时，可申请复议或诉讼。

第二节 医 疗 纠 纷

一、医疗纠纷的概念

由于我国立法理论研究的滞后，对医疗纠纷的内涵和外延如何界定，尚无定论。乔世明所著的《医疗纠纷与法律责任》一书中的定义为："医疗纠纷是指病人或家属与医疗服务机构之间，因对诊疗护理过程中发生的不良后果及其产生的原因认识不一致而导致的分歧和争议。主要表现在双方对这一事件是否应被认定为医疗事故，医疗服务机构是否应承担法律责任有不同的看法。"而梁华仁教授所著的《医疗事故的认定与法律处理》一书认为："医疗纠纷是指由于病人及其家属与医疗单位双方对诊疗护理过程中发生的不良后果及其产生的原因认识不一致，而向司法机关或卫生行政部门提出控告所引起的纠纷。"

二、医疗纠纷的特征

1. 医疗纠纷的主体是患方和医方 在此，"患方"不仅指有病的人，也包括无病接受体检的人，即指所有接受诊疗护理服务的人，同时也包括其家属。医方指医疗单位及其医护人员。医疗单位是指依法登记并取得执业许可证的医疗机构。医护人员是在医疗机构工作的管理者、医生、护士等从业人员。如果患者到无执业许可证的机构看病或未到医疗机构就诊而找熟悉的医生看病，此时出现的纠纷就不是医疗纠纷，而是普通的民事纠纷。

2. 医疗纠纷的客体是人身权和财产权 医疗纠纷主体双方权利义务首先指向的是患者的生命权和健康权，另外医疗服务是一种有偿服务，双方都有权主张自己的财产权。

3. 纠纷发生在医方为患方提供诊疗护理服务的过程中，内容围绕诊疗护理服务关系的争执而展开 诊疗护理服务范围较大，求诊从挂号开始接受服务，到检验、诊断、用药，经过多个环节，只要其中一个环节不畅，都可酿成纠纷。近年来，药品市场竞争激烈，因药品质量引起的医疗纠纷日益上升，药品的采购、自行配制、保管、使用的过程无疑是诊疗护理服务的重要组成部分。

4. 医疗纠纷的表现形式和原因多种多样 由于诊疗护理活动的复杂性以及服务对象生理、心理、社会因素的复杂性决定了医疗纠纷的复杂性。

三、医疗纠纷的种类

（一）医源性医疗纠纷

医源性纠纷是指主要由医务人员方面的原因引起的纠纷。分医疗过失纠纷和非医疗过失纠纷。

1. 医疗过失纠纷 医疗过失纠纷是指由于医护人员在诊疗护理中的过失行为而造成病人不同程度的机体损伤，并由此产生的医疗纠纷。根据对病人造成损伤的程度，可将医疗过失纠纷分为医疗事故和医疗差错。医疗事故将在下一部分详细介绍。医疗差错与医疗事故的根本区别在于给病人造成的损害程度不同。医疗差错虽有诊疗护理错误，但未造成病人死亡、残废、功能障碍。医疗差错又可分为严重差错和一般差错。

严重医疗差错是指在诊疗护理工作中，因医务人员的诊疗护理过失，给病人身体健康造成了一定的损害，增加痛苦，延长治疗时间，扩大费用支出但未造成其他不良后果。

一般医疗差错是指在诊疗护理工作中，医务人员虽有过失行为，但尚未给病人的身体健康造成损害，无任何不良后果。

2. 非医疗过失纠纷　非医疗过失纠纷包括两种情形：

（1）无医疗过失引起的纠纷：最常见的是医疗意外和并发症，这种情形依法不构成医疗事故，也不能成为医疗差错。

（2）医疗以外的原因引起的纠纷：该行为虽然发生在诊疗护理服务的过程中，但与诊疗护理服务本身无关，却引起了对诊疗护理服务的争议。这种情况多数是医患双方沟通和理解上存在问题。

医务人员在诊疗护理过程中态度冷漠，话语生硬，如果恰逢医疗中有意外发生，会激起病人或家属的不满，并由此引起纠纷。有时由于不同医院或不同医生对某一疾病人认识不同，当病人在不同医院或不同医生处就诊时，医务人员说话不慎会引起医疗纠纷。在实践中，还有病人或家属对医务人员不经意说的话误解，从而引发医疗纠纷。如某医院在用高压氧舱抢救一名煤气中毒的病人时，一护士脱口而出："哎呀！氧舱坏了！"实际上是好的，是由于该护士刚开始工作，氧舱操作不熟。这句话被家属听到，且病人因中毒太深，脑组织长时间缺氧而抢救无效死亡。家属抓住这句话要求医院赔偿，纠纷持续了2年，最终以医院让步而结束。类似的话语还有："这手术是哪个医院做的，现在让我们怎么办？""怎么不早转院，现在太晚了！""初诊医院诊断错了！"等等。当病人或家属听到这样的话语，极易引起怀疑和误解，如果恰好赶上医疗意外，就很容易引起医疗纠纷。

（二）非医源性医疗纠纷

非医源性医疗纠纷多是由于病人或家属缺乏医学常识，或对医院规章制度不了解、理解不准确引起的。

四、医疗事故

（一）医疗事故的概念

1987年6月国务院发布了《医疗事故处理办法》，其中第二条对医疗事故的表述是："医疗事故指在诊疗护理工作中，因医务人员的诊疗或护理过失，直接造成病人死亡、残废、组织器官损伤，导致功能障碍的。"经过十多年的实践，暴露了这一定义的缺陷，争议的焦点是"医疗事故是后果还是行为"。为了更好地维护人们的生命和健康权，有效地预防和减少医疗事故，2002年4月4日国务院公布了《医疗事故处理条例》（见附录二），于2002年9月1日起实施。在新条例第二条规定："医疗事故是指医疗机构及其医务人员在医疗活动中，违反医疗卫生管理法律、行政法规、部门规章和诊疗护理规范、常规，过失造成患者人身损害的事故。"

（二）医疗事故的特征

1. 医疗事故的责任主体必须是医疗机构及其医务人员　根据 1994 年 2 月国务院发布的《医疗机构管理条例》规定，医疗机构必须是取得了卫生行政部门《医疗机构执业许可证》的机构。既包括大型综合医院，也包括依法设立的个体门诊。医务人员指依法取得执业资格并在医疗机构中执业的医疗卫生专业技术人员。包括医疗防疫人员、药剂人员、护理人员及其他各类医疗卫生技术人员（包括检验、理疗、放射等技术人员）。

那些未经卫生行政部门批准，未取得执业许可或执业资格的机构或个人，私自开业非法行医，在诊疗护理过程中造成病人死亡、残废、功能障碍等不良后果的，就不属于医疗事故，应依法追究刑事责任。

2. 主观上必须有过失，主要表现为不负责任，违反操作规程等　过失是指行为人实施某种行为时与故意相对立的一种主观心理状态。如果医务人员故意造成病人死亡、残废等不良后果，就不再是医疗事故而是故意杀人或故意伤害。而医疗事故的行为人在实施诊疗行为时心理状态只能是过失，包括疏忽大意的过失和过于自信的过失两种。疏忽大意的过失是指在诊疗护理过程中，根据行为人的职责要求，应当预见和可以预见自己的行为可能造成病人的危害后果，因疏忽大意而未能预见到，致使伤害后果的发生。常见表现为不执行或不正确执行规章制度，对病人漫不经心或擅离职守等。过于自信的过失是指行为人虽能预见自己的行为会造成病人的危害后果，但轻信自己的技术、经验，或心存侥幸心理，从而导致病人危害后果的发生。

3. 必须对病人造成危害后果　医务人员在过失下对病人造成了实际的人身损害，才能认定医疗事故。如果医务人员虽有主观上的过失，但未给病人造成实际的人身损害后果，就不能认定为医疗事故。在医疗实践中人身损害的后果包括死亡、伤残、组织器官功能障碍，或虽没有功能性伤害，但给病人造成了肉体、精神上的痛苦。

4. 过失行为和危害后果之间必须是直接的因果关系　在医疗护理的实践中，病人的危害后果往往由多种原因引起的，医务人员的过失行为是否是引起病人不良危害后果的直接原因，是鉴定该事件是否是医疗事故的关键。只有过失行为与危害后果之间有直接的因果关系，才能鉴定为医疗事故并追究医疗机构和医务人员的法律责任。

（三）不属于医疗事故的情形

依法律规定，在诊疗护理工作中，具有下列情形之一的，不属于医疗事故：

1. 在紧急情况下为抢救危重患者生命而采取紧急医学措施造成不良后果　执业医师法中规定对危急患者，医师应当采取紧急措施进行诊治。在紧急情况下，医务人员为了抢救病人的生命，只要采取的抢救措施得当，不存在明显的过错，即使对病人造成了人身损害，也不属于医疗事故，医务人员不承担任何法律责任。如在紧急不得已的情况下，为了保全病人的生命，对其实行截肢或部分器官的切除等措施，此事件就不属于医疗事故。

2. 在医疗活动中由于患者病情异常或病人体质特殊而发生医疗意外　医疗意外是指在诊疗护理过程中，由于病人病情或体质特殊而发生难以预料和防范的不良后果。医疗意外与疏忽大意的过失虽然都是对危害的后果没有预料，但两者是有差异的，其主要区别在于：疏忽大意的过失是行为人应当可以预见却没有预见；而医疗意外是医务人员对危害后果的发生不能预见或难以预见。因此，医疗意外的发生并不是医务人员的过失行为所致，而完全是由于病人的病情和体质特殊，医务人员对其不可能预料也无法避免。在实践中病人及其家属对突然发生的医疗意外不能理解，对突发的不良后果无法接受，所以经常认为是由于医务人员的过失导致的，并由此产生医疗纠纷。

3. 在现有医学科学技术条件下，发生无法预料或者不能防范的不良后果　医学科学技术是不断发展、不断进步的，在任何年代，即使是科技高度发展的今天，也有医学技术不能认识、不能解决的问题，这就是医疗行为的局限性。另外，医学技术要发展，必然要有实践、探索的过程，任何新的医疗技术都需实践的检验，并不断修改、更新，在此过程中，就存在着医疗行为的风险性。由于医疗行为的局限性和风险性，决定了医疗行为不可避免地会给病人带来一定的人身伤害，而这是由于医学技术发展的限制，不是医务人员的责任。

4. 无过错输血感染造成不良后果　对于输血过程中或输血后出现的输血感染等不良后果，医务人员只要严格按照输血的操作规程进行，对血型、血液的包装及血液的外观等进行了严格的检查，就不承担医疗事故的责任。目前我国医疗机构使用的血液是由血站供给，采血过程及血液的保存由血站负责，由于血站在采血及保存环节上出了问题，或由于现有技术水平的原因，在血液检验方面没有检测到潜在的感染源，由此造成血源感染，不属于医疗事故。

5. 因患方原因延误诊疗导致不良后果　在医疗实践中，经常会遇到有些病人或家属由于各种原因，不如实主动地向医务人员说明病情、病史，或不遵医嘱服药，不按时接受必要的检查，这样使得医务人员不能及时了解病人的真实情况，在意外情况发生时，不能准确地找到真正的原因，因而影响了抢救和合理的治疗。在这种情况下出现的不良医疗后果，不能由医务人员承担责任，这类事件也不能认定为医疗事故。

6. 因不可抗力造成不良后果　不可抗力是指不能预见、不能避免并不能克服的客观情况，是独立于行为人的行为之外，不受行为人意志所支配的客观情况，如地震、洪水、战争等。由不可抗力造成病人的人身损害后果，与医务人员的行为没有任何因果关系，所以不构成医疗事故，也不由医务人员承担法律责任。

（四）医疗事故的分类

1. 责任事故　责任事故指医务人员因违反规章制度、诊疗护理常规等失职行为所致的事故。常见的失职行为有：对危急重病人拒收拒治，或未进行检查或处理，将其转科或转院，因而延误诊治机，造成不良后果；医务人员违反规章制度或操作规程；工作态度不端正，粗心大意，不认真查对等等。

2. 技术事故　技术事故是指医务人员因技术过失所造成的事故。医务人员在对病人的诊治过程中，并未违反规章制度和操作规程，从医务人员角度很想将病人的病治好，但由于医务人员的知识和技术水平有限，仍发生了诊疗、护理上的技术过失，给病人造成了人身损害，这类事故属于技术事故。技术事故常表现为：①病人病情复杂，就医务人员现有的技术水平及医疗机构现有的设备，难以确诊，因而治疗不够得当，使得病人产生不良后果。②病人已被确诊，但治疗水平有限，因而导致病人病情恶化，产生不良后果。③手术水平不高，对组织分辨不清，伤及其他脏器，引起不良后果。④对手术病人出现的并发症识别有误，治疗和抢救工作不能及时跟上，造成不良后果。

认定是否为技术事故时，鉴定人根据其所在岗位应具备的条件与其实际从事的医疗护理工作是否相适应来确定。如根据某医务人员的学历、职称、所在岗位等情况，应当具备从事某医疗护理工作的技术要求，在事故之前，其对从事的医疗护理工作应当胜任，但实际上不胜任，并由此造成了对病人的人身损害属于技术事故。

在实践中责任事故和技术事故往往交叉存在，很难严格区分，需要根据其在事故中所占的分量来确定。以违反规章制度、诊疗护理常规等失职行为为主要原因所致的事故，属于责任事故；以医务人员技术水平有限为主要原因所致的事故属于技术事故。就对病人的民事赔偿来讲，划分责任事故和技术事故无太大意义，但对确定医务人员的行政责任却有意义。对认定技术事故的人或免除或减轻行政责任，这样有利于医务人员的创新，有利于医疗技术水平的发展。而对于责任事故的当事人则要严肃查处。

（五）医疗事故的等级

根据《医疗事故处理条例》和《医疗事故的分级标准（试行）》的规定，以及对患者受损害的程度，将医疗事故分为4个等级：

1. 一级医疗事故 一级医疗事故是指造成患者死亡、重度残废的医疗事故。一级医疗事故又分为甲、乙两级。一级甲等医疗事故是指造成患者死亡；一级乙等医疗事故是指造成患者重要器官缺失或功能完全丧失，其他器官不能代偿，存在特殊医疗依赖，生活完全不能自理。如植物人状态等。

2. 二级医疗事故 二级医疗事故是指造成患者中度残废、器官组织损害导致严重功能障碍的。根据对患者的损害程度，又可将其分为甲、乙、丙、丁四个等级。

3. 三级医疗事故 三级医疗事故是指造成患者轻度残废、器官组织损伤一般功能障碍的。它又可分为甲、乙、丙、丁、戊五个等级。

4. 四级医疗事故 四级医疗事故是指造成患者明显人身损害的其他后果的。四级医疗事故对患者的人身损害较前三级医疗事故程度轻，如组织器官轻度损伤等。四级医疗事故相当于原《医疗事故处理办法》中的医疗差错。

（六）医疗事故的法律责任

1. 行政责任 卫生行政部门依照《医疗事故处理条例》和相关的法律、行政法规、部门规章的规定，对发生医疗事故的医疗机构和医务人员做出行政处理。包括行政处罚和行政处分。行政处罚是由行政机关对实施违法行为的直接责任者所作的具有惩戒性质的行政行为。一般包括：警告、罚款、没收违法所得、责令停产停业、暂扣或者吊销许可证或执照、行政拘留等形式。行政处分是由国家行政机关或者其他组织依照行政隶属关系，对违法失职的国家公务员或者所属人员所实施的惩戒措施，包括警告、记过、记大过、降级、撤职和开除等。

2. 民事责任 医疗事故的民事责任多以经济赔偿为主，发生医疗事故的民事赔偿争议，医患双方可以协商解决；不愿意协商或协商不成的，当事人可以向卫生行政部门提出调解申请，也可以直接向人民法院提起民事诉讼。在确定医疗事故具体赔偿数额时，应考虑以下因素：①医疗事故的等级。②医疗过失行为在医疗事故损害后果中的责任程度。③医疗事故损害后果与患者原有疾病状况之间的关系。④不属于医疗事故的，医疗机构不承担赔偿责任。

3. 刑事责任 1997 年 10 月 1 日颁布了新的《刑法》，《刑法》中第三百三十五条规定，医疗事故罪是指医务人员由于严重不负责任，造成就诊人死亡或者严重损害就诊人身体健康的行为。对构成医疗事故罪的医务人员判处 3 年以下有期徒刑或拘役。对于卫生行政部门的工作人员在处理医疗事故过程中违反规定，利用职务之便收受贿赂、滥用职权、玩忽职守等违法行为，造成严重后果的，依照刑法规定，追究其刑事责任。

五、医疗纠纷的鉴定

（一）医疗纠纷鉴定的相关概念

鉴定是指鉴定人受司法机关委托或委托人的委托运用专业知识和技能，依法对某些专门性问题做出鉴别和判定的活动。医疗纠纷处理中的鉴定是指鉴定人受人民法院、行政主管部门、当事人或代理人的委托，运用专门知识或技能，依法对医患双方争议的某些专门性问题做出鉴别与判定的活动。

医疗事故鉴定是指医疗事故鉴定组织（医学会组织的专家组）受司法机关、行政机关或者当事人委托独立地对医患双方所争议的诊疗护理行为是否存在过错，是否给患者造成不良的人身损害后果，是否构成医疗事故等专门性问题进行鉴别和判定的专业活动。从概念上可看出，医疗事故鉴定是医疗纠纷鉴定中的一种。

（二）医疗纠纷中鉴定的类型

1. 根据鉴定所采用的知识门类，分为医学鉴定和非医学鉴定 医学鉴定是指鉴定人运用医学专业知识，对医患双方当事人所争议的有关医学科学问题所作的鉴定。包括了有关医学问题的法医鉴定、医疗事故鉴定。非医学鉴定是鉴定人运用医学知识以外的专业知识和技术，对医患双方争议的非医学的专门性问题所作的鉴定。在医疗纠纷处理中非医学鉴定主要是对各种证据的真伪所作的鉴定。

2. 根据鉴定人的身份，分为法医鉴定和非法医鉴定 法医鉴定是法医受当事人或人民法院的委托，运用法医学专业知识和技能对医疗纠纷中某些专业性问题做出的鉴别和判定。非法医鉴定是指除法医以外的专业人员作为鉴定人，运用其专业知识和技能对医患纠纷中某些专门性问题做出鉴别和判定。例如医疗事故技术鉴定、药品、医疗器械的质量鉴定、文字材料真伪的鉴定等。

3. 根据委托人的法律地位不同，分为司法鉴定和非司法鉴定 司法鉴定是指由司法机关指派或委托鉴定机构运用专门知识和技能对医疗纠纷中的某些专门性问题所作的鉴别和认定。非司法鉴定是指当事人或行政机关、社会组织委托法定鉴定机构对医疗纠纷中某些专业性问题所作的鉴别和认定。

（三）医疗纠纷处理中的鉴定机构

医疗纠纷处理中的司法鉴定机构分为二类。第一类是由医学会组织的医疗事故专家鉴定组。第二类是司法机关内设并面向社会开放的有偿服务鉴定机构，还有相关行政机关、社会团体、法学教研单位设立的面向社会开放的有偿服务鉴定机构。

六、医疗纠纷的诉讼

（一）医疗纠纷诉讼的概念

医疗纠纷的诉讼是指医患纠纷当事人在人民法院的主持下和其他诉讼参与人的配合下为解决医患纠纷依照法定诉讼程序所进行的全部活动。

（二）构成医疗纠纷诉讼的要素

1. 医疗纠纷当事人 是因自己的医疗服务上的权利义务关系与他人发生纠纷，以自己的名义参加诉讼，并受人民法院裁判约束的利害关系人。狭义的当事人指原告和被告。广义的医疗纠纷诉讼的当事人是与诉讼标的有直接或间接利害关系的人，即与发生争议并请求人民法院裁判的医疗关系存在直接或间接关系的人。

2. 医疗纠纷诉讼的标的 是指医患双方所发生的争议，并要求人民法院做出裁判的法律关系。如医疗服务合同的内容是否明确、医疗服务行为是否恰当等。

3. 医疗纠纷诉讼的理由 是指当事人提起医患诉讼的事实依据。诉讼的理由分为事实上的理由和法律上的理由。事实上的理由是患方或医方提起对方违约或过失的事实。法律上的理由是指医患诉讼当事人在提起诉讼和诉讼活动中必须说明对方违约或侵权行为是违反相关法律规定的违法行为，从而证明自己主张的合理性，法院应予保护等理由。

第三节 护理立法

护理法是指国家、地方以及专业团体等颁布的有关护理教育和护理服务的一切法律、法规。护理法中确立了护理的概念、独立性、教育制度、教学内容、教师的资格、考试及注册制度、护士的执业及行政处分原则等等。护理法的制定一般受国家宪法的制约。由于护理法具有法规的性质，所以各项内容均属于强制性指令，对护理工作有约束、监督和指导的作用，每位护理人员都必须在护理法所规定的范围内发挥作用。

一、护理立法概况

护理立法始于 20 世纪初。1919 年英国率先颁布了本国的护理法——英国护理法。1921 年荷兰颁布了护理法。1947 年国际护士会发表了一系列有关护理立法的专著。1953 年世界卫生组织发表了第一份有关护理立法的研究报告。1968 年国际护士会特别成立了一个专家委员会，制定了护理立法史上划时代的文件——"系统制定护理法规的参考指导大纲（Apropos guide for formulating nursing legislation）"，为各国护理法必须涉及的内容提供了权威性的指导。世界卫生组织 1984 年的调查报告显示，欧美 18 国、亚太地区 12 国、中东 20 国、东南亚 10 国及非洲 16 国都制定了相应的护理法。

我国卫生部在原《中华人民共和国护士法（草案）》的基础上，于 1993 年 3 月 26 日发布了《中华人民共和国护士管理办法》（见本章附一）。

二、护理立法的目的和意义

（一）为护理人员提供最大限度保护和支持

通过护理立法，使护理人员的地位、作用和职责范围有了法律依据，护士在行使护理工作的权利、义务、职责时，可最大限度地受到法律的保护、国家的支持、人民的尊重，任何人都不可随意侵犯和剥夺。

（二）引导护理教育和护理服务逐步规范化、专业化

护理法为护理人才的培养和护理活动的展开制定了一系列基本标准。这些标准的颁布实施，使繁杂的各种制度、松紧不一的评价标准都统一在这具有权威性的指导纲领之下，使护理教育与护理服务逐步纳入标准化、科学化的轨道，使护理质量得到可靠的保证。

（三）促进护理人员接受继续教育

护理法规的护理资格认可条例、护理行为规范等都是必须遵守的。每个护理人员都要按条例、规范要求自己，并在符合规定的条件下才能获得相应的资格。美国的护理法明确规定国家认可的合格护士执业执照，有效期仅为一年，护士必须每年接受一定继续教育课程，每年参加国家资格考试，更换一次新的执照；同时也规定护理人员必须不断更新知识和技能。我国在《中华人民共和国护士管理办法》中也规定，凡护士取得《中华人民共和国护士执业证书》后每两年必须按规定条款进行再注册，大多数省、直辖市还规定每年必须取得一定的继续教育学分方可给予注册；中断注册五年以上者，必须按省卫生厅等有关行政部门的规定参加临床实践三个月，并向注册机关提交有关证明方可再次注册。这就从法律、制度上保证了护理人员必须不断接受继续护理学教育的权利与义务，使其在知识和技能上持续不断地学习和提高，对于护理质量的保证、护理专业的发展具有深远意义。

三、护理法的种类

不同的护理法规有不同的内容或程序，以及有不同的制定和颁布者。各国现行的护理法规，基本上可以分为以下几大类。

1. 是国家主管部门通过立法机构制定的法律法令。可以是国家卫生法的一个部分，也可以是根据国家卫生基本法制定的护理专业法。

2. 是根据卫生法，由政府或地方主管当局制定的法规。

3. 是政府授权各专业团体自行制定的有关会员资格的认可标准和护理实践的规定、章程、条例等。

四、护理法的基本内容

（一）总纲

总纲部分阐明护理法的法律地位、护理立法的基本目标、立法程序的规定，护理的定义、护理工作的宗旨与人类健康的关系及其社会价值等。

（二）护理教育

护理教育部分，包括教育种类、教育宗旨、专业设置、编制标准、审批程序、注册和取消注册的标准和程序等，也包括对要求入学的护生的条件、护校学制、课程设置，乃至课时安排计划，考试程序以及护校一整套科学评估的规定等。

（三）护士注册

护士注册部分，包括有关注册种类、注册机构、本国或非本国护理人员申请注册的标准和程序，授予从事护理服务的资格或准予注册的标准等。

（四）护理服务

护理服务部分，包括护理人员的分类命名，各类护理人员的职责范围、权利义务、管理系统以及各项专业工作规范、各类护理人员应达标准的专业能力、护理服务的伦理学问题等，还包括对违反这些规定的护理人员进行处理的程序和标准等。

五、护理工作中潜在的法律问题

随着法制的健全，人们法制观念日益增强，医疗护理工作中碰到的纠纷与法律问题越来越多。每个合格的护理人员不仅应该熟知国家法律条文，而且更应明白在自己实际工作中与法律有关的潜在性问题，以便自觉地遵纪守法，必要时保护自己的一切合法权益，维护法律的尊严。这些潜在性问题中，常见的有：

（一）侵权行为

侵权是指侵害了国家、集体或侵害了他人财产及人身权利，包括生命权、隐私权、名誉权、知识产权等。例如：护理人员与病人的接触比其他医务人员更为密切，护理卧床病人时，在获得其高度信任的基础上，卧床病人常常会要求护士代为书写或阅读信件，但书信往来属个人隐私，护理人员不得随意谈论信中内容，如未经病人同意与任何第三者谈及或讨论信中内容，均被视为侵犯病人的隐私权，属于侵权行为。但在医院中，有时为了检查和治疗的需要，在一定的时间范围内要限制病人的饮水、进食或活动等，不属于侵权，但护士应对病人做好解释工作，求得病人理解。

（二）疏忽大意的过失与玩忽职守罪

疏忽大意的过失是指行为人应当预见自己的行为可能发生危害社会的后果，但因为疏忽大意而没有预见，以致发生危害社会的后果。玩忽职守罪是指国家工作人员严重不负责任，以致公共财产、国家和人民利益遭受重大损失的行为。例如，护士因疏忽大意而错给一位未做过青霉素皮试的病人注射了青霉素，若该病人幸好对青霉素不过敏，那么，该护士只是犯了失职过错，构成一般护理差错。假若该病人恰恰对青霉素过敏，引起过敏性休克致死，则需追究该护士法律责任，属于玩忽职守罪。如果护理人员在工作中因马虎而发生差错，例如忘记发药等，给病人带来一定程度的损失和痛苦，但并不严重，属于失职，不属于犯罪。

（三）临床护理记录

临床护理记录，它们不仅是检查衡量护理质量的重要资料，也是医生观察诊疗效果、调整治疗方案的重要依据。书写临床护理记录时，应及时准确无误、完整，其中包括体温单、执行医嘱的记录、病人的监护记录、护理病历、护理计划等。临床护理记录具有重要的法律意义，不认真记录，或漏记、错记等均可能导致误诊、误治，引起医疗纠纷。临床护理记录在法律上的重要性还表现在记录本身也能成为法庭上的证据，如若与病人发生了医疗纠纷或与某刑事犯罪有关，完整、可靠的护理记录可提供当时诊治的真实经过，此时则成为判断医疗纠纷性质的重要依据，或成为侦破某刑事案件的重要线索。如果护理记录被丢失、涂改、隐匿、伪造或销毁，都是违法行为。因此，在诉讼之前不得对原始记录进行添删或随意篡改。

（四）处理和执行医嘱

医嘱通常是护理人员对病人施行护理诊断和护理措施的依据。在执行医嘱时，护士应熟悉各项医疗护理常规、各种药物的作用、副作用及使用方法。一般情况下，护士拿到医嘱后，应一丝不苟地仔细查对，确保无误后，应准确及时地加以执行。随意篡改或无故不执行医嘱，或由于工作疏忽，将医嘱中的药物剂量、名称、用药途径看错等都属于违规行为。但如发现医嘱有明显的错误，护理人员有权拒绝执行，并向医生提出质疑和申辩。反之，若明知该医嘱可能给病人造成损害，酿成严重后果，仍照旧执行，护理人员将与医生共同承担所引起的法律责任。如某医生的医嘱为25%硫酸镁100毫升静脉注射，一日两次。按照用药常规，应是2.5%的硫酸镁。护士未发现其中的错误，给病人注射了25%的硫酸镁，结果药液未注射完，患者就出现了颜面苍白，脉搏变缓，心跳呼吸停止而死亡，那么，护士与医生共同承担法律责任。

护士在执行医嘱时还应注意以下几点：

1. 如果病人对医嘱提出质疑，护士应核实医嘱的准确性。

2. 如果病人病情发生变化，应及时通知医生，并根据自己的专业知识及临床经验判断是否应暂停医嘱，并立即与医生协商决定。

3. 慎对口头医嘱。一般不执行口头或电话医嘱。在急诊等特殊情况下，必须执行口头医嘱时，护士应向医生重复一遍医嘱，确保无误后方可执行。之后应尽快记录医嘱时间、内容、病人当时的情况等，并请医生及时补上书面医嘱。

（五）入院与出院

护士接收病人入院的唯一标准是病人的病情需要，护士没有理由将一个经济困难而生命垂危的病人拒之门外。当护士接待急需挽救的危重病人时，应以高度的责任心，全力以赴地创造各种抢救条件，配合医生及其他医务人员对病人进行救治。若因护理人员拒绝、不积极参与或工作拖沓而使病人致残或死亡，可能被起诉，以渎职罪论处。

在病人出院时，护士一定要根据自己的职权范围，严格按照医院的规章制度办事。多数病人病情好转或痊愈后会根据医生的建议出院，但也有少数病人拒绝继续治疗而自动要求出院，对后者护士应耐心地做好说服工作。如病人或其法定监护人执意要求出院，应让病人或其监护人在自动出院一栏上签字，同时做好护理记录。当病人未付清住院费而想离院时，护士可配合院方，合法扣留病人，必要时请司法部门协助处理。

（六）病人死亡及有关问题的处理

病人在死亡前常留下遗嘱，有时护士会被作为遗嘱的见证人。护士在作见证人时注意以下几点：①应有2～3个见证人参与。②见证人必须听到或看到，并记录病人遗嘱的内容。③见证人必须当场签字，证明遗嘱是该病人的。④遗嘱应该有公证机关的公证。⑤注意病人立遗嘱时完全清醒，有良好的判断和决策能力。⑥护士若是遗嘱的受益者，病人立遗嘱时应回避，不能作为见证人。

病人死亡后，护士应填写有关卡片，做好详细准确的记录，特别是病人的死亡时间。如病人同意尸检，捐献自己的遗体或组织器官时，应有病人或家属签字的书面文件。如病人在紧急情况下住院，死亡时身旁无亲友时，其遗物至少有2人在场的情况下清点、记录，并交病房负责人妥为保管。

（七）收礼与受贿

病人康复或得到了护理人员的精心护理后，出于感激的心理而自愿向护理人员馈赠少量纪念性礼品，原则上不属于受贿范畴，但若护理人员主动向病人索要巨额红包、物品，则是犯了索贿罪。

（八）麻醉药品与物品管理

麻醉药品主要指的是杜冷丁、吗啡类药物，临床上只用于晚期癌症或术后镇痛等。护理人员若利用自己的权力将这些药品提供给一些不法分子倒卖或吸毒者自用，这些行为事实上已构成了参与贩毒、吸毒罪。因此，护理管理者应严格抓好这类药品管理制度的贯彻执行，并经常向有条件接触这类药品的护理人员进行法律教育。另外，护理人员还负责保管、使用各种贵重药品、医疗用品、办公用品等，绝不允许利用职务之便，将这些物品占为己有。如占为己有情节严重者，可被起诉犯盗窃公共财产罪。

（九）护生的法律责任

护生要严格依照学校及医院的要求，并在规定的范围内进行护理工作。从法律角度讲，护生只能在专业教师或护士的指导和监督下，才能对病人实施护理。如果在执业护士的指导下，护生因操作不当给病人造成损害，那么她可以不负法律责任。但如果护生脱离专业教师或护士的监督指导，擅自行事并损害了病人的利益，护生应对自己的行为负法律责任，病人有权利要求她做出经济赔偿。所以，护生进入临床实习前，应该明确自己法定的职责范围。

（十）职业保险

职业保险是指从业者通过定期向保险公司交纳保险费，使其一旦在职业保险范围内突然发生责任事故时，由保险公司承担对受损害者的赔偿。目前世界上大多数国家的护士几乎都参加这种职业责任保险。

第四节　护理工作中的医疗纠纷的认定

一、护理事故的分类和评定标准

护理事故是指凡在护理工作中，由于不负责任，不遵守规章制度和技术操作规程，作风粗暴或业务不熟练而给病人带来严重痛苦，造成残废或死亡等不良后果者。

（一）事故等级分类

一级事故：由于护理人员的过失，直接造成病人死亡者。
二级事故：促使病人死亡或造成残废者。
三级事故：造成轻度残废或严重痛苦者。
四级事故：造成病人痛苦者。

（二）责任事故范围

1. 护理人员工作不负责任，交接班不认真，观察病情不细致，病情变化发现不及时，以致失去抢救机会，造成严重不良后果者。

2. 不认真执行查对制度而打错针，发错药，输错血液；护理不周到，发生严重烫伤或Ⅲ度褥疮，昏迷躁动病人或无陪伴的小儿坠床，造成严重不良后果者。

3. 对疑难问题，不请示汇报、主观臆断，擅自盲目处理，造成严重不良后果者。

4. 延误供应抢救物资、药品，供应未灭菌的器械、敷料、药品，或因无菌操作不严格而发生感染，造成严重不良后果者。

5. 不掌握医疗原则，滥用麻醉药品，造成严重不良后果者。

6. 手术室护士点错纱布、器械，因而遗留在体腔或伤口内，造成严重不良后果者。

（三）技术事故范围

确因设备条件所限或技术水平低或经验不足而导致上述不良后果者。

二、护理差错的分类及评定标准

护理差错是指凡在护理工作中因责任心不强，粗心大意，不按规章制度办事或技术水平低而发生差错，对病人产生直接或间接影响，但未造成严重不良后果者。

1. 错抄、漏抄医嘱，而影响病人治疗者。

2. 错服、多服、漏服药（包括未服药到口），按给药时间拖后或提前超过2小时者。

3. 漏做药物过敏试验或做过敏试验后，未及时观察结果，又重做者。错做或漏做滴眼药、滴鼻药、冷敷、热敷等临床处置者。

4. 发生Ⅱ度褥疮、Ⅱ度烫伤，经短期治疗痊愈，未造成不良后果者。

5. 误发或漏发各种治疗饮食，对病情有一定影响者；手术病人应禁食而未禁食，以致拖延手术时间者。

6. 各种检查、手术因漏做皮肤准备或备皮划破多处，而影响手术及检查者。

7. 抢救时执行医嘱不及时，以致影响治疗而未造成不良后果者。

8. 损坏血液、脑脊液、胸水、腹水等重要标本或未按要求留取、及时送检，以致影响检查结果者。

9. 由于手术器械、敷料等准备不全，以致延误手术时间，但未造成不良后果者。手术标本丢失或未及时送检，增加病人痛苦，影响诊断者。

10. 供应室发错器械包或包内遗漏主要器械，影响检查、治疗者；发放灭菌已过期的器械或器械清洗、灭菌不彻底，培养有细菌生长，但未造成严重后果者。

【思考题】

1. 简述卫生法的定义和特征。

2. 简述卫生法律关系、卫生法律规范、卫生法律渊源的概念。

3. 简述卫生违法的定义及卫生违法的法律责任。

4. 简述医疗纠纷的概念及特征。

5. 简述医疗纠纷的种类。

6. 简述医疗事故的概念。

7. 叙述医疗事故的特征，以及在诊疗护理工作中不属于医疗事故的情形。

8. 简述医疗事故的分类、等级及其法律责任。

9. 试述护理立法的目的和意义。

附一　　中华人民共和国护士管理办法

第一章　总　　则

第一条　为加强护士管理，提高护理质量，保障医疗和护理安全，保护护士的合法权益，制定本办法。

第二条　本办法所称护士系指按本办法规定取得《中华人民共和国护士执业证书》并经过注册的护理专业技术人员。

第三条　国家发展护理事业，促进护理学科的发展，加强护士队伍建设，重视和发挥护士在医疗、预防、保健和康复工作中的作用。

第四条　护士的执业权利受法律保护。护士的劳动受全社会的尊重。

第五条　各省、自治区、直辖市卫生行政部门负责护士的监督管理。

第二章　考　　试

第六条　凡申请护士执业者必须通过卫生部统一执业考试，取得《中华人民共和国护士执业证书》。

第七条　获得高等医学院校护理专业专科以上毕业文凭者，以及获得经省级以上卫生行政部门确认免考资格的普通中等卫生（护士）学校护理专业毕业文凭者，可以免于护士执业考试。

获得其他普通中等卫生（护士）学校护理专业毕业文凭者，可以申请护士执业考试。

第八条　护士执业考试每年举行一次。

第九条　护士执业考试的具体办法另行制定。

第十条　符合本办法第七条规定以及护士执业考试合格者，由省、自治区、直辖市卫生行政部门发给《中华人民共和国护士执业证书》。

第十一条　《中华人民共和国护士执业证书》由卫生部监制。

第三章　注　　册

第十二条　获得《中华人民共和国护士执业证书》者，方可申请护士执业注册。

第十三条　护士注册机关为执业所在地的县级卫生行政部门。

第十四条 申请首次护士注册必须填写《护士注册申请表》，缴纳注册费，并向注册机关缴验：

（一）《中华人民共和国护士执业证书》；

（二）身份证明；

（三）健康检查证明；

（四）省级卫生行政部门规定提交的其他证明。

第十五条 注册机关在受理注册申请后，应当在三十日内完成审核，审核合格的，予以注册；审核不合格的，应当书面通知申请者。

第十六条 护士注册的有效期为二年。

护士连续注册，在前一注册期满前六十日，对《中华人民共和国护士执业证书》进行个人或集体校验注册。

第十七条 中断注册五年以上者，必须按省、自治区、直辖市卫生行政部门的规定参加临床实践三个月，并向注册机关提交有关证明，方可办理再次注册。

第十八条 有下列情形之一的，不予注册：

（一）服刑期间；

（二）因健康原因不能或不宜执行护理业务；

（三）违反本办法被中止或取消注册；

（四）其他不宜从事护士工作的。

第四章 执　　业

第十九条 未经护士执业注册者不得从事护士工作。

护理专业在校生或毕业生进行专业实习，以及按本办法第十七条规定进行临床实践的，必须按照卫生部的有关规定在护士的指导下进行。

第二十条 护理员只能在护士的指导下从事临床生活护理工作。

第二十一条 护士在执业中应当正确执行医嘱，观察病人的身心状态，对病人进行科学的护理。遇紧急情况应及时通知医生并配合抢救，医生不在场时，护士应当采取力所能及的急救措施。

第二十二条 护士有承担预防保健工作、宣传防病治病知识、进行康复指导、开展健康教育、提供卫生咨询的义务。

第二十三条 护士执业必须遵守职业道德和医疗护理工作的规章制度及技术规范。

第二十四条 护士在执业中得悉就医者的隐私，不得泄露，但法律另有规定的除外。

第二十五条 遇有自然灾害、传染病流行、突发重大伤亡事故及其他严重威胁人群生命健康的紧急情况，护士必须服从卫生行政部门的调遣，参加医疗救护和预防保健工作。

第二十六条 护士依法履行职责的权利受法律保护，任何单位和个人不得侵犯。

第五章 罚　　则

第二十七条 违反本办法第十九条规定，未经护士执业注册从事护士工作的，由卫生行政部门予以取缔。

第二十八条　非法取得《中华人民共和国护士执业证书》的，由卫生行政部门予以缴销。

第二十九条　护士执业违反医疗护理规章制度及技术规范的，由卫生行政部门视情节予以警告、责令改正、中止注册直至取消其注册。

第三十条　违反本办法第二十六条规定，非法阻挠护士依法执业或侵犯护士人身权利的，由护士所在单位提请公安机关予以治安行政处罚；情节严重，触犯刑律的，提交司法机关依法追究刑事责任。

第三十一条　违反本办法其他规定的，由卫生行政部门视情节予以警告、责令改正、中止注册直至取消其注册。

第三十二条　当事人对行政处理决定不服的，可以依照国家法律、法规的规定申请行政复议或者提起行政诉讼。当事人对行政处理决定不履行又未在法定期限内申请复议或提起诉讼的，卫生行政部门可以申请人民法院强制执行。

第六章　附　　则

第三十三条　本办法实施前已经取得护士以上技术职称者，经省、自治区、直辖市卫生行政部门审核合格，发给《中华人民共和国护士执业证书》，并准许按本办法的规定办理护士执业注册。

本办法实施前从事护士工作但未取得护士职称者的执业证书颁发办法，由省、自治区、直辖市卫生行政部门根据本地区的实际情况和当事人实际水平做出具体规定。

第三十四条　境外人员申请在中华人民共和国境内从事护士工作的，必须依本办法的规定通过执业考试，取得《中华人民共和国护士执业证书》并办理注册。

第三十五条　护士申请开业及成立护理服务机构，由县级以上卫生行政部门比照医疗机构管理的有关规定审批。

第三十六条　本办法的解释权在卫生部。

第三十七条　本办法的实施细则由省、自治区、直辖市制定。

第三十八条　本办法自 1994 年 1 月 1 日起施行。

附二 医疗事故处理条例

第一章 总 则

第一条 为了正确处理医疗事故，保护患者和医疗机构及其医务人员的合法权益，维护医疗秩序，保障医疗安全，促进医学科学的发展，制定本条例。

第二条 本条例所称医疗事故，是指医疗机构及其医务人员在医疗活动中，违反医疗卫生管理法律、行政法规、部门规章和诊疗护理规范、常规，过失造成患者人身损害的事故。

第三条 处理医疗事故，应当遵循公开、公平、公正、及时、便民的原则，坚持实事求是的科学态度，做到事实清楚、定性准确、责任明确、处理恰当。

第四条 根据对患者人身造成的损害程度，医疗事故分为四级：

一级医疗事故：造成患者死亡、重度残疾的；

二级医疗事故：造成患者中度残疾、器官组织损伤导致严重功能障碍的；

三级医疗事故：造成患者轻度残疾、器官组织损伤导致一般功能障碍的；

四级医疗事故：造成患者明显人身损害的其他后果的。

具体分级标准由国务院卫生行政部门制定。

第二章 医疗事故的预防与处置

第五条 医疗机构及其医务人员在医疗活动中，必须严格遵守医疗卫生管理法律、行政法规、部门规章和诊疗护理规范、常规，恪守医疗服务职业道德。

第六条 医疗机构应当对其医务人员进行医疗卫生管理法律、行政法规、部门规章和诊疗护理规范、常规的培训和医疗服务职业道德教育。

第七条 医疗机构应当设置医疗服务质量监控部门或者配备专（兼）职人员，具体负责监督本医疗机构的医务人员的医疗服务工作，检查医务人员执业情况，接受患者对医疗服务的投诉，向其提供咨询服务。

第八条 医疗机构应当按照国务院卫生行政部门规定的要求，书写并妥善保管病历资料。

因抢救急危患者，未能及时书写病历的，有关医务人员应当在抢救结束后6小时内据实补记，并加以注明。

第九条 严禁涂改、伪造、隐匿、销毁或者抢夺病历资料。

第十条 患者有权复印或者复制其门诊病历、住院志、体温单、医嘱单、化验单（检验报告）、医学影像检查资料、特殊检查同意书、手术同意书、手术及麻醉记录单、病理资料、护理记录以及国务院卫生行政部门规定的其他病历资料。

患者依照前款规定要求复印或者复制病历资料的，医疗机构应当提供复印或者复制服务并在复印或者复制的病历资料上加盖证明印记。复印或者复制病历资料时，应当有患者在场。

医疗机构应患者的要求，为其复印或者复制病历资料，可以按照规定收取工本费。具体收费标准由省、自治区、直辖市人民政府价格主管部门会同同级卫生行政部门规定。

第十一条　在医疗活动中，医疗机构及其医务人员应当将患者的病情、医疗措施、医疗风险等如实告知患者，及时解答其咨询；但是，应当避免对患者产生不利后果。

第十二条　医疗机构应当制定防范、处理医疗事故的预案，预防医疗事故的发生，减轻医疗事故的损害。

第十三条　医务人员在医疗活动中发生或者发现医疗事故、可能引起医疗事故的医疗过失行为或者发生医疗事故争议的，应当立即向所在科室负责人报告，科室负责人应当及时向本医疗机构负责医疗服务质量监控的部门或者专（兼）职人员报告；负责医疗服务质量监控的部门或者专（兼）职人员接到报告后，应当立即进行调查、核实，将有关情况如实向本医疗机构的负责人报告，并向患者通报、解释。

第十四条　发生医疗事故的，医疗机构应当按照规定向所在地卫生行政部门报告。

发生下列重大医疗过失行为的，医疗机构应当在 12 小时内向所在地卫生行政部门报告：

（一）导致患者死亡或者可能为二级以上的医疗事故；

（二）导致 3 人以上人身损害后果；

（三）国务院卫生行政部门和省、自治区、直辖市人民政府卫生行政部门规定的其他情形。

第十五条　发生或者发现医疗过失行为，医疗机构及其医务人员应当立即采取有效措施，避免或者减轻对患者身体健康的损害，防止损害扩大。

第十六条　发生医疗事故争议时，死亡病例讨论记录、疑难病例讨论记录、上级医师查房记录、会诊意见、病程记录应当在医患双方在场的情况下封存和启封。封存的病历资料可以是复印件，由医疗机构保管。

第十七条　疑似输液、输血、注射、药物等引起不良后果的，医患双方应当共同对现场实物进行封存和启封，封存的现场实物由医疗机构保管；需要检验的，应当由双方共同指定的、依法具有检验资格的检验机构进行检验；双方无法共同指定时，由卫生行政部门指定。疑似输血引起不良后果，需要对血液进行封存保留的，医疗机构应当通知提供该血液的采供血机构派员到场。

第十八条　患者死亡，医患双方当事人不能确定死因或者对死因有异议的，应当在患者死亡后 48 小时内进行尸检；具备尸体冻存条件的，可以延长至 7 日。尸检应当经死者近亲属同意并签字。

尸检应当由按照国家有关规定取得相应资格的机构和病理解剖专业技术人员进行。承担尸检任务的机构和病理解剖专业技术人员有进行尸检的义务。

医疗事故争议双方当事人可以请法医病理学人员参加尸检，也可以委派代表观察尸检过程。拒绝或者拖延尸检，超过规定时间，影响对死因判定的，由拒绝或者拖延的一方承担责任。

第十九条　患者在医疗机构内死亡的，尸体应当立即移放太平间。死者尸体存放时间一般不得超过 2 周。逾期不处理的尸体，经医疗机构所在地卫生行政部门批准，并报经同级公安部门备案后，由医疗机构按照规定进行处理。

第三章　医疗事故的技术鉴定

第二十条　卫生行政部门接到医疗机构关于重大医疗过失行为的报告或者医疗事故争议当事人要求处理医疗事故争议的申请后，对需要进行医疗事故技术鉴定的，应当交由负责医疗事故技术鉴定工作的医学会组织鉴定；医患双方协商解决医疗事故争议，需要进行医疗事故技术鉴定的，由双方当事人共同委托负责医疗事故技术鉴定工作的医学会组织鉴定。

第二十一条　设区的市级地方医学会和省、自治区、直辖市直接管辖的县（市）地方医学会负责组织首次医疗事故技术鉴定工作。省、自治区、直辖市地方医学会负责组织再次鉴定工作。

必要时，中华医学会可以组织疑难、复杂并在全国有重大影响的医疗事故争议的技术鉴定工作。

第二十二条　当事人对首次医疗事故技术鉴定结论不服的，可以自收到首次鉴定结论之日起15日内向医疗机构所在地卫生行政部门提出再次鉴定的申请。

第二十三条　负责组织医疗事故技术鉴定工作的医学会应当建立专家库。

专家库由具备下列条件的医疗卫生专业技术人员组成：

（一）有良好的业务素质和执业品德；

（二）受聘于医疗卫生机构或者医学教学、科研机构并担任相应专业高级技术职务3年以上。

符合前款第（一）项规定条件并具备高级技术任职资格的法医可以受聘进入专家库。

负责组织医疗事故技术鉴定工作的医学会依照本条例规定聘请医疗卫生专业技术人员和法医进入专家库，可以不受行政区域的限制。

第二十四条　医疗事故技术鉴定，由负责组织医疗事故技术鉴定工作的医学会组织专家鉴定组进行。

参加医疗事故技术鉴定的相关专业的专家，由医患双方在医学会主持下从专家库中随机抽取。在特殊情况下，医学会根据医疗事故技术鉴定工作的需要，可以组织医患双方在其他医学会建立的专家库中随机抽取相关专业的专家参加鉴定或者函件咨询。

符合本条例第二十三条规定条件的医疗卫生专业技术人员和法医有义务受聘进入专家库，并承担医疗事故技术鉴定工作。

第二十五条　专家鉴定组进行医疗事故技术鉴定，实行合议制。专家鉴定组人数为单数，涉及的主要学科的专家一般不得少于鉴定组成员的二分之一；涉及死因、伤残等级鉴定的，并应当从专家库中随机抽取法医参加专家鉴定组。

第二十六条　专家鉴定组成员有下列情形之一的，应当回避，当事人也可以以口头或者书面的方式申请其回避：

（一）是医疗事故争议当事人或者当事人的近亲属的；

（二）与医疗事故争议有利害关系的；

（三）与医疗事故争议当事人有其他关系，可能影响公正鉴定的。

第二十七条 专家鉴定组依照医疗卫生管理法律、行政法规、部门规章和诊疗护理规范、常规，运用医学科学原理和专业知识，独立进行医疗事故技术鉴定，对医疗事故进行鉴别和判定，为处理医疗事故争议提供医学依据。

任何单位或者个人不得干扰医疗事故技术鉴定工作，不得威胁、利诱、辱骂、殴打专家鉴定组成员。

专家鉴定组成员不得接受双方当事人的财物或者其他利益。

第二十八条 负责组织医疗事故技术鉴定工作的医学会应当自受理医疗事故技术鉴定之日起 5 日内通知医疗事故争议双方当事人提交进行医疗事故技术鉴定所需的材料。

当事人应当自收到医学会的通知之日起 10 日内提交有关医疗事故技术鉴定的材料、书面陈述及答辩。医疗机构提交的有关医疗事故技术鉴定的材料应当包括下列内容：

（一）住院患者的病程记录、死亡病例讨论记录、疑难病例讨论记录、会诊意见、上级医师查房记录等病历资料原件；

（二）住院患者的住院志、体温单、医嘱单、化验单（检验报告）、医学影像检查资料、特殊检查同意书、手术同意书、手术及麻醉记录单、病理资料、护理记录等病历资料原件；

（三）抢救急危患者，在规定时间内补记的病历资料原件；

（四）封存保留的输液、注射用物品和血液、药物等实物，或者依法具有检验资格的检验机构对这些物品、实物做出的检验报告；

（五）与医疗事故技术鉴定有关的其他材料。

在医疗机构建有病历档案的门诊、急诊患者，其病历资料由医疗机构提供；没有在医疗机构建立病历档案的，由患者提供。

医患双方应当依照本条例的规定提交相关材料。医疗机构无正当理由未依照本条例的规定如实提供相关材料，导致医疗事故技术鉴定不能进行的，应当承担责任。

第二十九条 负责组织医疗事故技术鉴定工作的医学会应当自接到当事人提交的有关医疗事故技术鉴定的材料、书面陈述及答辩之日起 45 日内组织鉴定并出具医疗事故技术鉴定书。

负责组织医疗事故技术鉴定工作的医学会可以向双方当事人调查取证。

第三十条 专家鉴定组应当认真审查双方当事人提交的材料，听取双方当事人的陈述及答辩并进行核实。

双方当事人应当按照本条例的规定如实提交进行医疗事故技术鉴定所需要的材料，并积极配合调查。当事人任何一方不予配合，影响医疗事故技术鉴定的，由不予配合的一方承担责任。

第三十一条 专家鉴定组应当在事实清楚、证据确凿的基础上，综合分析患者的病情和个体差异，做出鉴定结论，并制作医疗事故技术鉴定书。鉴定结论以专家鉴定组成员的过半数通过。鉴定过程应当如实记载。

医疗事故技术鉴定书应当包括下列主要内容：

（一）双方当事人的基本情况及要求；

（二）当事人提交的材料和负责组织医疗事故技术鉴定工作的医学会的调查材料；

（三）对鉴定过程的说明；

（四）医疗行为是否违反医疗卫生管理法律、行政法规、部门规章和诊疗护理规范、常规；

（五）医疗过失行为与人身损害后果之间是否存在因果关系；

（六）医疗过失行为在医疗事故损害后果中的责任程度；

（七）医疗事故等级；

（八）对医疗事故患者的医疗护理医学建议。

第三十二条 医疗事故技术鉴定办法由国务院卫生行政部门制定。

第三十三条 有下列情形之一的，不属于医疗事故：

（一）在紧急情况下为抢救垂危患者生命而采取紧急医学措施造成不良后果的；

（二）在医疗活动中由于患者病情异常或者患者体质特殊而发生医疗意外的；

（三）在现有医学科学技术条件下，发生无法预料或者不能防范的不良后果的；

（四）无过错输血感染造成不良后果的；

（五）因患方原因延误诊疗导致不良后果的；

（六）因不可抗力造成不良后果的。

第三十四条 医疗事故技术鉴定，可以收取鉴定费用。经鉴定，属于医疗事故的，鉴定费用由医疗机构支付；不属于医疗事故的，鉴定费用由提出医疗事故处理申请的一方支付。鉴定费用标准由省、自治区、直辖市人民政府价格主管部门会同同级财政部门、卫生行政部门规定。

第四章 医疗事故的行政处理与监督

第三十五条 卫生行政部门应当依照本条例和有关法律、行政法规、部门规章的规定，对发生医疗事故的医疗机构和医务人员做出行政处理。

第三十六条 卫生行政部门接到医疗机构关于重大医疗过失行为的报告后，除责令医疗机构及时采取必要的医疗救治措施，防止损害后果扩大外，应当组织调查，判定是否属于医疗事故；对不能判定是否属于医疗事故的，应当依照本条例的有关规定交由负责医疗事故技术鉴定工作的医学会组织鉴定。

第三十七条 发生医疗事故争议，当事人申请卫生行政部门处理的，应当提出书面申请。申请书应当载明申请人的基本情况、有关事实、具体请求及理由等。

当事人自知道或者应当知道其身体健康受到损害之日起 1 年内，可以向卫生行政部门提出医疗事故争议处理申请。

第三十八条 发生医疗事故争议，当事人申请卫生行政部门处理的，由医疗机构所在地的县级人民政府卫生行政部门受理。医疗机构所在地是直辖市的，由医疗机构所在地的区、县人民政府卫生行政部门受理。

有下列情形之一的，县级人民政府卫生行政部门应当自接到医疗机构的报告或者当事人提出医疗事故争议处理申请之日起 7 日内移送上一级人民政府卫生行政部门处理：

（一）患者死亡；

（二）可能为二级以上的医疗事故；

（三）国务院卫生行政部门和省、自治区、直辖市人民政府卫生行政部门规定的其他情形。

第三十九条　卫生行政部门应当自收到医疗事故争议处理申请之日起 10 日内进行审查，做出是否受理的决定。对符合本条例规定，予以受理，需要进行医疗事故技术鉴定的，应当自做出受理决定之日起 5 日内将有关材料交由负责医疗事故技术鉴定工作的医学会组织鉴定并书面通知申请人；对不符合本条例规定，不予受理的，应当书面通知申请人并说明理由。当事人对首次医疗事故技术鉴定结论有异议，申请再次鉴定的，卫生行政部门应当自收到申请之日起 7 日内交由省、自治区、直辖市地方医学会组织再次鉴定。

第四十条　当事人既向卫生行政部门提出医疗事故争议处理申请，又向人民法院提起诉讼的，卫生行政部门不予受理；卫生行政部门已经受理的，应当终止处理。

第四十一条　卫生行政部门收到负责组织医疗事故技术鉴定工作的医学会出具的医疗事故技术鉴定书后，应当对参加鉴定的人员资格和专业类别、鉴定程序进行审核；必要时，可以组织调查，听取医疗事故争议双方当事人的意见。

第四十二条　卫生行政部门经审核，对符合本条例规定做出的医疗事故技术鉴定结论，应当作为对发生医疗事故的医疗机构和医务人员做出行政处理以及进行医疗事故赔偿调解的依据；经审核，发现医疗事故技术鉴定不符合本条例规定的，应当要求重新鉴定。

第四十三条　医疗事故争议由双方当事人自行协商解决的，医疗机构应当自协商解决之日起 7 日内向所在地卫生行政部门做出书面报告，并附具协议书。

第四十四条　医疗事故争议经人民法院调解或者判决解决的，医疗机构应当自收到生效的人民法院的调解书或者判决书之日起 7 日内向所在地卫生行政部门做出书面报告，并附具调解书或者判决书。

第四十五条　县级以上地方人民政府卫生行政部门应当按照规定逐级将当地发生的医疗事故以及依法对发生医疗事故的医疗机构和医务人员做出行政处理的情况，上报国务院卫生行政部门。

第五章　医疗事故的赔偿

第四十六条　发生医疗事故的赔偿等民事责任争议，医患双方可以协商解决；不愿意协商或者协商不成的，当事人可以向卫生行政部门提出调解申请，也可以直接向人民法院提起民事诉讼。

第四十七条　双方当事人协商解决医疗事故的赔偿等民事责任争议的，应当制作协议书。协议书应当载明双方当事人的基本情况和医疗事故的原因、双方当事人共同认定的医疗事故等级以及协商确定的赔偿数额等，并由双方当事人在协议书上签名。

第四十八条　已确定为医疗事故的，卫生行政部门应医疗事故争议双方当事人请求，可以进行医疗事故赔偿调解。调解时，应当遵循当事人双方自愿原则，并应当依据本条例的规定计算赔偿数额。

经调解，双方当事人就赔偿数额达成协议的，制作调解书，双方当事人应当履行；调解不成或者经调解达成协议后一方反悔的，卫生行政部门不再调解。

第四十九条 医疗事故赔偿，应当考虑下列因素，确定具体赔偿数额：

（一）医疗事故等级；

（二）医疗过失行为在医疗事故损害后果中的责任程度；

（三）医疗事故损害后果与患者原有疾病状况之间的关系。

不属于医疗事故的，医疗机构不承担赔偿责任。

第五十条 医疗事故赔偿，按照下列项目和标准计算：

（一）医疗费：按照医疗事故对患者造成的人身损害进行治疗所发生的医疗费用计算，凭据支付，但不包括原发病医疗费用。结案后确实需要继续治疗的，按照基本医疗费用支付。

（二）误工费：患者有固定收入的，按照本人因误工减少的固定收入计算，对收入高于医疗事故发生地上一年度职工年平均工资3倍以上的，按照3倍计算；无固定收入的，按照医疗事故发生地上一年度职工年平均工资计算。

（三）住院伙食补助费：按照医疗事故发生地国家机关一般工作人员的出差伙食补助标准计算。

（四）陪护费：患者住院期间需要专人陪护的，按照医疗事故发生地上一年度职工年平均工资计算。

（五）残疾生活补助费：根据伤残等级，按照医疗事故发生地居民年平均生活费计算，自定残之月起最长赔偿30年；但是，60周岁以上的，不超过15年；70周岁以上的，不超过5年。

（六）残疾用具费：因残疾需要配置补偿功能器具的，凭医疗机构证明，按照普及型器具的费用计算。

（七）丧葬费：按照医疗事故发生地规定的丧葬费补助标准计算。

（八）被扶养人生活费：以死者生前或者残疾者丧失劳动能力前实际扶养且没有劳动能力的人为限，按照其户籍所在地或者居所地居民最低生活保障标准计算。对不满16周岁的，扶养到16周岁。对年满16周岁但无劳动能力的，扶养20年；但是，60周岁以上的，不超过15年；70周岁以上的，不超过5年。

（九）交通费：按照患者实际必需的交通费用计算，凭据支付。

（十）住宿费：按照医疗事故发生地国家机关一般工作人员的出差住宿补助标准计算，凭据支付。

（十一）精神损害抚慰金：按照医疗事故发生地居民年平均生活费计算。造成患者死亡的，赔偿年限最长不超过6年；造成患者残疾的，赔偿年限最长不超过3年。

第五十一条 参加医疗事故处理的患者近亲属所需交通费、误工费、住宿费，参照本条例第五十条的有关规定计算，计算费用的人数不超过2人。

医疗事故造成患者死亡的，参加丧葬活动的患者的配偶和直系亲属所需交通费、误工费、住宿费，参照本条例第五十条的有关规定计算，计算费用的人数不超过2人。

第五十二条 医疗事故赔偿费用，实行一次性结算，由承担医疗事故责任的医疗机构支付。

第六章　罚　则

第五十三条　卫生行政部门的工作人员在处理医疗事故过程中违反本条例的规定，利用职务上的便利收受他人财物或者其他利益，滥用职权，玩忽职守，或者发现违法行为不予查处，造成严重后果的，依照刑法关于受贿罪、滥用职权罪、玩忽职守罪或者其他有关罪的规定，依法追究刑事责任；尚不够刑事处罚的，依法给予降级或者撤职的行政处分。

第五十四条　卫生行政部门违反本条例的规定，有下列情形之一的，由上级卫生行政部门给予警告并责令限期改正；情节严重的，对负有责任的主管人员和其他直接责任人员依法给予行政处分：

（一）接到医疗机构关于重大医疗过失行为的报告后，未及时组织调查的；

（二）接到医疗事故争议处理申请后，未在规定时间内审查或者移送上一级人民政府卫生行政部门处理的；

（三）未将应当进行医疗事故技术鉴定的重大医疗过失行为或者医疗事故争议移交医学会组织鉴定的；

（四）未按照规定逐级将当地发生的医疗事故以及依法对发生医疗事故的医疗机构和医务人员的行政处理情况上报的；

（五）未依照本条例规定审核医疗事故技术鉴定书的。

第五十五条　医疗机构发生医疗事故的，由卫生行政部门根据医疗事故等级和情节，给予警告；情节严重的，责令限期停业整顿直至由原发证部门吊销执业许可证，对负有责任的医务人员依照刑法关于医疗事故罪的规定，依法追究刑事责任；尚不够刑事处罚的，依法给予行政处分或者纪律处分。

对发生医疗事故的有关医务人员，除依照前款处罚外，卫生行政部门并可以责令暂停6个月以上1年以下执业活动；情节严重的，吊销其执业证书。

第五十六条　医疗机构违反本条例的规定，有下列情形之一的，由卫生行政部门责令改正；情节严重的，对负有责任的主管人员和其他直接责任人员依法给予行政处分或者纪律处分：

（一）未如实告知患者病情、医疗措施和医疗风险的；

（二）没有正当理由，拒绝为患者提供复印或者复制病历资料服务的；

（三）未按照国务院卫生行政部门规定的要求书写和妥善保管病历资料的；

（四）未在规定时间内补记抢救工作病历内容的；

（五）未按照本条例的规定封存、保管和启封病历资料和实物的；

（六）未设置医疗服务质量监控部门或者配备专（兼）职人员的；

（七）未制定有关医疗事故防范和处理预案的；

（八）未在规定时间内向卫生行政部门报告重大医疗过失行为的；

（九）未按照本条例的规定向卫生行政部门报告医疗事故的；

（十）未按照规定进行尸检和保存、处理尸体的。

第五十七条　参加医疗事故技术鉴定工作的人员违反本条例的规定，接受申请鉴定双方或者一方当事人的财物或者其他利益，出具虚假医疗事故技术鉴定书，造成严重后果的，依照刑法关于受贿罪的规定，依法追究刑事责任；尚不够刑事处罚的，由原发证部门吊销其执业证书或者资格证书。

第五十八条 医疗机构或者其他有关机构违反本条例的规定，有下列情形之一的，由卫生行政部门责令改正，给予警告；对负有责任的主管人员和其他直接责任人员依法给予行政处分或者纪律处分；情节严重的，由原发证部门吊销其执业证书或者资格证书：

（一）承担尸检任务的机构没有正当理由，拒绝进行尸检的；

（二）涂改、伪造、隐匿、销毁病历资料的。

第五十九条 以医疗事故为由，寻衅滋事、抢夺病历资料，扰乱医疗机构正常医疗秩序和医疗事故技术鉴定工作，依照刑法关于扰乱社会秩序罪的规定，依法追究刑事责任；尚不够刑事处罚的，依法给予治安管理处罚。

第七章 附 则

第六十条 本条例所称医疗机构，是指依照《医疗机构管理条例》的规定取得《医疗机构执业许可证》的机构。

县级以上城市从事计划生育技术服务的机构依照《计划生育技术服务管理条例》的规定开展与计划生育有关的临床医疗服务，发生的计划生育技术服务事故，依照本条例的有关规定处理；但是，其中不属于医疗机构的县级以上城市从事计划生育技术服务的机构发生的计划生育技术服务事故，由计划生育行政部门行使依照本条例有关规定由卫生行政部门承担的受理、交由负责医疗事故技术鉴定工作的医学会组织鉴定和赔偿调解的职能；对发生计划生育技术服务事故的该机构及其有关责任人员，依法进行处理。

第六十一条 非法行医，造成患者人身损害，不属于医疗事故，触犯刑律的，依法追究刑事责任；有关赔偿，由受害人直接向人民法院提起诉讼。

第六十二条 军队医疗机构的医疗事故处理办法，由中国人民解放军卫生主管部门会同国务院卫生行政部门依据本条例制定。

第六十三条 本条例自 2002 年 9 月 1 日起施行。1987 年 6 月 29 日国务院发布的《医疗事故处理办法》同时废止。本条例施行前已经处理结案的医疗事故争议，不再重新处理。

附录

一、参 考 文 献

1. 王美德，安之壁．现代护理学辞典．南京：江苏科学技术出版社，1992
2. 陆志刚，胡盛麟，康玉唐．医学导论．第 1 版．北京：人民卫生出版社，1999
3. 文历阳．医学导论．第 1 版．北京：人民卫生出版社，2001
4. 肖顺贞．护理研究．第 1 版．北京：人民卫生出版社，1998
5. 潘孟昭．护理学导论．第 1 版．北京：人民卫生出版社，1999
6. 殷磊．护理学基础．第 3 版．北京：人民卫生出版社，2002
7. 李树贞．现代护理学．北京：人民军医出版社，2000
8. 何国平，喻坚．实用护理学．北京：人民卫生出版社，2002
9. 陈淑英．新编护理学．上海：上海医科大学出版社，1998
10. 张玫，韩丽沙．中医护理学．北京：北京医科大学出版社，2002
11. 郑修霞．护理学基础．第 1 版．北京：北京医科大学出版社，1998
12. 李小妹．护理学导论．第 1 版．长沙：湖南科学技术出版社，2001
13. 卢美秀，吴盈江，徐美玲．简明基本护理导论：台湾华杏护理丛书．北京：科技文献出版社，1999
14. 顾乃平，李选，陈彩凤等．护理专业导论：台湾华杏护理丛书．北京：科技文献出版社，1999
15. 苏丽智，阮玉梅，刘翠媚等．最新护理学导论：台湾华杏护理丛书．北京：科技文献出版社，1999
16. 崔焱．护理学基础．第 1 版．北京：人民卫生出版社，2001
17. 阳爱云．护理学基础．第 1 版．长沙：湖南科学技术出版社，1999
18. 余剑珍．基础护理技术．第 1 版．北京：科学出版社，2003
19. 陈维英．基础护理学．第 3 版．南京：江苏科学技术出版社，1999
20. 丁言雯．护理学基础．第 1 版．北京：人民卫生出版社，1999
21. 刘建芬．社区护理学．第 1 版．北京：中国协和医科大学出版社，2001
22. 林菊英．社区护理．第 2 版．北京：科学出版社，2001
23. 李继坪．社区护理．第 1 版．北京：人民卫生出版社，2003
24. 余剑珍．护理概论．第 1 版．北京：科学出版社，2003
25. 林寿慧．最新护理学导论．第 1 版．台湾华杏护理丛书．北京：科学技术文献出版

社，1999

26．邹恂．护理程序入门．第 2 版．北京：北京医科大学出版社，1999

27．卢美秀．现代护理实务全书．第 1 版．深圳：海天出版社．1998

28．李继平．护理人际关系与沟通教程．北京：北京科学技术出版社，2003

29．田民，郭常安．护理人际沟通．浙江：浙江科学技术出版社，2002

30．白继荣．护理学基础．北京：中国协和医科大学出版社，2001

31．王宗宪．护理社会学．北京：科学技术出版社，2001

32．史瑞芬．护理人际学．北京：人民军医出版社，2002

33．姜安丽，石琴．新编护理学基础．北京：高等教育出版社，2001

34．郭常安．护理沟通艺术．杭州：浙江科学技术出版社，2002

35．Greenhaus JH，Callanan GA，．Godshalk VM．职业生涯管理．第 3 版．北京：清华大学出版社，2003

36．万祥，杨定君．工科大学生就业导论．北京：中国纺织出版，1997

37．志强．经理阶梯·职业生涯·务实人生．北京：企业管理出版社，1998

38．刘义兰，王桂兰，赵光红．现代护理教育．北京：中国协和医科大学出版社，2002

39．李秋洁，徐秀玉．新编护理学．黑龙江：黑龙江科学技术出版社，2000

40．Rubenfeld MG．．Scheffer B K．Critical Thinking in Nursing：An interactive Approach．Philadelphia：J．B．Lippincott Company．1995

41．Bell EA，Dabate：A strategy for teaching critical thinking．Nurse Educator，1991，16，（2）：6～7

42．Perciful EG．．The effect of an innovative clinical teaching method on nursing student's knowledge and critical thinking skills．Journal of Nursing Education，1995，34（4）：148～154

43．Paul RW．Critical thinking and intuitive nursing practice．Journal of Advanced Nursing，1995，22：40～47

44．Baker CR．Reflective learning：A teaching strategy for critical thinking．Journal of Nursing Education，1996，35：19～22

45．陈松兰，丁殿坤，孙铮等．培养护生评判性思维的教学方法．护士进修杂志 2003；18（1）：33～35

46．姜安丽，石琴，陈保荣等．一种培养评判性思维能力的护理教学方法．山西护理杂志 1998；12（3）：115～116

47．刘素珍，李继平，张玉芳等．本科护生评判性思维能力的调查分析．实用护理杂志 2003；19（5）：53～54

48．罗清旭，杨鑫辉．加利福尼亚评判性思维技能测验的初步修订．心理科学 2002；25（6）：740～741

49．胡筠惠，陈丽，文华．在护理教学中培养学生的评判性思维．护理学杂志 2003；18（1）：50～51

50．陈保红，李树贞，姜安丽．评判性思维与护理教育．国外医学．护理学分册 1997；

16（3）：113～115

51．陈保红，李树贞，姜安丽等．培养评判性思维能力的高等护理教学模式初探．山西护理杂志 1998；12（4）：162～164

52．周薇．评判性思维在高等护理教育中的应用．广西中医学院学报 2002；5（2）：111～113

53．朱新秤．论大学生评判性思维培养．高教探索 2002；（2）：62～64

54．孟宝珍．评判性思维在整体护理中的应用．中华护理杂志 1999；34（8）：483～484

55．陈保红，李力，李树贞等．评判性思维培养与护理素质教育．解放军护理杂志 1999；16（1）：58～59

56．沈洁，姜安丽．高等护理教育中培养学生评判性思维能力的教学方法．国外医学护理学分册 1998；17（3）：116～119。

57．邹从清．论大学生评判性思维的培养．太原理工大学学报（社会科学版） 2003；21（1）：67～69

58．罗清旭．评判性思维的结构、培养模式及存在的问题．广西民族学院学报（自然科学版） 2001；7（3）：215～218

59．罗清旭．论大学生评判性思维的培养．清华大学教育研究 2000；（4）：81～85

60．杨颖东．提倡评判性思维 建设新型教学文化．高等师范教育研究 2003；15（2）：72～76。

61．姚利民．国外对教学促进大学生评判性思维发展的研究及启示．高等理科教育 2001；9（9）：18～21

62．何云峰．论评判性思维．社会科学辑刊 2000；131（6）：15～18

63．盛新华．辩论与评判性思维．湘潭师范学院学报（社会科学版） 2001；23（6）：14～18。

64．肖灿华，刘军红．培养护士评判性思维在我国护理教育中的迫切性．中华护理杂志 2002；37（4）：304～306

65．朱秀丽综述．护理教育中的评判性思维．国外医学·护理学分册 2000；19（10）：463～465

66．董慰慈．护理学基础．第 1 版．南京：东南大学出版社，1994

67．方妙君．护理程序．第 1 版．北京：科学技术文献出版社，1999

68．邵阿末．护理学概论．第 1 版．北京：科学技术出版社，2003

69．邹恂，吴瑛．现代护理诊断手册．第 3 版．北京：北京大学医学出版社，2004

70．Young A., Taylor SG., & Mclaughlin－Renpenning K. Connections Nursing Research, Theory, and Practice（pp3－16）. Mosby, 2001

71．Alligood MR, Tomey AM. Nursing Theory: Utilization & Application.2nd edition.Mosby, 2002

72．Marriner－Tomey A. Nursing Theorists and Their Work.3rd edition. Mosby, 1994

73．Barnum BS. Nursing Theory: Analysis, Application, Evaluation. 5th Edition. Philadelphia:

J. B. Lippincott Company，1998

74．Nicoll LH. Perspectives on Nursing Theory. 3rd edition. Philadelphia：J. B. Lippincott Company，1997

75．孙正聿．哲学通论．沈阳：辽宁人民出版社，1998

76．刘大椿．科学哲学．北京：人民出版社，1998

77．张琼．科学理论模型的建构．杭州：浙江科学技术出版社，1990

78．张巨青．科学理论的发现、验证与发展 – 兼评西方科学方法论的演变．长沙：湖南人民出版社，1986

79．李晓玲．护理理论．第 1 版．北京：人民卫生出版社．2003 年（52 – 87）

80．林明珍．护理报告之撰写与应用：台湾华杏护理丛书．台北：伟华书局有限公司，1999

81．陈月枝．护理学导论．第 2 版．台北：伟华图书出版有限公司，1998

82．吴立岗．教学的原理、模式和活动．南宁：广西教育出版社，2001

83．吕姿之．健康教育与健康促进．北京：北京医科大学、中国协和医科大学联合出版社，1998

84．米光明，林琳．医院健康教育．北京：中国医药科技出版社，1999

85．Cottrell RR, Girvan JT & McKenzie JF. Principles & Foundations of Health Promotion and Education. 2nd Ed. Benjuamin Cummings. 2002.

86．黄津芳，刘玉莹．护理健康教育学．北京：科学技术文献出版社，2003

87．李士雪．社区卫生保健．北京：人民卫生出版社，2002

88．陈平安．中国典型医疗纠纷法律分析．第 1 版．北京：法律出版社，2002

89．才亮．医疗事故与医患纠纷处理实务．第·1 版．北京：法律出版社．2002

90．平安．卫生法学．第 1 版．北京：科学出版社，2003

二、关键词索引